# Das Compendium der Complementär-Medizin

EDITION COMED

# Das Compendium der Complementär-Medizin

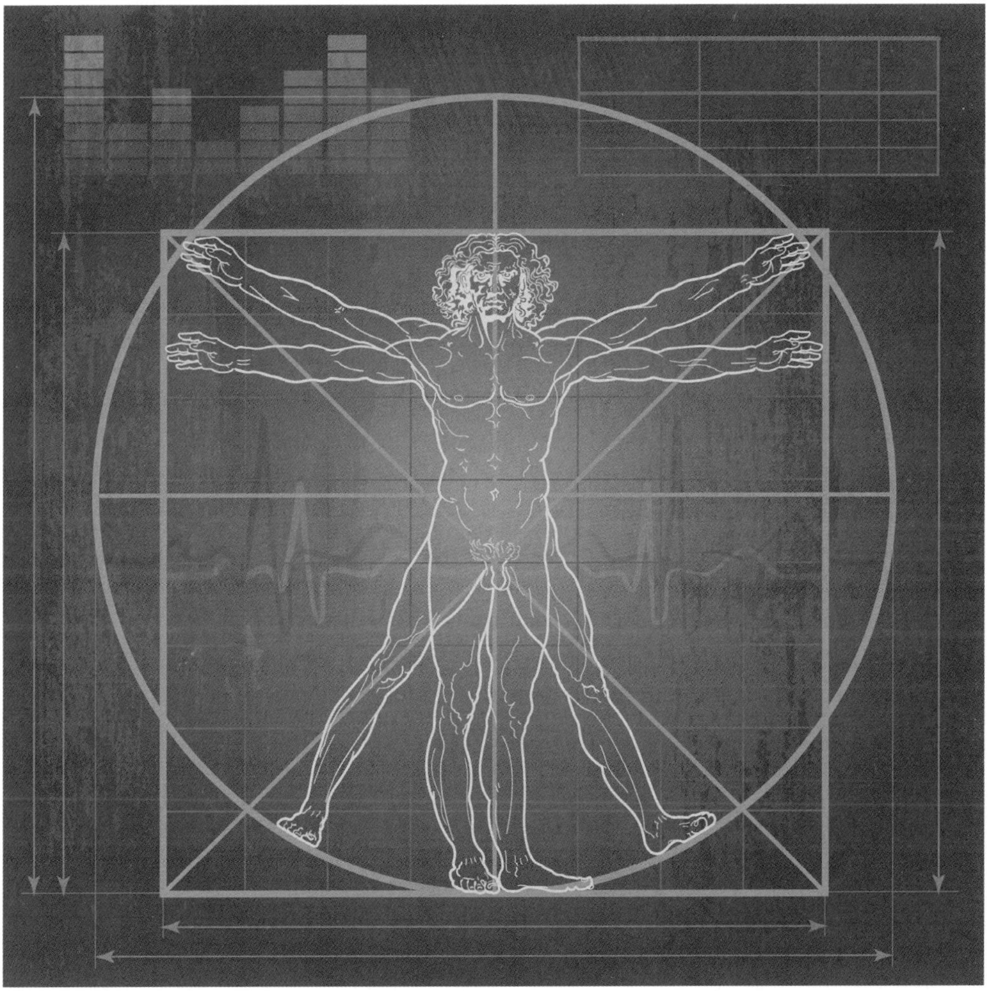

EDITION CO'MED

Umschlag: Laura Dexheimer / Jürgen Bücker
Satz: Jürgen Bücker
Titelbild: ©Foto Flare / fotolia.com

Projektleitung: Christina Rais
Lektorat: Anke Zimmermann
Redaktionelle Mitarbeit: Bert Heuper

Druck: TZ-Verlag, Roßdorf bei Darmstadt

Printed in Germany

ISBN: 978-3-934672-47-5

**Psychotherapeutische Verfahren**

# Vorwort

Schon seit längerer Zeit ist es dem CO'MED Verlag ein Anliegen, ein Werk herauszugeben, das einerseits die Vielfalt der Complementär-Medizin aufzeigt und einen Überblick über die diagnostischen und therapeutischen Verfahren und Methoden geben und andererseits soll es all denen, die selbst Verantwortung für ihre Gesundheit übernehmen wollen, ein Ratgeber und Wegweiser sein sollte.

Dass uns das mit dem ersten CO'MED-Compendium der Complementär-Medizin gelungen ist, erfüllt all diejenigen, die hieran gearbeitet haben, und mich als Verleger mit großer Freude und einem gewissen Stolz.

Ich danke in diesem Zusammenhang Frau Christina Rais, die als Projektleiterin von Verlagsseite die komplexen Informationen, Artikel und Autoren sowie die Therapeuten- und Ausbildungseinträge koordiniert hat und damit maßgeblich am Gelingen dieses Buches Anteil hat.

Das Compendium kann nicht alles abbilden, was unter dem Dach der Complementär-Medizin angesiedelt ist. Das haben wir im Vorfeld schnell erkannt. Deshalb haben wir uns bei der Auswahl der Methoden weitestgehend am Hufeland-Verzeichnis orientiert.

Wir bitten all diejenigen um Verständnis, die sich dadurch in ihrem Wirken nicht repräsentiert fühlen. Bei der nächsten Auflage wird sich die Zahl der Verfahren, die behandelt werden, sicherlich steigern lassen.

Viele Therapeuten haben ihr Wissen zur Verfügung gestellt, um ihnen, verehrte Leserin, verehrter Leser, „ihre" Methode näher zu bringen. Zu den Artikeln finden Sie im Anschluss eine Auswahl an hilfreichen Adressen. In beiden Fällen erheben wir weder Anspruch auf Vollständigkeit noch können und wollen wir hiermit eine Empfehlung aussprechen.

Wir laden alle ein, für die Neuauflage, die voraussichtlich im Jahr 2012 kommen wird, sich mit ihren neuen Beiträgen, Einträgen und Ideen fürs Therapeuten- bzw. Ausbildungsverzeichnis frühzeitig an uns zu wenden. In der 2. Auflage wollen wir auch über pharmazeutische und andere Produkte, die in der Complementär-Medizin Anwendung finden, umfassend informieren.

*Manfred Maiworm*

# Naturheilkundliche Therapieverfahren

# Akupressur

## Entwicklung

Die Akupressur entstand vor ca. 5.000 Jahren innerhalb der altchinesischen Medizin. Die Kaiser, weise Taoisten und Ärzte beschäftigten sich mit den Naturkräften und den Rhythmen der Erde und des Kosmos. Sie übertrugen diese Prinzipien auf den Menschen und entwickelten eine holistische Heilkunde. In dieser versteht sich jedes einzelne Element in Relation zum Ganzen. Ein Symptom wird nicht auf seine Ursache reduziert, sondern als Teil der Gesamtheit betrachtet. Auf der Ebene des Körpers entdeckten sie, dass Druck auf bestimmte Körperstellen zur Schmerzlinderung führt und alle Organe sowie der gesamte Körper davon positiv beeinflusst werden. Die Akupressur, Fingerdruck auf spezifischen Punkten, ist die ursprüngliche, manuelle Behandlungsmethode. Erst später wurden Stein- und Bambussplitter zur energetischen Stimulation benutzt (Akupunktur).

Das Wissen der Akupunkte und Meridiane wurde gesammelt und systematisiert. Der „innere Klassiker des Gelben Kaisers" (Nei Jing) ist das älteste Werk der chinesischen Medizintheorie, es wurde von 200 v. Chr. bis 200 n. Chr. zusammengestellt. Im Nei Jing sind Gespräche zwischen dem gelben Kaiser (ca. 2.600 v. Chr.) und seinem Minister Qi Bo aufgeführt. Die elementaren Fragen befassen sich hauptsächlich mit theoretischen Konzepten und medizinischer Kosmologie, die geistige Achse behandelt Akupressur, Akupunktur und Moxibustion.

Viele Schriften späterer Meister bezogen sich auf das Grundlagenwerk Nei Jing. Die Techniken entwickelten sich weiter und Werke wie z. B. über kälteinduzierte Krankheiten, Pulsdiagnose und andere Themen wurden im Laufe der Jahrhunderte verfasst. Die Zahl der beschriebenen Akupunkte erhöhte sich und 14 Meridiane wurden definiert.

Ende des 1. Jahrtausends erreichte die altchinesische Medizin Japan und es entwickelte sich die besondere Kunst der Berührung. In den 1960er-Jahren wurde das westliche Wissen der Psychologie und Prozessbegleitung in die Akupressurtherapie integriert.

Die heutige Akupressur verbindet die altchinesische Medizin, das klientenorientierte Gespräch und den psycho-emotionalen Ansatz.

## Theoretische Grundlagen

Ziel der körpertherapeutischen Arbeit ist der freie Fluss des Qi in den Meridianen, das Lösen verspannter Muskeln und spezifischer Körpersegmente.

Die Philosophie der altchinesischen Medizin und der Akupressur wurzelt im Taoismus. Die Yin-Yang Theorie des Taoismus beschreibt die Beziehung der Dinge zueinander und zum Universum. Das Konzept dieser polaren Gegensätze drückt den immerwährenden Prozess natürlicher Veränderung aus. Yin und Yang repräsentieren gegensätzliche, jedoch einander ergänzende Eigenschaften. Im Yin ist das Yang enthalten und im Yang das Yin. In der chinesischen Medizin ist das Yin-Yang-Konzept die herausragendste, wichtigste und unverwechselbare Theorie, letztendlich kann alles auf Yin und Yang zurückgeführt werden.

Das andere wichtige Kategoriesystem sind „die fünf Elemente", diese ordnen die Vorgänge in der Natur und bilden die Basis für die emotionale Ebene, die Gefühle und das Verhalten des Menschen.

Das Qi bezeichnet die Lebenskraft und kann auch als Bewegkraft bezeichnet werden. Qi ist Transformation, Bewegung, schützt vor klimatischen Einflüssen, hält alles zusammen (im Körper z. B. die Organe an ihrem Platz) und grenzt ab. Man kann Qi auch als grobstoffliche Energie beschreiben, als Materie an der Grenze zu Energie oder die Energie am Punkt der Materialisierung. Qi wird sowohl funktionell als auch durch sein Wirken verstanden.

Die Meridiane, auch Leitbahnen genannt, sind die Kanäle oder Wege des Qi und Blutes im Körper. Meridiane sind nicht mit den Blutgefäßen identisch, sie bilden ein unsichtbares Netzwerk, das alle Grundsubstanzen und Organe miteinander verknüpft und verbindet. Sie nähren mit ihrem Atmungs- und Nahrungs-Qi den Körper und verbinden den grobstofflichen mit dem feinstofflichen Körper.

Über die Reizpunkte, Akupunkte genannt, geschieht der unmittelbare Zugang zu den Meridianen und den darin führenden Energiefluss. Mittels der Punktstimulation wird der Energiefluss beeinflusst und gelenkt. Je nach Methode werden die Akupunkte mittels Druck stimuliert oder gehalten, geklopft, geknetet und mit kreisenden Bewegungen behandelt. Fliesst das Qi ungehindert, ist der gesamte Körper besser durchblutet und die inneren Meridiane zu den Organen beeinflussen diese in positiver Weise. Es werden allgemein alle Körperfunktionen unterstützt, die Bauchatmung gefördert und die Selbstheilungskräfte aktiviert. Der Klient findet zu seiner ursprünglichen Harmonie und Gleichgewicht.

Schmerzen, verursacht durch Qi Stagnationen in den Meridianen, werden gemildert, das Immunsystem gestärkt und verspannte Muskeln gelöst.

Blockierte Gefühle und Emotionen werden im Behandlungsprozess wahrgenommen, verbal begleitet und unterstützt. Ursache können traumatische Erlebnisse oder äußere Einflüsse sein. Der Therapeut setzt das Gespräch angepasst ein und begleitet den Prozess des Klienten ressourcenorientiert. Die Präsenz, Aufmerksamkeit und mitfühlende Berührung des Therapeuten schaffen einen Raum der vollumfänglichen Unterstützung und Anerkennung. Die Behandlung führt zu einer tiefen Entspannung und erweiterten Bewusstseinserfahrung auf der körperlichen, emotionalen und seelischen Ebene. Fließt das Qi in den Meridianen frei und ungehindert, befindet sich der Körper in einem ausgeglichenen, gesunden und harmonischen Zustand.

Akupressurtherapeuten kennen die Grundlagen der Anatomie sowie der Krankheitslehre und wenden verschiedene Befundaufnahmemethoden aus der chinesischen Medizin an: Gesichtsdiagnostik, Ausdruck, Stimme, Zunge, Pulsdiagnose, Elementtyp und Körperhaltung.

## Indikationen

- Unterstützung bei akuten und chronischen Krankheitsverläufen
- Rücken-, Schulter- und Nackenbeschwerden
- Kopfschmerzen und Migräne
- Verdauungsbeschwerden
- Menstruationsbeschwerden
- Förderung der eigenen Ressourcen
- Präventive Gesundheitserhaltung
- Harmonisierung von Körper, Geist und Seele

## Kontraindikationen

Keine. Die Praktizierenden sind sich ihrer eigenen Grenzen bewusst und leiten, wenn nötig, ihre Klienten an eine andere Fachpersonen weiter.

## Therapieart

Akupressur ist eine energetisch-beratende und pädagogisch-orientierte Behandlungsmethode.

## Therapieform

Der bekleidete Klient ruht auf einer Massageliege. Körpergefühle und Emotionen werden im Behandlungsprozess vom Therapeuten verbal begleitet und unterstützt.

## Voraussetzungen

### Patient

Der Klient ist bereit sich auf seine Körpergefühle einzulassen und in seinem Leben Veränderungen vorzunehmen, z. B. Ernährung, Körperübungen, Verhaltensänderungen etc.

### Therapeut

Der Therapeut mit persönlicher Reife absolviert eine berufsbegleitende Ausbildung, welche die EMR-Anerkennung (Erfahrungsmedizinisches Register in der Schweiz) ermöglicht. In der Schweiz findet der Prozess statt, in Zukunft den Beruf eines eidgenössisch diplomierten Complementär-Therapeuten zu schaffen.

In Deutschland dürfen Heilpraktiker und Ärzte Akupressur ausüben.

## Therapiedauer

Eine Behandlung dauert 60–90 Minuten, Kinder und alte Menschen kürzer.
Die Anzahl variiert je nach Bedürfnis und Indikation, im Durchschnitt 5–10 mal.

## Kosten und Kostenübernahme

60,- bis 100,- EUR pro Stunde

**Werden die Kosten durch die Krankenkassen übernommen?**
In der Schweiz: durch EMR-Anerkennung wird die Behandlungsmethode Akupressur über die Zusatzversicherung der Krankenkassen abgerechnet.

In Deutschland kann ein Akupressur Therapeut nicht über die Krankenkasse abrechnen, der Klient zahlt direkt die Behandlungen. Nur Naturheilpraktiker oder andere kassenzulässige Berufsfachleute aus dem Gesundheitswesen, welche die Akupressur zusätzlich in ihre Arbeit miteinbeziehen, können zum Teil über die Kassen abrechnen.

## Vorteile

Nicht invasive Methode, das heißt keine Schmerzen durch gesetzte Nadeln. Die Hände des Therapeuten sind während der ganzen Behandlung in Kontakt mit dem Körper des Klienten, die mitfühlende Berührung schafft Vertrauen und Unterstützung.

## Nachteile und mögliche Nebenwirkungen

Ein wichtiger Bestandteil der chinesischen Medizin sind die Kräuter, die als Arzneimittel begleitend zur Körpertherapie verabreicht werden. Die Kräuterkunde ist ein eigenes großes Gebiet und wird von Akupunkteuren gelernt und angewandt, Akupressurtherapeuten dürfen keine Kräuter verschreiben.

### Nebenwirkungen
Keine bekannt.

## Ausbildungen und Qualifikationen

Mindestens 2,5 Jahre bis 4 Jahre berufsbegleitend.

**Sie umfasst:**
- 300 Std. Fachunterricht (die 14 Meridiane und ihre Akupunkte, Theorie von Yin- und Yang und den acht Prinzipien, fünf Wandlungsphasen, Kontrollkreislauf, Extrameridiane, Zang und Fu, sechs Schichten, Diagnose nach TCM, Schröpfen, Moxen, Ohrakupressur, Praxisführung)

- 50 Std. prozessorientierte Gesprächsführung
- 150 Std. medizinisches Wissen (Anatomie, Physiologie; Pathologie, Hygiene, Anamnese / Diagnostik, Psychosomatik)
- 100 Klientenprotokolle, Austausch auf gleicher Stufe und Eigenbehandlungen.

**Kosten:** Gesamt Sfr. 11.000,- bis 13.500,- (9.000,- bis 11.000,- EUR)
Sfr. 7.500,- bis 9.000,- (6.000,- bis 7.500,- EUR) Akupressur Fachunterricht
Sfr. 3.500,- bis 4.500,- (2.900,- bis 3.700,- EUR) medizinisches Wissen
(entfällt für Personen aus dem Gesundheitswesen)

## Therapeuten „Akupressur"

**Tibetan Healing Center GbR**
Anita Thinlay
Grandmaster Jorden Thinlay
Edelweißstr. 33, 82377 Penzberg
Tel.: 08856 / 8030544
tibetanhealing@t-online.de

**Dr. med. Manfred Doepp**
Integrale Medizin
Schmiedgasse 33, 9100 Herisau (CH)
„Holistic Center"

## Ausbildung „Akupressur"

**Akupressur Verband Schweiz AVS**
Wassergasse 18, 9000 St. Gallen (CH)
Tel.: +41 / 71 / 3513782
info@akupressur-verband.ch
www.akupressur-verband.ch

# Anthroposophische Medizin

## Entwicklung

Gemeinsam mit der Ärztin Dr. Ita Wegman (1876–1943) entwickelte Dr. Rudolf Steiner (1861–1925), der Begründer der Anthroposophie, Anfang des vergangenen Jahrhunderts das integrative Konzept der Anthroposophischen Medizin. Mittlerweile wird die Anthroposophische Medizin in über 80 Ländern weltweit praktiziert. Seit 1976 ist die Anthroposophische Medizin im Arzneimittelgesetz als „Besondere Therapierichtung" und seit 1989 als medizinische Richtung im Sozialgesetzbuch V gesetzlich verankert und anerkannt.

## Theoretische Grundlagen

Der Begriff „Anthroposophie" setzt sich zusammen aus den griechischen Wörtern „anthropos", der Mensch, und „sophia", die Weisheit. Damit steht der sich selbst erkennende Mensch auch in der Medizin im Mittelpunkt.

Die Anthroposophische Medizin geht davon aus, dass erst das Zusammenspiel von körperlichen, seelischen und geistigen Dimensionen das Wesen des Menschen ausmacht – auch im Krankheitsfall. Dabei ist die Anthroposophische Medizin keine „Alternativmedizin", sie will die konventionelle Medizin nicht ersetzen – sie soll vielmehr ganz bewusst erweitert werden. So können in der anthroposophischen Diagnostik und Therapie alle Bestandteile der Schulmedizin eingesetzt werden. Erweiternd bezieht die Anthroposophische Medizin geisteswissenschaftliche Erkenntnisse mit ein, die auf Rudolf Steiner und Ita Wegman zurückgehen.

Das umfassende Menschenbild, das der Anthroposophischen Medizin zugrunde liegt, ermöglicht es dem Arzt, die Zusammenhänge zwischen Körper, Geist und Seele besser zu verstehen. Dabei unterscheidet die Anthroposophische Medizin zwischen den vier so genannten Wesensgliedern: Körper (physischer Leib), Lebensorganisation (Ätherleib), Seelenorganisation (Astralleib) und Ich-Organisation (geistige Individualität). Sind die Wechselwirkungen zwischen diesen vier Ebenen gestört, gerät der Mensch aus dem Gleichgewicht und erkrankt.

Durch das unterschiedliche Zusammenwirken dieser Wesensglieder im Gesamtorganismus entsteht die funktionelle Dreigliederung (Nerven-Sinnes-System, Stoffwechsel-Gliedmaßen-

System und Rhythmisches System), die für das Krankheitsverständnis und die therapeutische Vorgehensweise der Anthroposophischen Medizin entscheidend sind.

## Indikationen

Da sich die Anthroposophische Medizin als integrative Medizin begreift, kann sie in allen medizinischen Fachrichtungen und Disziplinen zur Anwendung kommen. Es gibt kaum ein Krankheitsbild, das für diesen Ansatz kontraindiziert wäre. Sowohl akute als auch chronische Erkrankungen können sehr gut anthroposophisch-medizinisch behandelt werden. Dementsprechend gibt es die Anthroposophische Medizin in Praxen, Therapeutika sowie im stationären Sektor und im Reha-Bereich.

**Besonders häufig behandelte Krankheitsbilder in der Anthroposophischen Medizin sind:**

- Onkologische Erkrankungen (Krebs): sämtliche Tumorarten
- Kardiologie: Herz-Kreislauf-Erkrankungen, z. B. koronare Herzerkrankung oder hoher Blutdruck
- Hormonelle Erkrankungen, z. B. Diabetes oder Schilddrüsenfehlfunktionen
- Magen-Darm-Erkrankungen
- Chronische Hepatitis
- Erkrankungen der Atemwege, z. B. Asthma, chronisch obstruktive Lungenerkrankung oder Pneumonien
- Neurologische Erkrankungen, z. B. Migräne, Schlaganfall oder Multiple Sklerose
- Allergische Erkrankungen, z. B. Heuschnupfen
- Dermatologische Erkrankungen, z. B. Neurodermitis
- Psychosomatische Erkrankungen, z. B. Schlafstörungen, depressive Syndrome oder posttraumatische Belastungsstörungen
- Psychiatrische Erkrankungen, z. B. Psychosen
- Erkrankungen von Kindern und Jugendlichen
- Schmerztherapie
- Palliativmedizin

## Kontraindikationen

Der integrative Ansatz der Anthroposophischen Medizin lässt keine Kontraindikationen erkennen.

## Therapieart

Die Anthroposophische Medizin ist – vor dem Hintergrund eines leiblich-seelisch-geistigen Menschenbildes – als integratives Therapiekonzept zu verstehen.

## Therapieform

**Die Anthroposophische Medizin ist in mehrere Bereiche und Therapieformen gegliedert:**

1. Die medizinisch-ärztliche Behandlung findet beim niedergelassenen Arzt statt, der ein medizinisches Studium mit Approbation absolviert und sich zur Anthroposophischen Medizin weitergebildet hat. In Deutschland gibt es rund 1.200 niedergelassene anthroposophisch tätige Ärztinnen und Ärzte.

2. Stationär ist die Anthroposophische Medizin in Deutschland durch 15 Klinikeinrichtungen vertreten, von denen neun Akutkliniken und sechs Reha-Kliniken sind. Die drei größten Krankenhäuser sind Herdecke, Havelhöhe und die Filderklinik.

3. Im Rahmen der Anthroposophischen Medizin werden spezifische Therapien eingesetzt, um das Gesundungspotenzial des Menschen zu stärken. Zu den künstlerischen Therapieverfahren der Anthroposophischen Medizin gehören das plastische Gestalten, das Zeichnen und Malen, das Musizieren sowie die Sprachgestaltung. Auch die von Rudolf Steiner entwickelte Heileurythmie, eine besondere Form rhythmischer Bewegungskunst, wird gezielt eingesetzt, um die Selbstheilungskräfte des Menschen auf physischer, seelischer und geistiger Ebene zu aktivieren.

4. Darüber hinaus arbeitet die Anthroposophische Medizin mit der Rhythmischen Massage nach Dr. Ita Wegman, die auf der klassischen Heilmassage beruht, aber ein ergänztes Spektrum an Griffen und Techniken einsetzt. Weitere physikalische und therapeutische Maßnahmen wie Bäder, Wickel und Auflagen gehören ebenfalls zur Anthroposophischen Medizin.

5. Zur Anthroposophischen Medizin gehört auch eine spezifische Alten- und Krankenpflege: Die anthroposophisch ausgerichtete Pflege arbeitet uneingeschränkt patientenorientiert. Die Pflege nimmt den Menschen individuell wahr und fördert seine Gesundheit, lindert sein Leiden und zeigt gleichzeitig Entwicklungsmöglichkeiten auf, die in der Krankheit liegen können.

6. Die Anthroposophische Medizin verfügt zudem über einen reichen Arzneimittelschatz. Diese spezifischen Arzneimittel sind auf mehreren Ebenen wirksam: Zum einen greifen sie unmittelbar in die Krankheitsprozesse ein. Zum anderen lindern sie die Symptome und unterstützen den Heilungsprozess durch die Stärkung der Selbstheilungskräfte. Sie werden aus natürlichen Substanzen hergestellt und nach besonderen pharmazeutischen Verfahren verarbeitet – teilweise auch nach homöopathischen Prinzipien. Dabei unterliegen sowohl die Ausgangsstoffe als auch die Präparate einer strengen Qualitätskontrolle und den für alle Arzneimittel geltenden gesetzlichen Auflagen.

## Voraussetzungen

### Patient

Die Anthroposophische Medizin begreift die Patientinnen und Patienten als aktive Partner, die sich an ihrem Genesungsprozess selbstbewusst beteiligen. Was seit einigen Jahren in der gesundheitspolitischen Debatte immer stärker gefordert wird – eine stärkere Eigenverantwortung für die eigene Gesundheit zu übernehmen –, spielt in der Anthroposophischen Medizin seit langem eine tragende Rolle. Die Patientinnen und Patienten werden dazu ermutigt, sich aktiv für ihre Gesundheit einzusetzen und neue, „gesunde" Verhaltensweisen zu erlernen.

### Therapeut

Da für die verschiedenen Therapieformen der Anthroposophischen Medizin (Heileurythmie, Kunsttherapie etc.) sowie für Ärzte und Pflegende jeweils eigene Regeln zur Aus-, Fort- und Weiterbildung (plus entsprechende Prüfungen) gelten, sind im Internet die wichtigsten Varianten im Überblick zusammengestellt: www.bildung-anthromed.de

## Therapiedauer

Für die medizinisch-ärztliche Behandlung sowie für die Dauer einer Anwendung der spezifischen Therapien der Anthroposophischen Medizin kann keine pauschale Angabe gemacht werden. Bei den künstlerischen Therapien, bei der Heileurythmie sowie bei der Rhythmischen Massage dauert ein Therapiezyklus in der Regel 10 bis 12 Sitzungen zu je 45 Minuten. Ob mehrere Therapiezyklen nötig sind, ist individuell unterschiedlich.

## Kosten und Kostenübernahme

Für die Kostenübernahme der Anthroposophischen Medizin durch die Gesetzlichen Krankenkassen gelten folgende Regeln:

Die Kosten für die anthroposophisch-medizinische Behandlung bei einem Kassenarzt werden von den Krankenkassen übernommen – allerdings nur zu den Vergütungssätzen, die auch für konventionell-schulmedizinische Behandlungen gelten.

Verordnet der Arzt Therapien der Anthroposophischen Medizin wie Kunsttherapie oder Heileurythmie, so kann die Kasse diese Kosten übernehmen, muss es aber nicht. Die Übernahme dieser Kosten ist für die gesetzlichen Krankenversicherungen also freiwillig.

Mittlerweile bieten einige Krankenkassen die Anthroposophische Medizin als „Integrierte Versorgung" an, bei der auch die Kosten für die Anthroposophischen Therapien als garantierte Leistungen über die Chipkarte abgerechnet werden und Ärzte für erweiterte Leistungen wie z. B. die biografische Anamnese eine angemessene Vergütung erhalten.

## Vorteile

Durch die integrative Ausrichtung der Anthroposophischen Medizin entsteht eine doppelte Kompetenz: Zum einen setzt die Anthroposophische Medizin alle Errungenschaft der modernen naturwissenschaftlichen Medizin ein, um eine Krankheit angemessen zu behandeln. Zum anderen greift sie aber auch auf geisteswissenschaftliche Erkenntnisse zurück, um den erkrankten Menschen in seiner Gesamtpersönlichkeit wahrzunehmen und in seiner Genesung zu unterstützen. Für anthroposophische Ärzte gehören körperliches und seelisches Leben gemeinsam mit der Individualität des Menschen zum Gesamtwesen des Menschen und beeinflussen sich wechselseitig. Dies in Diagnostik und Therapie zu berücksichtigen, ist eine der wesentlichen Stärken der Anthroposophischen Medizin.

Immer mehr Menschen fordern heute ein ganzheitliches Therapiekonzept. Genau da setzt die Anthroposophische Medizin mit ihrer Synthese aus Natur- und Geisteswissenschaft an, indem der pathogenetische – an der Krankheit orientierte – Ansatz der konventionellen Medizin mit einer salutogenetischen – an der Gesundheit orientierten – Perspektive sinnvoll verbunden wird.

## Nachteile und mögliche Nebenwirkungen

Bei sachgemäßer Anwendung sind keine Nachteile und Nebenwirkungen bekannt.

## Ausbildungen und Qualifikationen

Anthroposophische Ärzte absolvieren nach ihrer Approbation als Arzt oder nach ihrer Facharztausbildung eine mindestens dreijährige Aus- und Weiterbildung zu den besonderen Schwerpunkten der Anthroposophischen Medizin. Auch die Therapeuten der Anthroposophischen Medizin verfügen über akademische Abschlüsse oder sind zertifiziert ausgebildet. Da für die verschiedenen Therapieformen der Anthroposophischen Medizin (Heileurythmie, Kunsttherapie etc.) sowie für Ärzte und Pflegende jeweils eigene Regeln zur Aus-, Fort- und Weiterbildung gelten, sind im Internet die wichtigsten Varianten im Überblick zusammengestellt: www.bildung-anthromed.de Hinweise zu einem/r anthroposophischen Arzt / Ärztin in der Region bekommt man bei der Hotline zur Anthroposophischen Medizin unter +49 (0)1803 305055[1]. Weitere Informationen zur Anthroposophischen Medizin gibt es im Internet beim Dachverband Anthroposophische Medizin in Deutschland (DAMiD) unter www.damid.de, bei der Gesellschaft Anthroposophischer Ärzte in Deutschland (GAÄD) unter www.gaed.de oder beim Verband der Anthroposophischen Kliniken unter www.anthro-kliniken.de

### Ausbildung „Anthroposophische Medizin"

**Dr. med. Manfred Doepp**
Integrale Medizin
Schmiedgasse 33, 9100 Herisau (CH)
„Holistic Center"

### Ausbildung „Anthroposophische Medizin"

**DAMiD**
Dachverband Anthroposophische
Medizin in Deutschland
Chausseestr. 29, 10115 Berlin
Tel.: 030 / 28877094, Fax 030 / 97893869
www.damid.de

[1] (0,09 EUR / Min pro Anruf aus dem Festnetz, Mobilfunk höchstens 0,42 EUR / Min)

# Aromatherapie

## Entwicklung

Die Aromatherapie gehört mit Sicherheit zu den ältesten und am weitesten verbreiteten Heilmethoden. Sie verwendet Extrakte aromatischer Pflanzen, zur Linderung von Krankheiten, zur Pflege des Körpers und für das seelisch-geistige Wohlbefinden. Neben dem profanen Gebrauch galten die Düfte als Vermittler zur spirituellen Dimension: Götter nahmen das Aroma der Weihgaben auf und man glaubte, dass sie darin eine nährende Energie fanden.

Die natürlichen Duftstoffe, meistens in Form von ätherischen Ölen, sind Wirkstoffe des sekundären Stoffwechsels der Pflanzen und dienen in erster Linie der Kommunikation mit der Umwelt (Schutz vor Feinden und zum Anlocken von Insekten, welche der Fortpflanzung dienen). Die ätherischen Öle werden seit frühesten Zeiten destilliert, man hat schon in Sumer (Babylon) und Mohenjo-Daro (heutiges Pakistan) vor ca. 4.000–5.000 Jahren erste Destilliergeräte gefunden.

Vor allem Fruchtschalenöle werden kaltgepresst und sind im engeren Sinne Essenzen, werden aber auch als ätherische Öle bezeichnet. Man sollte darauf achten, nur naturreine Öle zu verwenden und nicht auf die preisgünstigen naturidentischen zurückgreifen.

Der Begriff Aromatherapie stammt von dem französischen Chemiker R. M. Gattefossé, der 1937 ein Buch mit dem Titel „Aromathérapie, les huiles essentielles, hormones végétales" veröffentlichte. Auf seiner Arbeit beruhen bis heute die gemeinsamen Grundlagen. Wir unterscheiden zwischen drei großen Tendenzen innerhalb der modernen Aromatherapie: Die französische Phyto-Aromatherapie (u. a. Jean Valnet) empfiehlt die Einnahme der ätherischen Öle und andere galenische Zubereitungen. In der angelsächsischen Welt überwiegen pflegende Maßnahmen wie Massage, Aroma-Kosmetik, ein breites, nicht selten rein kommerzielles Angebot. Im deutschsprachigen Raum konnte sich schon früh die Verbindung von Bio-Qualität und naturheilkundlichem Denken durchsetzen. Dieser Trend ist jetzt weltweit auf dem Vormarsch. Daneben entwickelte ein weiterer Trend die Psycho-Aromatherapie bzw. die Osmologie.

## Theoretische Grundlagen

Die Aromatherapie ist eine populäre Methode: Sie verzeichnet seit vielen Jahren jährliche Wachstumsraten von mehr als 10% (Studien von Frost und Sullivan). Damit verbindet sich der Auftrag, allgemein zugänglich zu sein, im Sinne einer selbstverantwortlichen Automedikation. Darüber hinaus findet die Aromatherapie Eingang in spezialisierte Bereiche der Therapie und Pflege. Viele Krankenhäuser, Pflegeheime (Altenpflege, Behindertenbetreuung, Psychiatrie) haben mit Erfolg die Aromatherapie, insbesondere die Aromamassage eingeführt. In diesen Bereichen werden mehr und mehr klinische Studien durchgeführt. Sie erlauben eine Evaluation mit Evidenz gestützten Fakten. Allerdings zeigen die Erfahrungen, u. a. in der Palliativ-Pflege, wie wichtig der subjektiv-menschliche Faktor bei der Anwendung ist. Die seelische Dimension der Düfte, wie sie z. B. Alan Hirsch in Amerika mit der Olfaktotherapie erfolgreich anspricht, wird sich nicht immer durch diese Studien belegen lassen.

Insgesamt hat sich die Aromatherapie im Kontext ganzheitlicher Modelle entwickelt. Neben den Paradigmen der Naturheilkunde, darunter die Unterstützung der Selbstheilungskräfte, der Ordnungstherapie (psychosoziale Aspekte, Konstitution) und der Annahme energetischer Prinzipien (chinesische Energetik, Meridiane etc.) hat die Aromatherapie schon immer die spirituelle Dimension der Düfte berücksichtigt.

Für viele A-Therapeuten geht es auch um einen „Weg der Düfte", die Unterstützung der Klienten und Patienten zu mehr Selbstentfaltung und innerer Wandlung.

So besteht innerhalb der heutigen Aromatherapie ein breites Spektrum, von medizinisch-klinischer Anwendung und einem weitgehend naturwissenschaftlichen Weltbild – bis zur humanwissenschaftlich und erfahrungsorientierten Psycho-Aromatherapie, mit phänomenologischem Hintergrund (Integrale Osmologie) Indikationen: entsprechend der genannten Tendenzen kann die Aromatherapie sowohl medizinisch-therapeutische Wirkungen erbringen als auch im Rahmen pflegender Maßnahmen unterstützen bzw. seelisch begleiten.

## Indikationen

Schwerpunkte bilden Infektionserkrankungen bakterieller und viraler Genese, Mykosen, Wundheilung, Hauterkrankungen auch mit psychosomatischer Komponente, krampflösende Wirkung, Durchblutungsförderung, entzündliche Prozesse der Gefäße und Reizleitung verstärkende oder dämpfende Wirkungen.

- Gynäkologisch / andrologischer Themenkreise: Hormonsteuerung, Regelbeschwerden, Menopause, männliches Klimakterium, Frigidität, Impotenz
- Psychisch-neurologisches Umfeld: Depressionen, Antriebsschwäche, Unruhe / Angstzustände
- Stressbelastung, Umstimmung, Wellness als vorbeugende und gesunderhaltende Maßnahmen (Aroma-Bäder, Massage etc.)
- Onkologie, diverse Tumore
- Unterstützung bei chronischen Erkrankungen des Bewegungsapparates, Arthrosen, Rheuma
- Wirbelsäulen und Muskelbeschwerden (Physiotherapie, Bäder)
- Atemwegsbeschwerden, chronisch und akut (Inhalationen)

## Kontraindikationen

wie bei allen natürlichen Wirkstoffen sind Nebenwirkungen, Allergien und individuelle Unverträglichkeiten möglich. Hier entscheidet wiederum der Kontext, in dem der Therapeut oder die Pflegefachkraft handelt. Insbesondere Hautreizungen, Photosensibilisierung und toxische Bestandteile sind zu beachten. Insgesamt stuft die WHO die Aromatherapie nicht als gefährlich ein – jedoch sind speziell Schwangere und Kleinkinder mit besonderer Vorsicht (Dosierung!) zu behandeln. Im Rahmen einer klinischen Behandlung und der Aromapflege im Spital oder Pflegeheim sind mit Sicherheit alle Voraussetzungen für verantwortlichen Umgang mit den Duftstoffen gegeben.

## Therapieform

Entsprechend der gewählten Methode kann das Beratungsgespräch eine größere Bedeutung haben – in der Psychoaromatherapie finden sich ähnliche Verfahren wie in der Psychotherapie (Assoziationstest, Einzelgespräch, Gruppenarbeit, Übung). Voraussetzungen: Im Allgemeinen bestehen keine speziellen Voraussetzungen (außer die vom Gesetz vorgesehenen wie meldepflichtige Erkrankungen etc.).

Je nach Methode gelten die dort vorgeschriebenen Ausbildungen. Wer in der Schweiz Aromatherapie mit den Krankenkassen verrechnen möchte, muss die im EMR und bei Asca vorgeschriebenen Bedingungen erfüllen. Diese Richtlinien bilden auch eine Grundlage für die in der Schweiz angebotenen Ausbildungen (siehe EMR-Richtlinien). In Deutschland dürfen nur Heilpraktiker und Ärzte die Aromatherapie ausüben.

## Kosten und Kostenübernahme

Es gibt nur Empfehlungen der Vereine und Verbände, die bisher nicht bindend sind.

**Werden die Kosten durch die gesetzlichen Kassen übernommen?**
Siehe EMR-Liste der teilnehmenden Krankenkassen. In Deutschland werden die Kosten nicht von den Krankenkassen übernommen.

## Vorteile

Die Aromatherapie ist eine kostengünstige, angenehme und leicht anzuwendende Methode. Sie kann auch ergänzend, begleitend verwendet und den individuellen Bedürfnissen angepasst werden.

## Nachteile und mögliche Nebenwirkungen

Da viele kommerzielle Angebote das Image in der Öffentlichkeit prägen, wird sie oft belächelt und nicht ernst genommen.

## Ausbildungen und Qualifikationen

Es gibt mehrere Ausbildungen in der Schweiz und in Deutschland, die als seriös gelten können. Meistens erwerben Pflegekräfte und Therapeuten zusätzliche Qualifikationen zu ihrer bereits bestehenden Fachausbildung.

## Therapeuten „Aromatherapie"

**Artemisia Heilkunde –**
**Praxis für Naturheilkunde**
Susanne Stierling, Heilpraktikerin
Langemarckstr. 179, 28199 Bremen
Tel.: 0421 / 8005362, Fax: 0421 / 8005361
info@artemisia-heilkunde.de
www.artemisia-heilkunde.de

**Tibetan Healing Center GbR**
Anita Thinlay
Grandmaster Jorden Thinlay
Edelweißstr. 33, 82377 Penzberg
Tel.: 08856 / 8030544
tibetanhealing@t-online.de

## Ausbildung „Aromatherapie"

**Martin Henglein**
**Internationale Schule für Aromatherapie**
**und Osmologie**
isao.aroma@gmail.com, www.veroma.org

# Augendiagnose

## Entwicklung

Die diagnostische Methode, Erkrankungen aus dem Auge abzulesen, ist schon lange bekannt und geht bis ins Altertum zurück. Bereits die Chaldäer (um 1.000 v. Chr.) konnten Krankheiten aus dem Auge ablesen. Die Ärzte Griechenlands und Roms folgten ihrem Beispiel. Über die Anwendung der diagnostischen Methode im Mittelalter ist leider nichts bekannt.

Der Wiener Augenarzt und Inhaber des ersten Lehrstuhls für Augenheilkunde, Georg Joseph Beer (1763–1821), der von diesen Dingen nichts wusste, schreibt dennoch in seinem Lehrbuch über Augenkrankheiten: „Alles, was auf den Organismus eines Individuums einwirkt, kann nicht ohne Einwirkung auf das Auge bleiben und so umgekehrt." Im Jahr 1881 veröffentlichte der ungarische Arzt von Pèczely eine Anleitung zur Augendiagnose mit Irisschlüssel unter dem Titel: „Entdeckung auf dem Gebiete der Natur- und Heilkunde, Anleitung zum Studium der Diagnose aus dem Auge." Zwölf Jahre später publizierte der in Schweden lebende Pfarrer Liljequist seine Untersuchungen zur Augendiagnose unter dem Titel „Diagnose aus den Augen."

Wesentlich weiterentwickelt wurde dieses Diagnoseverfahren dann im vergangenen Jahrhundert vor allen Dingen vom „Lehmpastor" Emanuel Felke (1856–1926). An ihn wendete sich Magdalene Madaus (1857–1927) zunächst als Patientin. Durch den guten Heilerfolg Felkes überzeugt, wurde sie seine begeisterte Schülerin. Felke machte sie schließlich auch mit der Augendiagnose vertraut: Sie übernahm seine Idee, das „Rezept aus dem Auge". Die erste Auflage ihres Lehrbuches über Augendiagnose erschien 1916 in Bonn.

Magdalene Madaus und ihre Tochter Eva Flink (1886–1959) gründeten in Dresden eine Schule für Iridologen. Auch der spätere Begründer des Uslarer Kreises, Ernst Hugo Kabisch (1900–1984), war Hospitant bei Eva Flink. Er hatte sie in „Flinks Lehrinstitut System Madaus" in Dresden-Striesen kennengelernt und gehörte von 1928 bis 1939 zu ihren Schülern. Er brachte als erster die Augendiagnose in ein gut überschaubares System. Ihm ging es jedoch nicht nur um die Diagnose, sondern auch um die Therapie.

## Theoretische Grundlagen

Unter Augendiagnose versteht man das Erkennen von Krankheiten oder Krankheitsveranlagungen aus dem menschlichen Auge; relevant ist sowohl das Auge selbst als auch die Region um die Augen herum. Die erkennbaren Zeichen sind sehr vielfältig (z. B. Zeichnungen und Farbe der Iris, Pupillengröße und -form, sichtbare Blutgefäße in der Conjunctiva, Lidform u. v. a.) und ermöglichen dem kundigen Augendiagnostiker den Blick auf das gesundheitliche Befinden des Patienten sowohl in der Vergangenheit als auch in Gegenwart und Zukunft.

Die Iriszeichen entstehen zu unterschiedlichen Zeitpunkten. So ist z. B. die (angeborene) Farbe der Iris ein Zeichen für die Konstitution, d. h. die Veranlagung des Patienten. Hieraus kann der Augendiagnostiker den gesundheitlichen Status quo bzw. den Hinweis auf eine möglicherweise zu erwartende (der Konstitution des Patienten entsprechende) Erkrankung erkennen.

Andere Zeichen entstehen erst mit den Jahren als Reaktion auf die verschiedenen Krankheiten, die ein Mensch im Laufe seines Lebens durchmacht. Die Iriden beider Augen werden in der Irisdiagnose nach Organ- und Körperbereichen wie eine Landkarte unterteilt, so dass die Iriszeichen diesen Bereichen zugeordnet werden können. Aufgrund der Kenntnis dieser Topographie ist der Augendiagnostiker z. B. in der Lage, an einem weißen Flöckchen oder einer Veränderung der Irisstruktur an einer bestimmten Lokalisation eine chronisch entzündliche oder degenerative Erkrankung im Nachhinein zu erkennen.

## Indikationen

Augendiagnose ist bei allen Menschen und deren individuellen Erkrankungen durchführbar. Sie ist eine sehr wertvolle Hilfsdiagnose, um schon frühzeitig Anlagen und funktionelle Veränderungen zu erkennen. Wer sich einmal intensiv mit ihr beschäftigt und entsprechende Erfolge erzielt hat, wird auf dieses Hilfsmittel zur rascheren und genauen Diagnosefindung in seiner Praxis nicht mehr verzichten wollen.

## Kontraindikationen

Für die Augendiagnose gibt es keine.

## Therapieart

Ausgehend von der individuellen Konstitution eines Menschen, entwickeln sich bestimmte Zeichen- und Farbgebungen durch die Belastungen, die ihm im Leben widerfahren sind. Diese Spuren im Auge treten als Disposition und individuelle Zeichenkombinationen zu Tage. Neben dem Zustand und Belastung des Bindegewebes kann der Augendiagnostiker auch die nervliche Situation und die Funktionalität des Gefäßsystems beurteilen. Daraus ermittelt man die Ursache der Beschwerden oder der Erkrankung.

## Therapieform

Mittels eines Irismikroskopes oder einer Irislupe sieht sich der Heilpraktiker / Arzt die beiden Augen genau an. Entweder werden Zeichnungen, Notizen oder auch Fotografien der Augen angefertigt.

## Voraussetzungen

### Patient

Augendiagnose kann bei jedem Menschen durchgeführt werden. Auch schon bei Säuglingen kann man eingeschränkt die Augen bewerten, wenn man berücksichtigt, dass sich Zeichen erst mit der Zeit entwickeln. Die Konstitution kann man aber auch schon bei 6-monatigen Babys vorsichtig beurteilen. Nach obenhin gibt es keine Altersgrenze.

## Therapiedauer

Augendiagnose selbst dauert alleine ca. 5–10 min. Die Erstellung eines Therapieplanes entsteht allerdings erst nach gründlicher Anamnese und Untersuchung des Patienten, was ca. 30–60 min. dauern kann.

## Kosten und Kostenübernahme

Die Kosten für diese erste Sitzung beträgt zwischen 40,- bis 70,- EUR. Diese sind i. d. R. privat zu tragen.

## Vorteile

Mit Hilfe der Augendiagnose kann der Therapeut einen Blick in das lebendige Bindegewebe werfen, daraus die individuelle Ursache für die Beschwerden ablesen und dann direkt das „Rezept aus dem Auge" erstellen.

## Nachteile und mögliche Nebenwirkungen

Nicht alle Krankheiten hinterlassen ihre Reflexzeichen in der Iris und manche Zeichen treten oft erst nach langjährigen Belastungen auf.

Es gibt keine Nebenwirkungen der Augendiagnose. Bei einer nachfolgenden naturheilkundlichen Therapie könnte es natürlich zu Erstverschlimmerungen oder reaktiven Symptomatiken kommen, was aber durch einen erfahrenen Therapeuten durch eine individuell angepasste Therapiezusammenstellung vermieden werden kann.

## Ausbildungen und Qualifikationen

Die Ausbildung zum Augendiagnostiker erfolgt an qualifizierten Heilpraktikerschulen oder in einem bestehenden Seminarsystem, wie z. B. beim „Uslarer Kreis zur Förderung der Augendiagnose e. V." Der Uslarer Kreis unterrichtet seit über 50 Jahren erfolgreich Heilpraktiker und Ärzte in Augendiagnose und biologischer Therapie.

**Dauer der Ausbildung**
Die Ausbildung beim „Uslarer Kreis zur Förderung der Augendiagnose e. V." erfolgt in drei viertägigen Seminaren, die aufeinander aufbauen. Die Ausbildung ist so konzipiert, dass zwischen den Seminaren ca. 6 Monate liegen, in denen die Therapeuten ihr erworbenes Wissen in der Praxis anwenden und vertiefen können. Nach Abschluss des dritten Kurses sind sie zertifizierte Augendiagnostiker. Die Kosten betragen ca. 900,- EUR. Die Weiterbildung erfolgt durch regionale Arbeitskreise, die dreimal im Jahr in vielen deutschen Städten stattfinden.

**Qualifikationen**
Um Augendiagnose in der Praxis anzuwenden, muss man Heilpraktiker oder Arzt sein.

## So sieht das in der Praxis aus

Häufig haben Patienten in meiner Praxis einen langen und auch teilweise frustrierenden Weg durch verschiedene Praxen und Therapien hinter sich und setzen hohe Erwartungen speziell an die Augendiagnose. Nach einem ersten Gesprächsteil, in dem ich die Gründe für den Besuch erfasse und auch eine gründliche Anamnese durchführe, wende ich mich den Augen zu. Nachdem ich beide Augen betrachtet und fotografiert habe, untersuche ich den Patienten gründlich. Dann erstelle ich ausgehend von den Beschwerden und Befunden des Patienten aus der Summe der Zeichen, basierend auf der Konstitution, das individuelle Rezept aus dem Auge, um die Causa des Geschehens ursächlich zu behandeln. Die Therapie setzt sich im Allgemeinen aus einer oralen homöopathischen Rezeptur und einem individuellen Behandlungsteil zusammen, bei dem klassische naturheilkundliche Verfahren wie Akupunktur, Homöopathie, Schröpfen und Neuraltherapie kombiniert werden können. Durch die unterschiedlichen Ansatzpunkte der Therapien wird das Problem sozusagen eingekreist und von mehreren Richtungen angegangen. Normalerweise erfolgen nach einigen Grundbehandlungen im Wochenabstand noch einige Stabilisierungsbehandlungen, so dass der Patient gesundheitlich wieder ins Gleichgewicht kommt.

## Ausbildung „Augendiagnose"

**Uslarer Kreis zur Förderung der Augendiagnose e. V.**
Colonia Allee 15, 51067 Köln
Tel.: 0221 / 8998-616
info@uslarer-kreis.de, www.uslarer-kreis.de

# Ayurveda

## Entwicklung

Der Begriff Ayurveda stammt aus der Sanskrit-Sprache und setzt sich aus Ayus, dem Leben, und Veda, dem Wissen, zusammen. Ayurveda wird klassisch als „tiefgründiges Wissen um die Zusammenhänge und Interaktionen von Körper, Sinnesorganen, Geist und Seele" definiert. Der Ayurveda zählt neben der chinesischen und griechisch-antiken Heilkunde zu den ältesten ganzheitlichen Medizinsystemen der Welt und entstand vor über 2.000 Jahren aus der Hochkultur Nordindiens. Seine Kernelemente wurden in acht international anerkannten Kompendien, *Samhita*, festgehalten, deren wichtigste Vertreter *Charaka*, *Sushruta* und *Vagbhata* waren. Klassisch-authentischer Ayurveda orientiert sich in den Grundzügen immer an diesen Textsammlungen, die praktische Anwendung der Gesetzmäßigkeiten wird jedoch an örtliche, zeitliche und soziokulturelle Gegebenheiten angepasst. Somit ist Ayurveda ortsunabhängig und zeitlos.

## Theoretische Grundlagen

**Die übergeordneten Ziele des Ayurveda lassen sich in einer Trias zusammenfassen:**

- Prävention: Maßnahmen zur Erhaltung der Gesundheit
- Therapie: Maßnahmen zur Heilung von Krankheit
- Verjüngung: Maßnahmen zur Verlängerung der Lebensspanne bei bestmöglicher körperlicher und geistiger Gesundheit

Nach dem Ayurvedischen Konzept setzt sich der menschliche Körper, *Sharira*, aus strukturellen und funktionellen Aspekten zusammen, denen fünf Elemente, *Panchamahabhuta*, zugrunde liegen: Raum, Luft, Feuer, Wasser und Erde. Sieben Hauptgewebe, *Dhatu*, und sieben Nebengewebe, *Upadhatu*, sowie allgemeine und gewebespezifische Abfallprodukte, *Mala*, bilden die Struktur des menschlichen Körpers, als Leitbahnen dienen Zirkulationskanäle, *Srotas*. Als die drei Funktionsaspekte, *Dosha*, werden *Vata*, *Pitta* und *Kapha* sowie 13 verschiedene Arten von transformatorisch wirksamen Feuern, Agni, für Verdauung und Stoffwechsel differenziert.

**Diese drei Funktionsaspekte bilden das Kernstück ayurvedischer Diagnostik und Therapie:**

- *Vata* steht für das kinetische Prinzip und wird durch die Eigenschaften kalt, trocken, leicht, rau, fein, beweglich und subtil in seiner Funktion verstärkt. *Vata* repräsentiert die Elemente Raum und Luft im menschlichen Körper.
- *Pitta* ist als thermisches, transformatorisches Prinzip anzusehen und wirkt verstärkt in einem Milieu mit den Eigenschaften heiß, leicht ölig, scharf / penetrierend, leicht, frei fließend / beweglich, schlecht riechend und flüssig. *Pitta* repräsentiert v. a. das Feuerelement im menschlichen Körper.
- *Kapha* steht für Zusammenhalt, Struktur und Stabilität und wird durch die Eigenschaften kalt, feucht, schwer, langsam / träge, statisch/unbeweglich / stabil, weich / glatt und schleimig verstärkt. *Kapha* repräsentiert die Elemente Wasser und Erde im menschlichen Körper.

Geraten die *Dosha* durch Veränderungen des Milieus im Körper aus dem physiologischen Gleichgewicht, wirken sie als Verderber und setzen pathologische Entwicklungen im Organismus in Gang.

Herzstück des Ayurveda ist das Verständnis von der Natur des Individuums und seinen genetischen Anlagen im Sinne von Stärken, Talenten und Fähigkeiten einerseits sowie Vulnerabilitäten, Schwächen und Prädispositionen andererseits. Es werden anhand von *Vata*, *Pitta* und *Kapha* sieben körperliche und anhand von *Sattva*, *Rajas* und *Tamas* 16 geistige Konstitutionstypen bzw. Naturelle unterschieden.

Gesundheit heißt im Ayurveda *Svastha* und wird wie folgt definiert: „Ein Mensch wird gesund genannt, dessen Physiologie im Gleichgewicht ist, dessen Verdauung und Stoffwechsel gut arbeitet, dessen Gewebe und Ausscheidungsfunktionen normal funktionieren und dessen Seele, Geist und Sinne sich im Zustand dauerhaften, inneren Glücks befinden." (Sushruta Samhita, Su.15.41)

## Indikationen

In Europa stellen v. a. chronische, funktionelle und psychosomatische Beschwerden eine Domäne des Ayurveda dar.

**Folgende Krankheitsbilder können therapeutisch effektiv beeinflusst werden:**

- Rheumatischer Formenkreis: u. a. Arthrose, Osteochondrose, rheumatoide Arthritis

- Atemwegserkrankungen: u. a. Rhinitis, Sinusitis, Bronchitis, Asthma bronchiale
- Gastroenterologie: u. a. Stomatitis, Refluxkrankheit, Gastritis, Obstipation, Reizdarm, Colitis ulcerosa, Morbus Crohn
- Herz-Kreislauferkrankungen: u. a. Hypertonie, Hypotonie, KHK, venöse Insuffizienz
- Dermatologie: u. a. Akne, Psoriasis, Rosacea, Neurodermitis
- Gynäkologie: Menstruationsstörungen, Zyklusanomalien, PMS, klimakterische Beschwerden
- Psychosomatik und Stressmedizin: u. a. Schlafstörungen, Kopfschmerzen, sonstige Schmerzsyndrome, Unruhezustände, Palpitationen, Erschöpfungssyndrome

Die Prognostik einer Erkrankung ist Teil der ayurvedischen Diagnostik und muss immer individuell erfolgen – während die Colitis eines Patienten als unheilbar eingestuft wird, kann sie im anderen Falle leicht heilbar sein.

## Kontraindikationen

Es gibt für das Therapiesystem Ayurveda keine allgemeine Kontraindikation, wohl aber für einzelne Verfahren. So wird beispielsweise von der Durchführung an Ausleitungen abgeraten, wenn der Patient zu schwach oder hypersensibel ist und wenn die Schleimhäute des Magen-Darm-Traktes gereizt sind. Jede einzelne Maßnahme muss also auf Effektivität und Unbedenklichkeit geprüft werden.

Grundlegend entziehen sich schwere Akuterkrankungen, Infektionen, vitalbedrohliche Zustände und Psychosen den ayurvedischen Möglichkeiten und sollten daher vorrangig durch moderne allopathische Maßnahmen therapiert werden. Hier kommt dem Ayurveda eher ein complementärer Beitrag zu.

## Therapieart

Ayurvedische Therapie basiert auf einem antipathischen Paradigma – das bedeutet, es wird mit jeweils entgegengesetzten Maßnahmen und Eigenschaften Überschüsse oder Mangelzustände in Strukturen und Funktionen ausgeglichen.

Ayurveda arbeitet immer ganzheitlich und betrachtet sowohl psychosomatische als auch somatopsychische Prozesse. Die Therapie erfolgt immer multimodal unter Einsatz möglichst vieler Verfahren, die synergistisch einander in ihrer Wirkkraft potenzieren. Aus diesem Grund ist von der Inanspruchnahme isolierter Angebote an Massagetherapien, Phytotherapie oder Ernährungsmedizin eher abzuraten.

**Es werden drei Therapieebenen unterschieden:**

- *Rationale Heilkunde* = medizinische Wissenschaft: Diese wird wiederum unterteilt in Ursachenmeidung, Palliativ-Verfahren und Ausleitungstherapien inklusive Chirurgie.
- *Geistige Heilkunde* = Psychotherapie
- *Auf Vertrauen basierende Heilkunde* = Ritualkunde und feinstoffliche Maßnahmen

Welche der Therapieebenen vorrangig zum Einsatz kommt, hängt von der Diagnose und Pathogenese des Patienten ab.

## Therapieform

In der ambulanten Praxis kommen nach eingehender Diagnostik vorrangig ursachenvermeidende Konzepte und Palliativmaßnahmen der Ernährungsmedizin, Ordnungstherapie, Arzneimittel- / Phytotherapie und Manualtherapie zum Einsatz.

Ayurvedische Diagnostik setzt sich aus umfangreicher Anamnese und der Untersuchung von Patient und Krankheit mittels der fünf Sinnessysteme zusammen. Untersucht werden u. a. Puls, Urin, Stuhl, Zunge, Stimme und andere Geräusche, Haut und andere palpable Strukturen, Augen und das Antlitz bzw. die Physiognomie. Nach der Feststellung des aktuellen Zustandes und einem Ersteindruck zur möglichen Konstitution wird eine ayurvedische Therapiestrategie festgelegt, auf deren Basis alle erforderlichen Verfahren zur Anwendung kommen. Strategien sind beispielsweise ölende oder trocknende, anabole oder katabole sowie adstringierende oder dilatierende Maßnahmen.

## Voraussetzungen

Eine erfolgreiche Therapie basiert auf der Zusammenarbeit des leitenden Arztes oder Heilpraktikers und ggf. seiner Therapeuten mit dem Patienten und den zur Verfügung stehenden Heilmitteln. Die Compliance oder Mitarbeit des Patienten ist unbedingt erforderlich – hier kommt es v. a. auf die Übernahme von Selbstverantwortung und die Bereitschaft zur Veränderung an.

Seitens des leitenden Arztes oder Heilpraktikers ist nebst fundierten allgemeinmedizinischen Kenntnissen eine vollständige, mindestens einjährige Ausbildung in Ayurvedamedizin unabdingbar. Entscheidend ist hier die Praxiserfahrung – aus diesem Grund sollte ein interessierter Patient konkret nach der Zahl ayurvedisch behandelter Patienten durch den jeweiligen Therapeuten fragen.

## Therapiedauer

Eine ambulante Ayurveda Therapie dauert bei heilbaren Beschwerden meist 3–6 Monate, bei chronisch-unheilbaren Erkrankungen ist die Behandlung zunächst unbegrenzt.

## Kosten und Kostenübernahme

Stationäre Kurverfahren dauern je nach Programm zwischen 2–6 Wochen in einer spezialisierten Klinik. Hier können bei entsprechender Qualifikation Tagessätze von 250,- bis 350,- EUR angesetzt werden, in denen alle Leistungen (medizinische Untersuchungen und Therapien, Unterkunft, therapeutische Vollverpflegung, Heilmittel während der Kur, Rahmenprogramm, psychologische Betreuung, Notfallservice) enthalten sind.

Alle Heilbehandlungen sind umsatzsteuerbefreit, Heilmittel und Nahrungsergänzungen unterliegen hingegen der Umsatzsteuer. Achten Sie darauf, dass bei stationären Kuren getrennte Rechnungen ausgestellt werden.

**Werden die Kosten durch Krankenkassen übernommen?**
Die Kosten für therapeutische Dienstleistungen liegen je nach Ort und Erfahrung des Behandlers zwischen 60,- bis 120,- EUR je Stunde und können teilweise durch Gebührenziffern der GOÄ, der GebüH und des Hufeland-Verzeichnisses für Privatpatienten erstattet werden. Gesetzliche Krankenversicherungen übernehmen die Kosten nicht. Konsultatorische Kontroll-Termine werden meist in vierwöchigem Abstand durchgeführt.

Ayurvedische Heilmittel, die nach individueller Verordnung über die Apotheke bezogen werden, sind teilweise erstattungsfähig, Nahrungsergänzungsmittel und Nahrungsmittel unterliegen hingegen der Selbstzahlung. Die Kosten für Ayurveda-Präparate außerhalb der Apotheke können monatlich mit etwa 100,- EUR kalkuliert werden.

## Vorteile

Kaum ein System arbeitet derartig konsequent ganzheitlich und multimodal wie der Ayurveda. Die Erforschung und das Verständnis der Patientenkonstitution ermöglichen dem Ayurvedamediziner, scheinbar gleichartige Erkrankungen immer höchst individuell und nebenwirkungsarm zu therapieren.

Durch den spezifischen Einsatz innerlich und äußerlich verabreichter Öle und Fette können lipophile Toxine gebunden und zur Ausscheidung gebracht werden. Hierzu wurden bereits Studien veröffentlicht.

Die Aneinanderreihung von fünf intensiven Ausleitungsverfahren im Kurkonzept des *Panchakarma* ermöglicht eine naturheilkundlich unvergleichbare Entgiftung des Körpers und seiner Säfte.

Das Konzept über die Interaktion von Geist, Sinnen und Körper ermöglicht ein tiefes Verständnis über die Beeinflussbarkeit des Körpers durch die Psyche (psychosomatischer Ansatz) und der Psyche durch den Körper (somatopsychischer Ansatz).

## Nachteile und mögliche Nebenwirkungen

Ayurveda ist Hilfe zur Selbsthilfe und braucht aktiv mitarbeitende Patienten. Daher sind Menschen, die sich lieber passiv therapieren lassen und am besten gar nicht mit ihrer Krankheit, deren Ursachen und dem Prozess der Gesundung beschäftigen möchten, von einer ayurvedischen Therapie abzuraten.

Fachgerecht durchgeführte Ayurvedamedizin ist nebenwirkungsarm. Dennoch kann es bei ausleitenden Prozeduren, spezifischen Diäten und Manualtherapien sowie dem Einsatz stark wirksamer Phytotherapeutika zu vorübergehenden Symptomen kommen, die als Teil der Neu-Regulation aufgefasst werden. Diese sind diagnostisch von großer Bedeutung und vergehen zumeist innerhalb weniger Tage wieder. Ein Konzept von Erstverschlimmerung, wie etwa in der Homöopathie erwähnt, ist hingegen im Ayurveda unbekannt.

## Ausbildungen und Qualifikationen

Um das vollständige Spektrum ayurvedischer Diagnostik und Therapie zu Heilzwecken in Deutschland anwenden zu können, ist entweder eine Approbation als Arzt oder die Vollzulassung als Heilpraktiker, dem zweiten freien Beruf der Heilkundeausübung, erforderlich.

Eine ayurvedische Ausbildung für Heilberufe sollte nebst Grundlagen die Themen Ernährungstherapie, Ordnungstherapie und Präventivmedizin, Phytotherapie, Panchakarma und Psychosomatik umfassen. Hierzu sollten nebst Heimstudium, Selbsterfahrung und Praxisübungen 250–500 Unterrichtsstunden über 1–3 Jahre absolviert werden. Die Kosten einer derartig fundierten Ausbildung variieren zwischen 5.000,- bis 10.000,- EUR. Ein modularer Aufbau ist zu empfehlen, um Spezialisierung zu erlangen.

Für Quereinsteiger ohne medizinischen Fachberuf bietet der Ayurveda viele Optionen im präventiven Bereich von Beratung, Coaching und Training bis zu manuellen Anwendungen. Auch die Begleitung stationärer Kurgäste ist ein wichtiges Betätigungsfeld. Unternehmerisch bietet sich Quereinsteigern zudem die Möglichkeit des Handels mit ayurvedischen Nahrungs- und Nahrungsergänzungsmitteln sowie Therapiebedarfsartikeln.

## Therapeuten „Ayurveda"

**Dr. med. Manfred Doepp**
Integrale Medizin
Schmiedgasse 33, 9100 Herisau (CH)
„Holistic Center"

**EurAsia-Med Privatpraxis**
**Ralph Steuernagel, Heilpraktiker**
Louisenstr. 74, 61348 Bad Homburg
Tel.: 06172 / 684647, Fax: 06172 / 684667
www.eurasia-med.de

**Maharishi Ayurveda Privatklinik Bad Ems**
Am Robert-Kampe-Sprudel
56130 Bad Ems, Deutschland
Tel.: 02603 / 9407-0, Fax: 02603 / 3122
info@ayurveda-badems.de
www.ayurveda-badems.de

## Ausbildung „Ayurveda"

**EurAsia-Med Schulungszentrum**
Ayurveda Schule Bad Homburg
Louisenstr. 74, 61348 Bad Homburg
Tel.: 06172 / 684647, Fax: 06172 / 684667
schule@ayurvedamedizin.de
www.ayurvedamedizin.de

# Bach-Blütentherapie

## Entwicklung

Die Bach-Blütentherapie wurde von dem britischen Arzt Dr. Edward Bach (1886–1936) begründet. Bach wandte sich – nach ersten Erfahrungen als Arzt im Bereich der chirurgischen Ambulanz und später der Bakteriologie und Immunologie – zunächst dem Studium der klassischen Homöopathie und in diesem Rahmen auch des „Organ der Heilkunst" ihres Begründers Samuel Hahnemann zu. Aufgrund seiner Idee, ein vereinfachtes und auch für Laien überschaubares System – vor allem seelisch wirkenden – Heilmitteln zu entwickeln, beschäftigte er sich mit der Entwicklung von sieben Darm-Nosoden. Das reichte ihm für die Verwirklichung seiner Idee, Heilmittel für die Seele des Menschen zu finden, nicht aus. So verließ er im Jahre 1928 London und seine dortigen Praxen und ging in die Natur seiner Heimat in Wales. Auf ausgedehnten Spaziergängen suchte er mit seiner großen Gabe der Sensitivität und Feinfühligkeit nach Blüten, die dem Menschen seelisch helfen sollten. Er knüpfte hierbei an Traditionen der keltischen Kultur und Heilkunde an. Zwischen 1930 und 1936 fand er 38 Blütenessenzen, die er nach ihrer Heilwirkung auf seelisch negative Befindenzustände und Gefühle kategorisierte. Sie decken zum Beispiel Themen ab wie: Mangelndes Selbstvertrauen, Ängste, Schreckzustände und Panikgefühle aller Art, Nicht Nein sagen können und mangelnde Abgrenzungsfähigkeit, negative Lebenseinstellungen, Erschöpfungszustände aller Art, übermäßige Besorgnis um das Wohl anderer Menschen. Zusätzlich fand er das Rescue Remedy, eine Mischung aus fünf Blütenessenzen, die als Notfallmittel bei psychischen und körperlichen Ausnahmezuständen verwendet wird. Die Bach-Blütentherapie wird seit dem Tod von Dr. Bach im Jahre 1936 von sehr vielen Therapeuten weltweit angewandt. Sie wurde im Jahre 1981 von der Heilpraktikerin Mechthild Scheffer in die Bundesrepublik Deutschland eingeführt. Frau Scheffer leitet als Beauftragte des englischen Bach-Blüten-Instituts für Deutschland, Österreich und die Schweiz das Institut für Bach-Blütentherapie in Hamburg, das als zentrale Institution zur Forschung und Weiterbildung in diesem Bereich gilt.

## Theoretische Grundlagen

Edward Bach klassifizierte die von ihm gefundenen Blüten als „Heilpflanzen höherer Ordnung". Er gelangte zu der Überzeugung, dass die heutige Medizin nur Symptome kuriert und den wahren Ursprung der Krankheiten nicht erkennt: „Krankheit wird sich mit den derzeitigen materialistischen Methoden nie heilen oder ausrotten lassen, aus dem einfachen

Grunde, weil Krankheit nicht materiellen Ursprungs ist. Was wir als Krankheit kennen, ist letztlich im Körper als Endprodukt des Wirkens tiefer und anhaltender Kräfte entstanden ... Krankheit ist ihrem Wesen nach das Ergebnis eines Konfliktes zwischen Seele und Gemüt." (vgl. Edward Bach: Heile Dich Selbst, S. 5). Und weiter: „Solange Harmonie herrscht zwischen unserer Seele und unserer Persönlichkeit, erleben wir Freude und Frieden, Glück und Gesundheit. Wenn aber unsere Persönlichkeit von dem Pfad abgebracht wird, den die Seele dargelegt hat ..., entsteht ein Konflikt. Dieser Konflikt ist die Wurzel von Krankheit und Unglück." (vgl. Edward Bach: Heile Dich Selbst. a. a. O., S. 12). Bach bezieht sich somit auf einen oft zutage tretenden Widerspruch zwischen gefühlsmäßigen Impulsen (z. B. Angst, Mutlosigkeit, negative Gedanken) und inneren seelischen Entwicklungsbestrebungen.

Dabei ging Bach davon aus, dass es negative Seelenkonzepte sind, die den Menschen an der uneingeschränkten Entfaltung seiner tiefen seelischen Impulse hindern. Der mangelnde Einklang des Menschen mit seiner wahren Natur, schafft sieben Zustände negativer emotionaler Befindlichkeit:

1. Ängste
2. Minderwertigkeitsgefühle
3. Melancholie
4. Stolz
5. Schuldgefühle
6. Hoffnungslosigkeit und Verzweiflung
7. Pessimismus

Die Bach-Blüten wirken energetisch auf tiefe unbewusste Ebenen und geistige Schichten. In jeder dieser Blüten wird ein Seelenkonzept in einer bestimmten Schwingungsfrequenz verkörpert. Dieses tritt in Resonanz zu Seelenkonzept und energetischer Frequenz des Menschen. Durch die energetische Ähnlichkeit werden unterbrochene seelische Wachstums-Kreisläufe wieder geschlossen. In diesem Zusammenhang helfen Blütenessenzen, innere Disharmonien in ein gesundes seelisches Gleichgewicht zu bringen. Damit kann wieder Zugang zu den eigentlichen tiefen Potenzialen gefunden und ihre Entfaltung gefördert werden. In diesem Rahmen setzen Bach-Blüten innere Entwicklungsprozesse der emotionalen Selbst-Organisation und Wiederfindung des eigentlichen seelischen Ursprungs in Gang.

Die Mehrzahl der Bach-Blüten wird nach der Sonnen-Methode hergestellt: An einem Tag mit Hochdruckwetter werden die Blüten der entsprechenden Pflanze in einer Schale Wasser mehrere Stunden der Einwirkung des Sonnenlichts überlassen. Hierdurch wird die energetische Information der entsprechenden Pflanze auf das Wasser übertragen. Bach hatte diese Methode aus der Natur-Beobachtung von Tautropfen und der Assimilation der Blütenenergie durch sie abgeleitet.

## Indikationen

Die Bach-Blütentherapie wird vor allem bei belastenden und als schwierig empfundenen Gefühlszuständen und Missempfindungen aller Art eingesetzt. Das Spektrum reicht von Alltagsängsten, Versagensängsten, kreisenden sich festsetzenden Gedanken über Gefühlserfahrungen mangelnder Abgrenzungsfähigkeit, Mutlosigkeit, Überfürsorglichkeit, mangelndes Selbstvertrauen bis hin zu seelisch-körperlichen Erschöpfungszuständen, Schockerfahrungen, seelischen Traumata und tieferen Ängsten. Hier liegen auch die Grenzen der Selbstbehandlung durch den Laien und die Notwendigkeit, einen Fachbehandler vor allem in der Praxis eines Heilpraktikers oder naturheilkundlich ausgebildeten Arztes aufzusuchen. Ferner wird die Bach-Blütentherapie in der Heilpraxis auch bei psychosomatischen Beschwerden und als Begleittherapie zur Bearbeitung des psychischen Anteils bei körperlichen Krankheiten eingesetzt.

## Kontraindikationen

Kontraindikationen sind vor allem Psychosen und psychische Krankheitsbilder aller Art. Durch die Gabe von Bach-Blüten könnten in diesen Fällen Erstverschlimmerungen in Form der Verstärkung ehedem schon überschießender Gefühlszustände ausgelöst werden.

## Therapieart

Bach-Blüten wirken auf sanfte Art, indem sie im unbewussten gefühlsmäßigen Bereich disharmonische Gefühle ansprechen und sie harmonisieren. Es wurden vor allem drei typische Wirkungsverläufe festgestellt:

1. Der „stille Verlauf“, d. h. man spürt zunächst bewusst keine Wirkungen. Diese werden erst nach einigen Wochen oder Monaten spürbar.

2. Der „positive Verlauf“. Es wird ein deutlicher positiver Energieschub verspürt, der sich sowohl im Veränderungsdrang als auch in Schlüssel-Träumen und einer positiven Aus-

strahlung nach außen bemerkbar macht. Dies wird immer wieder durch kleinere kurzzeitige „Heilkrisen" unterbrochen.

3. Es geht dem Patienten erst einmal deutlich schlechter, und es arbeitet sich sukzessive und stufenweise zum positiven Gefühlsempfinden hoch.

## Therapieform

Die Bach-Blütentherapie wird zumeist durch ein ausführliches Anamnese-Gespräch und Folge-Gespräche umgesetzt, die im Abstand von 4–6 Wochen stattfinden und Klarheit über den Verlauf und das weitere Vorgehen erbringen sollen. Bei der Erstanamnese wird oft auch mit Diagnose-Fragebögen gearbeitet. Eine andere, auch allgemein anerkannte Form der Mittelfindung sind intuitive Verfahren wie Bach-Blütenkarten, Farb-Karten oder das „blinde" Greifen des Mittels aus der Gesamtheit aufgestellter Blütenmittel. Oft werden auch naturheilkundliche Testverfahren (vor allem der kinesiologische Muskeltest, aber auch Pendeln, Biotensor oder der Test mit der Bioresonanz-Therapie) angewandt.

## Voraussetzungen

### Patient

Der Patient braucht zunächst keinerlei Voraussetzungen, um an einer Bach-Blütentherapie teilzunehmen. Wünschenswert ist eine Offenheit für die eigenen Gefühle, Wahrnehmungen und Empfindungen sowie eine Öffnung im Gespräch mit dem Therapeuten. Denn nur so kann die passende Bach-Blütenmischung wirklich gefunden werden.

### Therapeut

#### Ausbildung

Der Therapeut sollte Kenntnisse und eine Ausbildung in Bach-Blütentherapie haben. Geht die Beschäftigung mit dem Patienten über eine normale Beratung zu Alltagsthemen und -konflikten sowie über den Bereich der gesundheitsvorsorgenden Beratung hinaus, ist zumindest die Zulassung zum Heilpraktiker nach §1 des Heilpraktikergesetzes (HPG) oder die Zulassung als Arzt mit Schwerpunkt Naturheilverfahren Voraussetzung.

#### Steuerbefreit gemäß welcher Grundlage

Arzt und Heilpraktiker sind für individuelle Heilbehandlungen gemäß § 4 Nr. 14a UStG (Umsatzsteuergesetz) von der Umsatzsteuer befreit.

**Kenntnisse in Traumatherapie**
Kenntnisse der Traumatherapie sind im Allgemeinen nicht erforderlich, es sei denn, es handelt sich um Patienten mit einer entsprechenden Indikation.

## Therapiedauer

Die Dauer der Behandlung kann sehr unterschiedlich sein. Sie schwankt – je nach Indikation, Gefühlszuständen, Schwere der Lebenskrise und vor allem auch der Bereitschaft des Patienten, sich einzulassen, zwischen wenigen Wochen und 1–1,5 Jahren. Eine Sitzung dauert in der Regel zwischen 30 und 50 Minuten, das Erst-Anamnese-Gespräch kann mitunter etwas länger sein. Häufigkeit: Alle 4–6 Wochen, sofern nicht ein besonderer Anlass vorliegt.

## Kosten und Kostenübernahme

Die Kosten pro Sitzung werden individuell vereinbart. Sie schwanken zwischen 40,- und 80,- EUR.

**Werden die Kosten durch die Krankenkassen übernommen?**
Gesetzliche Krankenkassen erstatten die Heilbehandlung durch den Heilpraktiker und die Bach-Blütentherapie nicht, bei den privaten Krankenkassen nur einige. Teilweise muss der Behandler eine genaue Diagnose und Begründung für den Einzelfall vorliegen.

## Vorteile

Bach-Blütentherapie spricht das Unbewusste im Menschen, seine Gefühle an und entfaltet Wirkungen, wo verstandesorientierte Veränderungen und Lösungen nicht mehr gefunden werden. In ihrem Wirkungsverlauf ist sie sehr sanft.

## Nachteile und mögliche Nebenwirkungen

Manche Menschen erwarten schnellere, in kurzem Zeitraum deutlichere Wirkungen und tiefgehendere Ansprache der Gefühle in der Form, dass sie durch ihren emotionalen Schmerz hindurchgehen, um sich zu verändern. Hier ist dann das Konstitutionsmittel nach der klassischen Homöopathie in einer hohen Potenz zu prüfen. Nebenwirkungen der Bach-Blütentherapie sind nicht bekannt. Zuweilen können kurzzeitig bestimmte, ehedem vorhandene Gefühlszustände stärker empfunden und erlebt werden (Heilkrise in Form einer vorübergehenden Erstverschlimmerung); dies klingt aber schnell wieder ab und dient dem Heilungs- und Veränderungsprozess.

## Ausbildungen und Qualifikationen

Generelle Angaben zur Dauer können nicht gemacht werden.

**Kosten**
Generelle Angaben zu den Kosten können nicht gemacht werden.

**Qualifikationen**
Einige Institute bieten die Ausbildung zum Bach-Blütentherapeuten an. Die meisten Heilpraktiker-Schulen veranstalten Fortbildungen zum Thema Bach-Blütentherapie mit einem entsprechenden Zertifikat.

## So sieht das in der Praxis aus

Die Bach-Blüten werden als Verdünnungs-Mischung von ca. 3–6 Blütenessenzen als Dilution in Tropfenform in einer täglichen Dosierung verabreicht. In der Literatur werden unterschiedliche Auffassungen zur Menge der täglichen Dosis vertreten.

## Therapeuten „Bach-Blütentherapie"

**Petra Del Monego**
Dipl.-Psychologin, Psychotherapeutin, Heilpraktikerin
Praxis für Psychotherapie, Familientherapie und Traumatherapie
Schulstr. 2, 84518 Garching an der Alz
Tel.: 08634 / 986226, Fax: 08634 / 986897
info@del-monego.de
www.del-monego.de

**Dr. med. Manfred Doepp**
Integrale Medizin
Schmiedgasse 33, 9100 Herisau (CH)
„Holistic Center"

# Baunscheidtieren

## Entwicklung

Eine Mischung aus Neugier und Zufall führten den Mechaniker Carl Baunscheidt (1809–1873) im vorletzten Jahrhundert zur Entwicklung seines Heilverfahrens. In Endenich bei Bonn lebend, wurde der von rheumatischen Beschwerden im Bereich des Armes geplagte Erfinder eines Abends im Jahre 1848 von mehreren Mücken in eben diesen Arm gestochen. Zunächst kam es im betroffenen Gebiet zu einer lokalen Reaktion, auf die dann aber bald eine Ausheilung der Beschwerden folgte. Baunscheidt hatte in Bern Naturwissenschaften studiert und als Mechaniker schon einige Erfindungen im medizinischen Bereich hervorgebracht. Neugierig machte er sich, beflügelt durch die Erzählungen über heilende Nadelstiche, die ihm ein Missionar aus China berichtete, an die Entwicklung seines Dermatobiotikons, den heutigen Lebenswecker. Über Ausprobieren und genaues Beobachten entwickelte er seine Methode weiter und in der nachfolgenden Zeit sprachen manche gar von der Akupunktur des Westens. Nachdem die mechanischen Probleme gelöst waren, war auch das Baunscheidt-Öl schnell entwickelt und das Heilverfahren gelangte bis an die medizinische Fakultät Bonn, wo die Methode mit großem Interesse aufgenommen und angewandt wurde.

Das Verfahren ist wegen seines invasiven Charakters etwas in den Hintergrund gerückt, wird aber auch heute noch angewandt. Besonders das Wissen um die Head'schen Hautsegmente hat die gezielten Einsatzmöglichkeiten verstärkt. Durch die Verwendung von Einmalmaterial wurde das Infektionsrisiko gesenkt, eine regelmäßige Sterilisation des Lebensweckers ist aber auch beim Einsatz von Einmalnadelköpfen unerlässlich.

## Theoretische Grundlagen

Die Behandlung der Hautoberfläche spielt schon seit Jahrtausenden eine große Rolle in der Naturheilkunde.1889 beschrieb der englische Neurologe Sir Henry Head Hautareale, die als Head'sche Zonen nach ihm benannt wurden. Baunscheidt war somit seiner Zeit voraus, als er bereits 40 Jahre zuvor seine Zonen zur Behandlung umschrieb. Zunächst wurde seine Methode überall da eingesetzt, wo eine unspezifische Reizung der Haut oder eine Hyperämie als Heilmittel erforderlich schienen. Die Anwendung in Verbindung mit dem Wissen um die Head'schen Zonen öffnete neue Wege der gezielten Behandlung mit dem Lebenswecker.

Durch das konstitutionelle Konzept dieser Therapie werden zelluläre und humorale Abwehrmechanismen stimuliert, zudem werden über Endorphin- und Serotoninausschüttungen auch analgetische Effekte erzielt.

## Indikationen

Baunscheidt selber behandelte fast alle Leiden, die man sich vorstellen kann, mit seiner Methode. Zunächst standen lokale Indikationen im Vordergrund. Nach und nach stellte sich der Bewegungsapparat mit seinen vielfältigen Erkrankungen als große Domäne der Baunscheidtbehandlung heraus. Degenerative rheumatische Erkrankungen sprechen gut auf die Behandlung an, Rücken- und Gelenkbeschwerden stellen, neben Kopfschmerzen, eine Hauptindikation dar. Als besonders erfolgreich werden immer auch Erkrankungen der Atemwege aufgeführt. Baunscheidt hat erfolgreich auch viele Patienten mit Atembeschwerden sowie aus dem HNO-Bereich mit seiner Therapie behandelt. Im Sinne einer Segmenttherapie lässt sich die Baunscheidtbehandlung auch heute noch für viele andere Indikationen einsetzen.

## Kontraindikationen

Bei lokalen Problemen im Behandlungsgebiet, wie Neurodermitis oder akuten Entzündungen, die mit Schwellung und Rötung einhergehen, sollte man von einer Baunscheidtbehandlung absehen. Ebenso verbieten sich lokale Anwendungen bei tiefen Bein- und Beckenvenenthrombosen. In einem Zeitraum von bis zu sechs Wochen nach einer Cortisongabe kann die lokale Antwort der Haut vermindert sein, von einer Behandlung sollte daher abgesehen werden.

## Therapieart

Es handelt sich um ein minimal invasives Hautausleitungsverfahren, bei dem zunächst die Hautoberfläche mittels Stichelung perforiert wird und dann mit einem Kräuteröl behandelt wird.

## Therapieform

Direkte, lokale Anwendung am Patienten, die zu den Aschnermethoden gehört. Ziel ist eine Schadstoffausleitung über die Haut. Die sterilen Nadeln des Lebensweckers sticheln die Haut und mittels einer anschließend aufgetragenen Flüssigkeit, dem Baunscheidt-Öl, wird eine Reizung hervorgerufen. Die Stichelung der Haut darf bei dieser Methode nur so oberflächlich erfolgen, dass sich lediglich Lymphflüssigkeit, aber kein Blut an den Einstichstellen der Haut zeigt. Um den unterschiedlichen Anforderungen gerecht zu werden, ist die Eindringtiefe der Nadeln justierbar. Nach erfolgter Stichelung werden die behandelten Areale mit dem Baunscheidt-Öl bestrichen. Alsbald entwickelt sich ein kleinfleckiger Ausschlag, der am ehesten mit einem leichten Exanthem, wie nach Kontakt mit Brennnesseln, vergleichbar ist. Ein gelegentlich auftretender Juckreiz verschwindet bereits nach kurzer Zeit wieder.

## Voraussetzungen

### Patient

Prinzipiell bei allen Patienten ohne Kontraindikationen einsetzbar, sehr schmerzempfindliche Patienten sollten ausgenommen werden.

### Therapeut

Das Verfahren darf nur von Heilpraktikern oder Ärzten angewandt werden. Auch eine Anwendung als Heilpraktikeranwärter unter Aufsicht eines geprüften Heilpraktikers ist denkbar.

#### Ausbildung

Die Ausbildung zum Heilpraktiker ist gesetzlich nicht geregelt, wohl aber die Prüfung, ohne eine solche darf das Verfahren nicht angewandt werden. Die Therapie ist gut erlernbar, Grundkenntnisse der Hygiene sind unabdingbar.

#### Staatliche Prüfung

Zulassung als Heilpraktiker oder Arzt erforderlich.

#### Steuerbefreit gemäß welcher Grundlage

Nein

## Therapiedauer

Die Behandlung an sich dauert ca. 10–15 Minuten. Die Anzahl der Behandlungen richtet sich nach dem Beschwerdebild des Patienten. In der Regel tritt schon nach wenigen Behandlungen eine Besserung ein.

## Kosten und Kostenübernahme

Je Behandlung können gemäß der Gebührenordnung für Heilpraktiker (GebüH) Ziffer 27.11 zwischen 10,30 und 20,50 EUR abgerechnet werden. Hinzu kommen ggf. Kosten für eine Einreibung (Ziffer 20.8, 5,50 bis 8,00 EUR) und ein Verband, (Ziffer 33.1, 5,20 bis 15,00 EUR)

**Werden die Kosten durch die gesetzlichen Kassen übernommen?**
Nicht bei Erbringung der Leistung durch HP

**Werden die Kosten durch private Versicherungen übernommen?**
Eine Erstattung durch private Versicherungen und / oder Beihilfeorganistionen ist uneinheitlich, aber grundsätzlich möglich.

## Vorteile

Schnell erlernbar, gut durchzuführen, schnelle Besserung der Beschwerden. Die Teile, die Hautkontakt haben, sind mittlerweile als Einmalmaterial verfügbar.

## Nachteile und mögliche Nebenwirkungen

Nicht völlig schmerzfrei, Einhaltung der notwendigen hygienischen Vorkehrungen zwingend erforderlich. Es besteht, wie bei allen invasiven Verfahren, grundsätzlich Infektionsgefahr. Möglich ist ein Hautjucken in der behandelten Region, denkbar sind auch Hautallergische Reaktionen auf das verwendete Öl.

## Ausbildungen und Qualifikationen

Das Verfahren ist schnell, normalerweise binnen weniger Stunden, erlernbar und wird in der Regel im Rahmen einer guten Heilpraktikerausbildung vermittelt. Grundkenntnisse in Anatomie und Physiologie sind unerlässlich.

Die Kosten für eine Heilpraktikerausbildung sind nicht pauschal darzustellen. Aufgrund der erforderlichen Qualifikation „Heilpraktiker" ist eine Kostenangabe nur für dieses Verfahren nicht möglich.

## Therapeuten „Baunscheidtieren"

**Andreas Wolany / Heilpraktiker**
Gemarkenstr. 109, 45147 Essen
Tel.: 0201 / 277714, Fax: 0201 / 272719
Andreas.Wolany@online.de
www.wolany-online.de

# Biochemie nach Dr. Schüßler

## Entwicklung

Biochemie nach Dr. Heinrich Wilhelm Schüßler (1821–1898): Er begann 1872 mit der Veröffentlichung „Eine abgekürzte Therapie“ seine Entdeckungen zu publizieren. Er wollte ein schnelles und sicheres Heilverfahren entwickeln, um sich dem Wohle seiner Patienten widmen zu können. Als Zeitgenosse Hahnemanns kannte er auch die Homöopathie. Diese war ihm aber mit den damals bekannten 700 Mitteln zu umfangreich und zu kompliziert. Zeitgenossen wie Virchow und Moleschott hatten einen wesentlichen Einfluss auf das Denken von Dr. Schüßler.

## Theoretische Grundlagen

**Das Lehrgebäude von Dr. Wilhelm Schüßler baute sich auf drei damals bekannten Grundsätzen auf:**

1. Die kleinste Einheit ist die Zelle

2. Das Wesen der Krankheit ist die pathogen veränderte Zelle (Virchow)

3. Gesund bleiben kann der Mensch nur, wenn er die nötigen Mineralstoffe in der erforderlichen Menge und im richtigen Verhältnis besitzt (Moleschott).

**Hieraus entwickelte er seine eigenen Lehrsätze:**

1. Lehrsatz: Alle Krankheiten entstehen durch einen Mangel ab bestimmten lebensnotwendigen Mineralstoffen in der Zelle

2. Lehrsatz: Durch Zuführung der fehlenden Mineralsalze tritt die Heilung ein (durch Moleschott angedeutet.)

3. Lehrsatz: Die Zuführung der Mineralstoffe darf nur in allergeringsten Mengen erfolgen. (Potenzierung)

4. Lehrsatz: Die Zuführung der fehlenden Stoffe muss in solch einer Verdünnung erfolgen, dass der Übertritt des funktionssteigernden Salzes unmittelbar durch die Schleimhäute in der Mundhöhle, Schlund und Speiseröhre direkt ins Blut erfolgen kann.

Schüßler sieht klare Unterschiede zwischen der Biochemie und der Homöopathie: „(...) mein Heilverfahren ist aber kein homöopathisches, denn es gründet sich nicht auf das Ähnlichkeitsprinzip, sondern auf die physiologisch-chemischen Vorgänge, welche im menschlichen Organismus sich vollziehen."

Und weiter: „Der Grundsatz, nach welchem ein Mittel gewählt wird, drückt diesem sein Gepräge auf. Ein nach dem Ähnlichkeitsprinzip gewähltes Mittel aber, welches den Mineralstoffen des Organismus homogen ist, und dessen Anwendung sich auf die physiologische Chemie gründet, ist ein biochemisches."

## Indikationen

Gesamtes Symptom- und Krankheitsregister

## Kontraindikationen

Bei der Anwendung der Schüßlersalze sollte bei Patienten mit Blutverdünnung engmaschig den Quickwert kontrolliert werden.

Dialysepatienten nur mit den Schüßler Salben behandeln, Diabetiker auf die Broteinheiten hinweisen (50 Tabletten entsprechen einer BE). Bei Glutenunverträglichkeit Karto Version empfehlen, bei Lactose- / Fructose-Intoleranzen sollte man grundsätzlich die Tabletten auflösen lassen, die Trägersubstanz im Glas belassen und nur den Überstand kauend trinken.

## Therapieart

Die von Schüßler gewählten Mineralsalze fördern die Stoffwechselfunktion der Gewebe, Zellen und Organe. Deshalb werden sie auch Funktionssalze bzw. Funktionsmittel genannt.

## Voraussetzungen

### Patient

Der Patient sollte bereit sein, sich auf diese Art der Behandlung einzulassen, was gerne getan wird.

### Therapeut

Der Behandler sollte Arzt oder Heilpraktiker sein und sich mit der Lehre der Schüßlersalze auseinandersetzen, diese verstehen und sich ausbilden lassen.

## Therapiedauer

Die Therapie sollte so lange fortgeführt werden, bis die Gesundheit wieder hergestellt ist. Bei der Biochemie nach Dr. Schüßler kann man bei akuten Erkrankungen ca. vier Wochen, bei chronischen Erkrankungen bis zwei Jahre für die Behandlung veranschlagen.

## Kosten und Kostenübernahme

Erstanamnese mit kompletter Untersuchung, Irisdiagnose, Zungendiagnose, Handdiagnose, Urinbefundung, Therapieweg, Ernährungsberatung, Dauer ca. 2,5 Std. Kosten 220,00 EUR. Es gibt kein kostenloses Erstgespräch.

**Werden die Kosten durch die Krankenkassen übernommen?**
gesetzliche Kassen nein, Privatkassen teilweise

## Vorteile

Kostengünstig, in Eigenverantwortung gut durchführbar, eignet sich für die ganze Familie von Jung bis Alt.

## Nachteile und mögliche Nebenwirkungen

Laut Dr. Schüßler gibt es diese nicht. Eventuell könnte eine Glutenunverträglichkeit oder eine Lactoseintoleranz, gekennzeichnet durch Blähungen, Krämpfen und / oder Durchfall auftreten. Außerdem sollte der Patient auf das Trinkverhalten hingewiesen werden.

## Ausbildungen und Qualifikationen

**Dauer**
mehrere Wochenenden und gute Bücher zum Einlesen

**Kosten**
preiswert, Tagesseminar ca. 100,- EUR

## So sieht das in der Praxis aus

Akute Erkrankungen verlangen eine häufigere Gabe der entsprechenden Tabletten. Eventuell im Wechsel mit einem weiteren Schüßler Salz alle 10 Min. eine Tablette auf der Zunge zergehen lassen. Bei chronischen Erkrankungen können die in Frage kommenden Salze über Monate eingenommen werden.

Sollte eine akute Erkrankung auftreten, dann wird die Behandlung der chronischen Erkrankung unterbrochen und erst wieder aufgenommen, wenn die akute Erkrankung komplett ausgeheilt ist. Grundsätzlich sollte man nach akuten Erkrankungen das jeweils zum Einsatz gelangte Schüßlersalz noch weiter nehmen, damit es nicht zum Rezidiv kommt.

## Ausbildung „Biochemie nach Dr. Schüßler"

Angelika Gräfin Wolffskeel von Reichenberg,
Heilpraktikerin
**SURYA – Schule des Lebens –
Heilpraktikerschule**
Zertifizierte Heilpraktikerschule durch den
Freien Verband Deutscher Heilpraktiker
Schulbüro:
Eichenweg 4, 97950 Gerchsheim
Tel.: 09344 / 928880, Fax: 09344 / 928881
praxis@graefin-wolffskeel.de
www.graefin-wolffskeel.de
Schulort:
Kirchgasse 9
97234 Reichenberg bei Würzburg

# Biophysikalische Informations-Therapie BIT

## Entwicklung

Der Name der Methode wandelte sich im Laufe der Zeit. Die ursprüngliche „MORA-Therapie" wurde 1987 von „Bioresonanz-Therapie" abgelöst und 1992 durch „Biophysikalische Informations-Therapie" ersetzt. Aber auch die früheren Begriffe sind heute noch in Gebrauch.

Bereits im Jahre 1975 wurde von dem Physiker Ludger Mersmann ein Prototyp vorgestellt. 1977 brachte der deutsche Arzt Franz Morell zusammen mit dem Elektroniker E. Rasche das erste „MORA"-Gerät zur Serienreife. Auf diesem Prinzip (Therapie mit patienteneigenen elektromagnetischen Signalen) basieren heute viele Nachfolge-Geräte von mittlerweile etwa 20 Herstellern.

1980 entwickelte der Biophysiker Wolfgang Ludwig mit dem „Indumed"-Gerät erstmals eine Therapiemethode mit externen Mikromagnetfeldimpulsen.Ein weiterer Schritt wurde von F. Morell mit dem „MORA-Color"-Gerät getan, dem ersten elektronischen Farbtherapiegerät, das mit sechs Farben arbeitete. Eine konsequente Weiterführung dieses Prinzips stellte das „Multicom"-Gerät dar, das 1987 nach den Ideen des Arztes Bodo Köhler zusammen mit Wolfgang Ludwig entwickelt wurde und eine Farb-Ton-Therapie mit 12-fach Spektrum ermöglichte. Einen Schritt weiter ist Bodo Köhler dann bei der Entwicklung des „Audiocolor"-Gerätes gegangen. Damit konnten die 12 Farben und Töne erstmals stufenlos polar gegeneinander abgemischt werden.

Dieses selektive, polare Einwirken auf Funktionssysteme ist Bestandteil der „System-Informations-Therapie (SIT)" nach Bodo Köhler. Darauf basierend wurde von ihm 1993 das „Stoffwechseltest und -Therapiegerät" VEGA-STT entwickelt, das auf den wissenschaftlichen Grundlagen der Dreikomponenten-Theorie von Jürgen Schole basierte. Die konsequente Weiterentwicklung führte 2004 zur neuen Methode der „Zelle & Milieu-Revitalisierung" nach Bodo Köhler mit dem „ZMR-703"- Gerät.

Eine weiterer Meilenstein in der Entwicklung stellte das bereits 1992 von Bodo Köhler vorgestellte Gerät zur „Matrix-Regenerations-Therapie" VEGA-MRT dar, das für die intensive Basisentgiftung und Regeneration der Matrix konzipiert wurde. Es existiert inzwischen in der 3. Generation als „MRT 503"-Gerät, jetzt aber zusätzlich mit Biofeedback-Verfahren.

## Theoretische Grundlagen

Der Begriff „Biophysikalische Informations-Therapie" BIT ist eine Neuschöpfung von Bodo Köhler und geht in Anlehnung an die Quantenphysik von der Annahme aus, dass sämtliche Lebensprozesse im Organismus biophysikalischer Natur sind, die über einen ständigen Informationsfluss gesteuert werden. Dahinter steht die Tatsache, dass die Masse nur einen minimalen Teilaspekt der Wirklichkeit darstellt (1 Milliardstel). Zur vollständigen Beschreibung der Realität gehören deshalb zwingend der energetische Aspekt sowie die formgebende Information, welche der Materie übergeordnet ist und deren Struktur bestimmt. Information selbst ist im Spin codiert und stellt einen rein geistigen Aspekt dar.

Alles, was ist – Gesundheit oder Krankheit – ist Ausdruck des Zellstoffwechsels. Dieser spiegelt den Funktionszustand in einem Gewebe wider, der einer hohen Dynamik unterliegt und in Abhängigkeit vom Ordnungsgrad alle Belastungen ausreguliert. Dazu wird ein permanenter Informationsfluss benötigt, bei ausreichend hohem Energieniveau. Das wiederum hängt vom Zellpotenzial und damit von der Leistung der Mitochondrien ab. Jede krankhafte Veränderung zeigt an, dass diese Voraussetzungen nicht erfüllt sind. Mit der BIT wird mit verschieden modulierten Trägerwellen (wie bei Radio oder Fernsehen) ein Reset versucht, wobei das Immunsystem als Partner voll in den Heilungsprozess involviert ist. Äußerst labile Gleichgewichtszustände sind die notwendige Voraussetzung für eine rasche Anpassungsfähigkeit des Zellstoffwechsels an wechselnde Umweltbedingungen, als Hauptkriterium für Gesundheit.

## Indikationen

Wegen des universellen Wirkprinzips gibt es keine speziellen Indikationen. Bei jeder Erkrankung, ob akut oder chronisch, lohnt sich der Versuch einer Behandlung mit der BIT. Ob ein Patient darauf anspricht oder nicht, richtet sich nicht nach der Art der Erkrankung, sondern seiner individuellen Krankheitsgeschichte. Behandelt wird der Patient wegen eines Ordnungsverlustes, der lokal in einem vorgeschädigten oder überlasteten Gewebe eingetreten ist. Dahinter steht immer eine ganz persönliche Entwicklungsgeschichte, die aufgearbeitet werden muss.

BIT kann allein, oder in sinnvoller synergistischer Kombination mit anderen Therapieverfahren – auch der Schulmedizin – eingesetzt werden. Das muss im Einzelfall entschieden werden und richtet sich nach der noch vorhandenen Regulationsfähigkeit des Gewebes sowie der Funktionsfähigkeit des Abwehrsystems. Ist die Erschöpfung zu weit fortgeschritten, liegen eventuell schon Mangelzustände vor, dann müssen zusätzlich andere unterstützende Maßnahmen erfolgen (z. B. orthomolekulare Substitution).

## Kontraindikationen

Absolute Kontraindikationen bestehen nicht. Zurückhaltung ist allerdings bei Schwangeren geboten. Hier sollten keine Entgiftungen durchgeführt werden. Psychotische Patienten dürfen nur unter Aufsicht therapiert werden, z. B. in einer Klinik. Bei Epilepsiekranken ist ebenfalls Vorsicht geboten. Patienten mit terminaler Niereninsuffizienz dürfen nur sehr zurückhaltend behandelt werden.

## Therapieform

Grundsätzlich werden vier Versionen unterschieden:
- Zelle & Milieu-Revitalisierung ZMR
- Matrix-Regenerations-Therapie MRT
- Konstitutions-Therapie mit exogener BIT (Farben, Töne, Edelsteine usw.)
- Entlastungs- und Ausleitungstherapie mit endogener BIT

Alles, was ist – Gesundheit oder Krankheit – ist Ausdruck des Zellstoffwechsels. Vordergründiges Anliegen jeder medizinischen Behandlung ist deshalb die Wiederherstellung der sogenannten „Basisregulation". Da der Grund für eine Stoffwechselentgleisung zwar auf vielen Ebenen liegen kann, immer jedoch mit einer Belastung durch Störfelder und Umweltgifte einhergeht, bietet sich als wichtigste Maßnahme die Matrix-Regenerations-Therapie MRT an, eine Kombination aus Schröpfen, Elektrotherapie, Magnetfeldtherapie und neuerdings auch Biofeedback, falls die Regulation des Zellstoffwechsels mit der Zelle & Milieu-Revitalisierung ZMR nicht direkt gelingt.

Der etwas versiertere Anwender setzt gern die Konstitutions-Therapie mit externen Signalen ein. Insbesondere Töne schaffen wieder Ordnung im Gewebe, Farben wirken zusätzlich harmonisierend auf die Psyche.

Wenn Belastungen durch Entzündungsherde, aber auch Schwermetalle, nicht vertragene Impfungen, Viren, Bakterien o. ä. vorliegen, können diese gezielt mit der endogenen BIT ausgeleitet werden. Dazu wird mit einem sogenannten Aufmerksamkeitssignal das Immunsystem gezielt angeregt, sich mit der vorliegenden Belastung erneut auseinanderzusetzen. Das dient der nachhaltigen Entlastung des Organismus.

## Voraussetzungen

### Patient

Behandelt werden kann jede Altersgruppe, auch Säuglinge. Besondere Voraussetzungen müssen nicht erfüllt werden.

### Therapeut

An den Therapeuten werden hohe Anforderungen gestellt. Zwar kann er relativ rasch nach Absolvierung eines Basiskurses erste Erfahrungen mit der Methode machen. Um aber das Rüstzeug für die Behandlung schwer kranker Patienten zu haben, ist eine umfassende Ausbildungen erforderlich.

Dabei kommt es nicht allein darauf an, die Geräte richtig zu bedienen, sondern es wird im Rahmen der „Lebenskonformen Medizin" nach Bodo Köhler ein neues Denksystem vermittelt, das auf komplex vernetzten Zusammenhängen basiert, im Gegensatz zum linear kausalen Denken der Schulmedizin. Dabei steht die 4-polige Regulation des Zellstoffwechsels nach dem Physiologen Jürgen Schole und seine Verknüpfung mit der Säuren-Basen-Regulation ebenso im Vordergrund, wie die quantenphysikalischen Wechselwirkungen der Zellen mit ihren steuernden Energie- und Informationsfeldern. Als Basis für ein einheitliches Ordnungssystem dient der Würfel des Schweizer Psychologen Max Lüscher, in dem sich die Wechselwirkungen der einzelnen Funktionssysteme untereinander darstellen lassen.

## Therapiedauer

Chronisch Kranke werden im Wochenrhythmus behandelt. Die Dauer je Sitzung beträgt zwischen 15 und 30 Minuten. Akut erkrankte Patienten, z. B. mit starken Schmerzen, können auch täglich behandelt werden.

Je nach Indikationsstellungen kann eine Sitzung genügen oder auch bis zu 12 Behandlungen über einen längeren Zeitraum nötig sein. Das hängt vom Grundleiden ab.

## Kosten und Kostenübernahme

Die Behandlungen werden auch bei Selbstzahlern nach der Gebührenordnung für Ärzte (GOÄ) abgerechnet, und zwar nach dem Leistungsverzeichnis der Hufeland-Gesellschaft. Je nach Aufwand können sich die Kosten zwischen 25,- und 40,- EUR bewegen, bis maximal 60,- EUR pro Sitzung.

**Werden die Kosten durch die Krankenkassen übernommen?**
Die meisten Privatversicherungen übernehmen die Kosten, nicht jedoch gesetzliche Kassen.

## Vorteile

BIT arbeitet nach einem universellen Wirkprinzip, nämlich störende pathologische Informationsmuster wieder in physiologische zu transformieren und dadurch den Ordnungsgrad (Kohärenz) im Gewebe zu erhöhen. Das ist das Grundprinzip jeder Heilung. BIT orientiert sich immer an der tieferliegenden Ursache und wirkt sich über die neurohumoralen Regelkreise auch auf die Psyche positiv aus. Da „nur" mit gezielten Informationen gearbeitet wird, entstehen bei richtiger Anwendung keine Belastungen. Allerdings treten durchaus gewünschte Heilreaktionen auf, z. B. leichte Schmerzen, Wärmegefühl oder sogar Fieber, die positive Zeichen der Abwehrleistung des Immunsystems sind.

## Nachteile und mögliche Nebenwirkungen

Da die Methode nicht dem Mainstream der Wissenschaft entspricht, führt sie immer noch ein Außenseiterdasein, was zu Akzeptanzproblemen führen kann. Man muss aber nicht daran glauben, damit sie wirkt. Zulassen und Bereitschaft zur Veränderung von Seiten der Patienten sollten allerdings vorhanden sein.

Neben den o. g. gewünschten Begleitreaktionen ist nicht mit Nebenwirkungen zu rechnen. Allerdings nur dann, wenn keine hohen Verstärkungen eingesetzt werden, wodurch Symptome unterdrückt, nicht jedoch kuriert werden (z. B. sog. „Allergielöschung").

Auch sollten nicht zu viele Anwendungen nacheinander erfolgen, um eine Überforderung geschwächter Patienten zu vermeiden.

## Ausbildungen und Qualifikationen

Die Methode der BIT ist weltweit verbreitet. Verschiedensprachige Seminare finden in vielen Ländern statt. In Moskau werden Kurse im Rahmen der Universitätsausbildung abgehalten. Dort arbeiten in Praxen und Krankenhäusern bereits weit über 1.000 Ärzte mit der BIT. Die meiste Verbreitung hat die Methode aber naturgemäß im deutschsprachigen Raum, da die meisten Literaturquellen in deutscher Sprache zu finden sind.

Der Ausbildungsstandard und die Prüfungsordnung werden von den bestehenden Gesellschaften festgelegt. Der älteste Verein ist die Internationale Ärzte-Gesellschaft für Biophysikalische Informations-Therapie e. V. (www.bit-org.de), der bereits 1980 gegründet wurde.

Durch Hospitationen in BIT-Praxen, sowie durch Arbeitskreise kann der Erfahrungsaustausch weiter vertieft werden.

**Dauer**
Die mindestens 2-jährige Ausbildung erfolgt auf Seminaren, Kongressen und durch interaktives Tele-Kolleg. Die erfolgreiche Qualifikation wird durch eine Prüfung zum „Experten der BIT“ nachgewiesen, die in bestimmten Zeitabständen erneuert werden muss. Die neuen wissenschaftlichen Erkenntnisse auf dem Gebiet der bioenergetischen Medizin nehmen derart immens zu, dass eine ständige Fortbildung unumgänglich ist.

**Qualifikation**
Die BIT wird sowohl von Ärzten als auch von Heilpraktikern angewandt. Grundvoraussetzung, um die Ausbildung erfolgreich durchführen zu können, ist die Approbation bzw. die Heilpraktikerprüfung. Laien haben keinen Zugang zu dieser Methode.

In der Schweiz dürfen laut Gesetz auch ausgebildete Apotheker BIT anwenden.

## So sieht das in der Praxis aus

Zunächst wird ein neuer Patient gründlich befragt und körperlich untersucht, um einen Überblick über Art und Ausmaß seiner Erkrankung zu gewinnen. Danach können weitere Untersuchungen (Blutentnahme, Sonografie, Röntgen) erfolgen. Insofern unterscheidet sich eine normale Praxis nicht vom BIT-Anwender.

Aber den naturheilkundlich ausgebildeten BIT-Therapeuten interessieren noch weitere wichtige Merkmale:

- das psychische Korrelat zur vorliegenden Erkrankung
- die Art der Stoffwechselentgleisung (anabol versus katabol)
- der konstitutionelle Schwachpunkt und seine Auswirkungen
- Entzündungsherde, Narben, Implantate
- Matrix-Belastungen durch Schwermetalle und andere Umweltgifte
- nicht ausgeheilte Virus- oder bakterielle Infektionen, Impfschäden
- Fehlbesiedlungen und entzündliche Veränderungen des Darmes
- allergische Reaktionen auf bestimmte Stoffe
- Hormonungleichgewichte und Mangelzustände
- Ernährungsgewohnheiten und Lebensstil

Erst jetzt ist das Bild vom Patienten vollständig, und es wird ein Therapieplan erstellt. Dieser hat zum Ziel, die verschiedenen Belastungen abzubauen, um die bindegewebige Matrix und damit auch das Immunsystem zu entlasten. Das sollte sich dann in der Normalisierung der vorliegenden anabolen oder katabolen Stoffwechselentgleisung zeigen. Die Stoffwechsellage ist die Referenz für den Therapieerfolg und wird fortlaufend mit dem ZMR-Gerät kontrolliert. Die damit durchgeführte Zelle & Milieu-Revitalisierung kommt deshalb als erste Maßnahme zum Zuge.

Wenn sich aber zeigt, dass die direkte Korrektur des Zellstoffwechsels damit nicht sofort erreicht werden kann, wird als zweiter Schritt das MRT-Gerät eingesetzt und damit eine gründliche Bindegewebereinigung durchgeführt. Mit dieser Matrix-Regenerations-Therapie werden alle vorliegenden Belastungen in ihrer Summe erfasst, weshalb diese Methode bei schwerkranken Patienten sogar das Mittel der ersten Wahl darstellt. Auch damit wird auf den entgleisten Stoffwechsel direkt eingewirkt, zusätzlich über Biofeedback aber auch die verantwortlichen Hirnareale mit aktiviert.

Die weiteren Verfahren der BIT finden Anwendung zur Unterstützung einer geschwächten Konstitution, oder der gezielten Einzelbehandlung bestimmter Belastungen.

Üblicherweise wird aber nur einmal in der Woche behandelt, um dem Körper genügend Zeit für die Heilungsprozesse zu geben. Dabei können die verschiedenen Methoden miteinander kombiniert werden.

Neben dem Verschwinden von Symptomen wird automatisch über die Rückkopplung des neurohumoralen Systems eine Transformation psychischer Belastungen angeregt. Damit wirkt BIT ganzheitlich auf allen Ebenen des SEINs. Für den Heilungserfolg ist aber der Patient ganz allein verantwortlich. Nichts kann von außen „gemacht" werden, sondern es handelt sich immer um die Auflösung von Stagnation, von Widerständen gegen eine fortlaufende Weiterentwicklung, angeregt durch ständige Impulse von außen. Krankheit ist gleichzusetzen mit Verweigerung gegenüber diesen Prozessen. Deshalb bedeutet echte Heilung Einsicht in das Krankheitsgeschehen und Hinwollen zu neuen Erfahrungen – Lust auf Neues!

## Therapeuten „Biophysikalische Informations-Therapie BIT"

**BIT-Ärztegesellschaft Sekretariat**
Gerhart-Hauptmann-Str. 5
61191 Rosbach
Tel.: 06003 / 828275
bit-aerzte@t-online.de, www.bit-org.de

## Ausbildung „Biophysikalische Informations-Therapie BIT"

**BIT-Ärztegesellschaft Sekretariat**
Gerhart-Hauptmann-Str. 5
61191 Rosbach
Tel.: 06003 / 828275
bit-aerzte@t-online.de, www.bit-org.de

# Bioresonanztherapie

## Entwicklung

Die Grundlage für die Entdeckung der Bioresonanz war der sogenannte Resonanztest, der in den 1950er-Jahren erfunden wurde. Früher hat man den Resonanztest auch als Medikamententest der Elektroakupunktur nach Dr. Voll / EAV bezeichnet. Dabei wird das Phänomen, dass sich der Hautwiderstand an den EAV-Messpunkten abrupt ändert, wenn ein passendes Präparat über die sogenannte Testwabe in den Messkreis gebracht wird, genutzt. Dr. Franz Morell und der Ingenieur Rasche experimentierten in den 1970er-Jahren mit der elektrotechnischen Übertragung der Testampullen an den Klienten, um den zeitaufwendigen Prozess der Suche nach dem passenden Testpräparat zu beschleunigen. Dabei erhielten sie den gleichen Effekt, als ob sich das Präparat im EAV-Messkreis, d. h. in der Testwabe, befände. Weitere Tests zeigten, dass über elektrische Verstärker und Hoch- und Tiefpass-Filter – vergleichbar mit dem Klangregler einer HiFi-Anlage – in vielen Fällen ein ähnliches Ergebnis, ggf. auch ohne Testpräparat, erzielt werden kann. Dies führte 1977 zu dem ersten Bioresonanzsystem, das unter dem Namen Mora angeboten wurde. Weitere Erfahrungen zeigten die Schwächen der verwendeten Hoch- und Tiefpass-Technik auf. Es wurde angestrebt, selektiver arbeiten zu können. Dies führte in der Folge Mitte der 1980er-Jahre zu dem Einsatz der – damals noch einfacheren – Bandfilter-Technik in dem Bicom-Gerät. Ein Bandfilter ist vergleichbar mit einem farbigen Glas, das nur einen geringen Ausschnitt aus dem Lichtspektrum durchlässt. Auf diese Weise konnte die Übertragungszeit bis zum Ausgleich des EAV-Messwertes deutlich verkürzt werden.

Aber auch hier wurden die Grenzen schnell deutlich und die Fälle, in denen kein Ausgleich erreicht werden konnte, waren noch zahlreich. Um dies zu optimieren, wurden allgemein ausgleichende Präparate in die Übertragung mit eingemischt. Später wurde dies als Separator bezeichnet, was aber den Kern nicht trifft und technisch bedenklich ist, denn Sinusschwingungen lassen sich nicht einfach addieren oder subtrahieren wie Gleichspannung. In den Jahren 1993 / 1994 wurden bei Holimed die eigentlichen Gründe für das Problem gefunden und es zeigte sich, dass u. a. der Schwingungsbereich der Geräte mit damals weniger als 200.000 Hertz (Hz = Schwingungen pro Sekunde) zu klein war. Die Geräte der Bioswing und RemiWave Linien haben daher den Schwingungsbereich von der Gleichspannung bis zu 500.000 Hz bzw. 1.000.000 Hz erweitert. Damit kann in fast allen Fällen ein Ausgleich der EAV-Messwerte heute erreicht werden.

Die Bezeichnung Bioresonanz ist nicht geschützt. Im Lauf der Jahre sind eine Reihe von Geräten angeboten worden, welche diese Bezeichnung ebenfalls verwenden. Dazu gehören mechanische Geräte, die nach Herstellerangaben mit Antennen im weitesten Sinn arbeiten wollen und auch Produkte, die der Radionik zuzuordnen sind. Da sich solche Produkte weitgehend rein technischen Überprüfungen entziehen, sind die folgenden Ausführungen auf die klassischen Bioresonanzgeräte im obigen Sinn beschränkt.

## Theoretische Grundlagen

Der Grund für das Phänomen des EAV-Resonanztests und der Bioresonanz ist heute nach wie vor unbekannt. Die ersten Erklärungsversuche begannen bei dem sogenannten Adey-Fenster, das besagt, dass elektrische Reize auf Zellen nur in einem schmalen Fenster sehr kleiner elektrischer Spannungen einen Effekt ausüben können. Etwa um die Entwicklungszeit der Bioresonanz fand Prof. Popp die Kopplung und Kommunikation von Zellverbänden über einen impulsartigen Lichtaustausch. Dies wurde unter dem Namen Biophotonen-Kommunikation weltweit bekannt. Wenn man diese beiden Ansätze zusammen nimmt, kommt man zu einem Modell, in dem kleine Reize auf Zellverbände Stoffwechseländerungen verursachen und diese wiederum die Biophotonen-Emission verändern können. Dies würde in der Konsequenz zu einem rückgekoppelten System führen, in dem der Reiz von außen (Bioresonanz) zu einem Regelungsprozess in den Zellverbänden führt. In der neueren Bioresonanz wird dieser Reiz daher als Aufmerksamkeitssignal bezeichnet.

Andernorts werden quantenphysikalische Ursachen erörtert. Da die Physik der Quantenwelt nur in deren sehr kleinen Maßstäben gilt und nicht allgemein auf die reale Makrowelt übertragen werden kann, erscheint dieser Ansatz nicht zielführend.

## Indikationen

In einer Anwenderbefragung, die 2007 durchgeführt wurde, berichteten rund 130 Anwender verschiedener Geräte und mit unterschiedlichem Erfahrungsschatz über den Einsatz der Bioresonanz in folgenden Fällen: Allergien, Nahrungsmittelunverträglichkeiten, Pseudoallergien, Neurodermitis (atopisches Ekzem), nichtallergische dermatologische Probleme, Intoxikation (Giftstoffbelastungen), Medikamentenfolgebelastungen (iatrogene Schäden), Schwermetallausleitung, Wirbelsäulenbeschwerden, gynäkologische Fälle, intestinale (Verdauungs-) Störungen, intestinale Mykosen (Pilzbelastungen), funktionelle Organbelastungen, Infektbelastungen / Infektreste, parasitäre Belastungen, Operationsnachsorge, Narbenentstörung, chronisches Müdigkeitssyndrom (CFS), Aufmerksamkeits-Defizit-Syndrom (ADS), inverser Test von Zahnmaterial (Kronen / Füllungen), Kopfherde / Zahnstörfelder, Suchtbehandlung (Alkohol / Drogen / Medikamente), Raucherentwöhnung, psychotherapeutische Maßnahmen, Kopfschmerz allgemein, Migräne, Schmerzbehandlung, multiple Chemikalienunverträglichkeit (MCS), rheumatischer Formenkreis, unerfüllter Kinderwunsch und anderes.

Zusammengefasst berichten 80 % der Anwender über eine Besserung des Zustandes in mehr als 50 % der Fälle. Insgesamt 37 % der Anwender berichten von Erfolgen in 80 bis 100 % der Fälle. Besondere Schwerpunkte sind nicht zu erkennen, jedoch ragt die energetische Allergiebehandlung heraus. Allerdings sei erwähnt, dass die Bioresonanz aufgrund ihres Anerkennungsstatus immer im Zusammenhang mit klassischen Verfahren anzuwenden ist.

## Kontraindikationen

Die Bioresonanz sollte aus heutiger Sicht nicht angewandt werden bei Herzschrittmachern und Defibrillatoren, da im Fehlerfall eine Wechselwirkung der Systeme nicht ausgeschlossen werden kann, sowie bei Schwangerschaften und manischen Psychosen.

## Therapieart

Mit einem energetischen Testverfahren werden diejenigen Präparate oder Geräteeinstellungen gesucht, die den gewünschten Ausgleich beim Klienten herbeiführen. Am Beispiel der EAV wäre dies ein Messwert von 50, bei der Kinesiologie eine starke Reaktion, beim RAC eine tastbare Pulswelle an der gewünschten Stelle. Mit diesen Präparaten oder Geräte-Einstellungen erfolgt die Übertragung an den Klienten. Nach dem Ende der Übertragung wird überprüft, ob der gewünschte Effekt ohne Gerät nach wie vor anhält.

## Therapieform

Die Bioresonanz ist prinzipiell eine Vorgehensweise für den energetischen Ausgleich. Sie ist ein Verfahren, bei dem in mehreren Stufen – vergleichbar dem Zwiebelschalenmodell – energetische Belastungen ermittelt und ausgeglichen werden. Deshalb sind mehrere Sitzungen erforderlich. Bei den einzelnen Sitzungen scheinen in der Regel unterschiedliche Testpräparate oder Geräteparameter auf. Außerdem verringert sich nach und nach die Anzahl von Testpräparaten oder Einstellungen und erreicht am Ende Null, d. h. es kann keine energetische Irritation mehr ermittelt werden. Dies ist das Ende der Sitzungsreihe.

## Voraussetzungen

### Patient

Keine besonderen Voraussetzungen nötig.

### Therapeut

Die Anwender der Bioresonanz müssen mindestens ein energetisches Testverfahren sicher beherrschen. Beispiele sind die Elektroakupunktur nach Dr. Voll, Kinesiologie, RAC-Test, Tensor-Test oder andere. Ohne ein solches Testverfahren macht die Bioresonanz nicht viel Sinn, weil weder die Geräteeinstellungen noch die Testpräparate ermittelt werden können.

## Therapiedauer

Mit Bezug auf die bereits erwähnte Anwenderumfrage ergibt sich folgendes Bild: 71 % der Befragten geben an, zwischen 4 und 11 Sitzungen durchzuführen, 40 % kommen im Schnitt mit 4 bis 7 Sitzungen zum gewünschten Ergebnis. Der Schwerpunkt liegt bei 4 bis 8 Sitzungen.

Der Zeitbedarf pro Sitzung beträgt ohne Test in der Regel etwa 15 bis 30 Minuten. Dies sind meist Folgeübertragungen. Mit Test wird man selten unter einer Stunde liegen.

## Kosten und Kostenübernahme

Hier ist zu unterscheiden, ob nur die Bioresonanz oder ob auch ein Testverfahren angewandt werden. Soweit nur die Bioresonanz zur Anwendung kommt, liegen die Kosten pro Sitzung etwa im Bereich von 20,- bis 40,- EUR. Mit einem Testverfahren wie z. B. der EAV liegen die Kosten meist zwischen 30,- und 90,- EUR. Dabei sind die berechneten Gebühren regional unterschiedlich. Gelegentlich oder bei komplexen Fällen werden auch deutlich über 100,- EUR berechnet.

**Werden die Kosten durch die Krankenkassen übernommen?**
Die Kosten werden von den gesetzlichen Kassen nicht, von den privaten Kassen teilweise bis ganz übernommen.

## Vorteile

Die Vorteile der Bioresonanz liegen in der leichten Erlernbarkeit und dem weiten Einsatzfeld. Darüber hinaus kann man Präparate, die man in seinen Testsätzen hat und die nicht mehr verfügbar sind, per Bioresonanzübertragung weiter nutzen. Neue Bioresonanztechniken gestatten auch einen Ausgleich der Messwerte (EAV) in Fällen, in denen es niemals ein Testpräparat gab. Die Einnahmeempfehlung von homöopathischen Präparaten kann unter Umständen begrenzt werden, was einen Kostenvorteil für den Klienten darstellt.

## Nachteile und mögliche Nebenwirkungen

Der Nachteil der Methode ist die bis dato fehlende Akzeptanz in der klassischen Medizin mangels sachgerechter Studien der Hochschulen und die begrenzte Abrechnungsmöglichkeit über Kassen.

Nebenwirkungen sind selten zu erwarten. Gelegentlich können auftreten: Vorübergehende Müdigkeit, rasch wieder abklingender Kopfschmerz, kurzzeitiges Unwohlsein oder Hitze-Rush, auch Erstverschlimmerungssymptome wie in der Homöopathie sind möglich. Durch spezielle Tests in der EAV vor und nach der Anwendung lassen sich diese Effekte minimieren.

## Ausbildungen und Qualifikationen

Die zur Anwendung kommenden Varianten von Geräteverschaltungen sind wenige und leicht zu lernen. Je nach Bedienungsfreundlichkeit moderner Geräte ist für die Einarbeitung selbst nur ein geringer Zeitbedarf erforderlich. Solche Geräte, die z. B. über bestimmte Automatik-Modi verfügen, können in der Regel nach Selbststudium, per Schulungsfilme oder über ein Tagesseminar bedient werden. Geräte älterer Bauart bedürfen in der Regel einer umfangreicheren Schulung, die auch mehrere Tage dauern kann. Der eigentliche Zeitaufwand entfällt auf das Erlernen der Testmethode, derer man sich bedienen will.

**Ausbildungskosten**
Die Kosten für die Ausbildung sind stark geräteabhängig und reichen von rund 150,- EUR bis über 1.000,- EUR, soweit die Geräteeinweisung und das Selbststudium nicht ausreichen.

**Qualifikationen**
Anwender müssen Heilpraktiker oder Ärzte sein. Nicht zulässig ist eine Ausübung durch Angehörige der Heilhilfsberufe.

## So sieht das in der Praxis aus

Man unterscheidet die endogene- und die exogene Bioresonanz: Bei der endogenen Bioresonanz werden körpereigene Informationen mit Elektroden aufgenommen und in das Gerät geleitet. Diese werden (1) verstärkt oder abgeschwächt, (2) in invertierter umgedrehter Form beim Ausgleich oder in ihrer natürlichen Form bei der energetischen Provokation und (3) ggf. auf ein schmales Schwingungsfenster begrenzt und (4) an den Probanden zurück übertragen. Zielpunkte können Hände / Füße, Akupunkturpunkte, Head'sche Zonen oder vergleichbares sein.

Bei der exogenen Bioresonanz werden per Testverfahren Präparate ermittelt, die den entsprechenden energetischen Ausgleich herbeiführen. Diese Präparate werden in den Eingangsbehälter (Wabe) gegeben und übertragen. Dabei werden körpereigene Sekrete, Allergene und Toxine in Urtinktur oder tiefen Potenzen invers übertragen und andere Präparate im naturähnlichen in-Phase-Mode. Invers wird dabei auch als Ai-Modus und in-Phase als A-Modus im Jargon bezeichnet.

## Therapeuten „Bioresonanztherapie"

**Naturheilpraxis Jutta Schürmeyer**
Kötherkamp 59a, 31228 Peine
Tel.: 05171 / 9889158
info@heilweisen.net
www.heilweisen.net
www.freies-bewusstsein.de

**Drs. med. Gesine Korts und Arne Ströhlein**
Bürgerstrs. 46, 37073 Göttingen
Tel.: 0551 / 703770
www.drkorts.de
www.dr-stroehlein.de

## Therapeuten „Bioresonanztherapie"

**Sanisoma Ganzheitsmedizin**
Andrea Lapp Schreiber
Falltorstr. 2, 35586 Wetzlar
Tel.: 06441 / 3800481
info@sanisoma.de, www.sanisoma.de

**Naturheilpraxis Christine Mandt**
Kottenforststr. 50, 53347 Alfter
Tel.: 0228 / 746224
cm@hpmandt.de, www.hpmandt.de

**Elisabeth Legeland**
Im Haderheck 1a, 61462 Königstein
Tel.: 06174 / 935190
post@heilpraktikerin-koenigstein.de
www.heilpraktikerin-koenigstein.de

**Dr. med. Annelies Burki**
Zugerbergstr. 26, 6300 Zug (CH)
Tel.: +41 / 41711 / 8240

**Naturheilpraxis Waltraud Altvatter**
Kapellenstr. 10, 63691 Ranstadt
Tel.: 06041 / 5356

**Praxis für Naturheilkunde Carola Deiß HP**
Schweizenhofweg 1e, 88131 Lindau
Tel.: 08382 / 2750355
info@naturheilpraxis-deiss.de

**Zentrum der interaktiven Medizin**
Kommunikative Hypnose nach Susan Fischer
Praxis Susan Fischer
Tel.: 0711 / 732421
**Heilkundliche GmbH**
Tel.: 0711 / 7355133
Am Wallgraben 99, 70565 Stuttgart
info@interaktive-medizin.de
www.interaktive-medizin.de

**Dr. Irene Hontschik**
Belgradstr. 5, 80796 München
Tel.: 089 / 30002502

**Dr. med. Manfred Doepp**
Integrale Medizin
Schmiedgasse 33, 9100 Herisau (CH)
„Holistic Center"

## Ausbildung „Bioresonanztherapie"

**Europäischer Verband für EAV und Bioresonanztherapie**
EU_V_EAV seit 1986
Am Brambusch 24, 44536 Lünen
Tel.: 0231 / 8802890, Fax: 0231 / 8802891
info@eav-verband.de, www.eav-verband.de

**Holimed Privatinstitut für holistische Medizinsysteme GmbH**
Schenkendorfstr. 12, 90455 Nürnberg
Tel.: 09129 / 26855, Fax: 09129 / 278282
info@holimed.de, www.holimed.de

**Zentrum der interaktiven Medizin**
Kommunikative Hypnose nach Susan Fischer
Praxis Susan Fischer
Tel.: 0711 / 732421
**Heilkundliche GmbH**
Tel.: 0711 / 7355133
Am Wallgraben 99, 70565 Stuttgart
info@interaktive-medizin.de
www.interaktive-medizin.de

# Blutegeltherapie

## Entwicklung

Die medizinische Verwendung von Blutegeln hat eine lange Tradition. So wurden bereits im Ägypten der Pharaonen und auch in der griechisch-römischen Klassik in großem Umfang Blutegelbehandlungen durchgeführt. Nach einer Blütezeit im 19. Jahrhundert mit missbräuchlichen Auswüchsen („Vampirismus“) schwang das Pendel in die Gegenrichtung. Die einseitige Verlagerung auf medikamentöse Behandlungsformen führte allmählich zu einer Vernachlässigung der Blutegeltherapie als traditionelles Naturheilverfahren. Nach dem Zweiten Weltkrieg geriet die Blutegeltherapie eine Zeit lang in Vergessenheit und wurde erst in den 1990er-Jahren des 20. Jahrhunderts allmählich wieder entdeckt. Mit modernen Analysemethoden konnten viele Wirkmechanismen der Speichelinhaltsstoffe des medizinischen Blutegels aufgeklärt werden. Vor diesem Hintergrund wurden Blutegel als Fertigarzneimittel eingestuft und unterliegen den gleichen Anforderungen an Sicherheit, Qualität und Wirksamkeit, die an alle zulassungspflichtigen Arzneimittel gestellt werden.

Während man früher die Wirksamkeit der Blutegelbehandlung auf den Blutentzug – entsprechend dem Aderlass – zurückführte, ist dieser Aspekt heute von untergeordneter Bedeutung. Aufgrund neuer Erkenntnisse weiß man, dass den Wirkstoffen, die der Blutegel beim Saugen abgibt, die zentrale Bedeutung für den Behandlungserfolg zukommt. Der Blutegel ist somit eine Art biologische Apotheke mit einer Reihe von Wirkstoffen, die auch in Arzneimitteln der Schulmedizin zum Einsatz kommen. Die natürliche Wirkstoffkombination des Blutegels ist jedoch in keinem anderen Fertigarzneimittel zu finden.

## Theoretische Grundlagen

Im Verlauf der Blutegeltherapie werden während des Saugvorgangs aktive Substanzen in Blut und Gewebe des Patienten abgegeben, die für die therapeutische Wirkung von entscheidender Bedeutung sind. Die durch den Saugvorgang ausgeleitete Blutmenge ist dagegen nur bei einigen Indikationen (Schwellungen, Hämatome) von Bedeutung. Die in der Saliva enthaltenen Stoffe haben durchblutungsfördernde, gerinnungshemmende, lymphstrombeschleunigende, anti-entzündliche und schmerzlindernde Wirkung. Einige dieser Wirkstoffe (z. B. Hirudin oder Faktor Xa-Hemmer) werden in der Medizin auch als eigenständige Arzneimittel eingesetzt. Durch das gezielte Ansetzen der Blutegel lässt sich eine starke lokale Wirkung, ohne systemische Belastung, erreichen.

## Indikationen

Dem breiten Spektrum der Wirkmechanismen (Durchblutungsförderung, Gerinnungshemmung, Lymphstrombeschleunigung, Entzündungshemmung, Schmerzlinderung) entsprechend, wird die Blutegeltherapie bei einer Reihe von Indikationen eingesetzt. In klinischen Prüfungen wurde vor allem der Einsatz in der rekonstruktiven Chirurgie (Auflösung der venösen Stase) und bei verschiedenen Arthrosen untersucht. In einer Anwenderumfrage bei Ärzten und Heilpraktikern wurde über den Einsatz der Blutegeltherapie bei folgenden Indikationsgruppen berichtet: Arthropathien (z. B. Arthrosen, LWS-Syndrom), (arteriell-)venöse Erkrankungen (z. B. Thrombophlebitis, variköser Symptomkomplex, Ulcus cruris), Erkrankungen von Gewebe, Muskeln und Sehnen (z. B. Achillodynie, Epikondylitis, Gelenktorsionen, rheumatische Erkrankungen), Hauterkrankungen (z. B. Abszess, Furunkel, Hämatom), Ohrenerkrankungen (z. B. Tinnitus, Mittelohrentzündung), Ischialgie, Neuralgie, Adnexitis.

## Kontraindikationen

Medizinische Blutegel dürfen nicht angewendet werden bei

- angeborener oder erworbener Bluterkrankheit (Hämophilie)
- gleichzeitiger Behandlung mit blutgerinnungshemmenden Substanzen, die den Quick- und INR-Wert (Blutgerinnungswerte) erheblich senken (z. B. vom Cumarin-, Phenprocoumon- oder Clopidogreltyp)
- Blutarmut (Anämie) bzw. Knochenmarksuppression
- erosiver Magenschleimhautentzündung (erosive Gastritis)
- Magenblutung (gastrointestinale Blutungen) und Magengeschwür mit Blutungsneigung (Ulcus ventriculi)
- Infektionskrankheiten im akuten Stadium und Fieber
- schwerwiegenden instabilen Organerkrankungen
- künstlicher, medikamentöser Unterdrückung von Immunreaktionen (Immunsuppression)
- starker Allergieneigung (ausgeprägter allergischer Diathese) und speziellen Eiweißallergien
- bekannten Allergien gegen z. B. Inhaltsstoffe des Speichels der Blutegel
- Neigung zu Blutungen (hämorrhagische Diathese)
- allgemeinen und örtlich begrenzten Wundheilungsstörungen
- überschießender Bindegewebsvermehrung (Keloidbildung)

Während der Schwangerschaft sollten generell keine Blut entziehenden Maßnahmen durchgeführt werden. Zudem können selten starke unerwünschte Nebenwirkungen auftreten, die den Einsatz einer medikamentösen Behandlung erforderlich machen, die bei der Schwangerschaft möglichst vermieden werden sollten.

Eine Anwendung bei Kindern und Jugendlichen bis ca. 30 kg Körpergewicht sollte nur nach Rücksprache mit dem Arzt oder Heilpraktiker erfolgen, da bislang keine ausreichenden Erfahrungen für eine allgemeine Empfehlung für diese Altersgruppe vorliegen.

Wechselwirkungen mit anderen Arzneimitteln sind bislang keine bekannt.

## Therapiedauer

**Die Art und Dauer der Anwendung richtet sich nach der konkreten Indikation. Bei der Anwendung muss beachtet werden:**

- Die Überprüfung des roten Blutbildes (möglichst innerhalb der letzten zwei Monate) vor der Blutegelbehandlung wird empfohlen.
- Es sind nur Blutegel zu verwenden, die einen gesunden Eindruck machen. Im Normalzustand sind sie vital und haben keine Verletzungen oder Einschnürungen am Körper. Anzeichen einer Egelkrankheit können sein: Blutspur, fauliger Geruch, lappige, schlaffe Konsistenz, abgeblasste oder gelbliche Hautfarbe, ölig wirkende Körpersegmente, harte Stellen, Knoten, Einschnürungen, geschwollener Kopf, Geschwüre, Pusteln, gerötete Lippen des vorderen Saugnapfes und weißlicher Schleimüberzug.
- Die Egel direkt vor der Behandlung mit lauwarmem Wasser abspülen, um Keime von der Egelhaut zu entfernen.
- In der Nähe von Nikotin oder ätherischen Ölen, bei Gewitter, großer Nervosität des Behandlers oder grellem Lampenlicht beißen die Tiere sehr zögerlich oder überhaupt nicht.
- Die Anzahl der zu verwendenden Blutegel ist abhängig von der Indikation. Es sollten niemals mehr als zehn Egel bei einem gesunden erwachsenen Menschen gleichzeitig angesetzt werden.
- Acetylsalicylsäurehaltige Arzneimittel, hochdosierte Enzympräparate, hochdosiertes Fischöl sowie Vitamin C Infusionen müssen drei Tage vor der Behandlung abgesetzt werden und dürfen zwei Tage nach der Behandlung wieder eingesetzt werden.
- Der Anwender der Blutegel hat vor Beginn der Therapie von Risikopatienten individuell über die Notwendigkeit einer antibiotischen Begleittherapie zu entscheiden.
- Bei Anwendung im chirurgischen Indikationsgebiet bzw. wenn unbedingt eine Behandlung immungeschwächter Patienten (vgl. Kontraindikationen) erforderlich ist, wird eine be-

gleitende Antibiose mit Cephalosporinen der 3. Generation bzw. Gyrasehemmern empfohlen.

- In die Behandlung von Patienten, die an einer Erkrankung des Immunsystems leiden, ist ein speziell im Umgang mit dieser Erkrankung erfahrener Arzt einzubeziehen.
- Die Reinigung der Ansatzstelle erfolgt ausschließlich mit Wasser und Kernseife.
- Den Egel mit einem umgestülpten Becher oder einer abgeschnittenen Plastikspritze auf die Haut setzen. In der Nähe von Körperöffnungen besteht die Gefahr der Abwanderung der Egel in eine Körperöffnung. Dies kann durch Fixieren der Egel, z. B. durch Aufsetzen eines Bechers, vermieden werden.
- Der Blutegel sollte während des Saugvorgangs nicht künstlich entfernt werden. Um eine potenzielle Infektionsgefahr möglichst gering zu halten, sollte man abwarten bis der Egel von selbst abfällt. Damit kein Darminhalt austritt, darf der Egel weder gequetscht noch mit Salzlösung beträufelt noch mit anderen zum Erbrechen führenden Substanzen in Verbindung gebracht werden.
- Die Bisswunde mit steriler Kompresse abdecken. Da die Nachblutung 12–24 Stunden dauern kann, bitte einen genügend saugfähigen Verband anlegen (keinesfalls einen Kompressionsverband). Nach Abklingen der Nachblutung sollte für mindestens weitere 48 Stunden die Wunde mit einem Pflaster abgedeckt werden. Während dieser Zeit sollten Duschen, Baden und Waschen der Bissstellen unterbleiben.
- Bei Blutegelansatz im Bereich der Extremitäten sollte die behandelte Extremität überwiegend hoch gelagert werden, um ein starkes Anschwellen des Behandlungsareals möglichst zu vermeiden.
- Um nachträgliche Infektionen der Wunde zu vermeiden, ist auch bei starkem Juckreiz (der sehr häufig auftritt) ein Aufkratzen der Wunde unbedingt zu vermeiden. Ggf. juckreizstillende Salbe oder Gel auftragen und u. U. mit Pflaster abdecken.
- Sollte ein vorzeitiger Abbruch der Egelbehandlung unbedingt erforderlich sein, ist der Blutegel durch behutsames Lösen der Saugnäpfe mit einem sterilen Spatel zu entfernen.
- Ein Egel darf kein zweites Mal benutzt werden!

## Therapieart

Die Blutegeltherapie erfordert eine intensive Zusammenarbeit von Therapeut und Patient. In einem Vorgespräch wird der Ablauf mit dem Patienten besprochen. Im Anschluss an die Blutegelsitzung ist eine Wundversorgung erforderlich. Eine Nachkontrolle der Bissstellen ca. 24 Stunden nach der Behandlung ist Bestandteil der verantwortlichen Patientenbetreuung.

## Voraussetzungen

### Patient

Keine, allerdings gibt es Einschränkungen bei Kindern und Schwangeren (s. Kontraindikationen).

### Therapeut

**Ausbildung**

Keine

**Staatliche Prüfung**

Arzt oder Heilpraktiker

**Steuerbefreit gemäß welcher Grundlage**

Berufsspezifisch

## Therapiedauer

Obwohl die Blutegeltherapie häufig erst als ein Mittel später Wahl, meist bei bereits chronifizierten Formen, eingesetzt wird, ist in vielen Fällen eine einmalige Sitzung ausreichend. Je nach Indikation kommen 1 bis 5 Sitzungen zur Anwendung; bei einigen Indikationen (z. B. Varikosen) sind Intervallsitzungen in Jahresabständen bekannt. Eine Blutegelsitzung dauert in der Regel 1 bis 1,5 Stunden.

## Kosten und Kostenübernahme

Keine rechtliche Grundlage; einer verantwortlich durchgeführten Blutegeltherapie hat ein Anamnesegespräch mit einer körperlichen Untersuchung voranzugehen.

**Werden die Kosten durch die gesetzlichen Kassen übernommen?**

Nein.

**Werden die Kosten durch private Versicherungen übernommen?**

In der Regel ja.

## Vorteile

Der Blutegel appliziert während des Saugvorgangs eine einzigartige Kombination aktiver Wirkstoffe. Er wird daher auch als lebendes Arzneimittel oder Naturapotheke bezeichnet. Der Blutegel kann direkt am Zielort seine lokale Wirkung, ohne systemische Belastung, entfalten. Die Wirkung tritt sehr rasch ein, auch bei chronischen Erkrankungen. So wurden z. B. bei Arthrosen rasche und lang andauernde Effekte festgestellt, die zu deutlich reduziertem Schmerzmittelbedarf führten.

## Nachteile und mögliche Nebenwirkungen

Die Blutegeltherapie ist zeitaufwändig: Sie erfordert ein Vorgespräch und eine Sitzung von ca. 1 bis 1,5 Stunden. Es müssen bestimmte Rahmenbedingungen (Ruhe, parfümfreie Haut) beachtet werden. Die Blutegel müssen bestellt und in der Praxis für einige Tage (allerdings ohne besondere Pflege) gehalten werden. Die Nachblutung der Wunde erfordert eine Wundversorgung (Verband) für 12–24 Stunden.

### Nebenwirkungen

**Sehr häufig (> 1/10)**

- lokaler Schmerz ca. 1–5 Minuten, i. d. R. als leichte Schmerzempfindung beschrieben
- Anschwellen der Ränder der dreizackigen Wunde i. d. R. 12–48 Stunden, verbunden mit lokalem Spannungsgefühl
- lokaler Juckreiz nach mehreren Stunden für ca. 2–3 Tage nach der Behandlung
- rot-violette Verfärbung der Bissränder, später gelblich, für ca. insgesamt 14 Tage
- regionale Lymphknotenschwellung

**Häufig (>1/100)**

- stärkere Nachblutungen mit begleitendem Abfall des Hämoglobins
- eng lokalisierte Entzündungen mit teilweise papulösen Erhebungen der Bissstellen, häufig verbunden mit Juckreiz
- lokal begrenzte allergische Symptome
- mehrtägiges Anschwellen des Behandlungsareals bei Ansetzen an den Extremitäten

**Gelegentlich (>1/1000)**

- starker Blutdruckabfall (Kreislaufdepression und vasovagale Reaktion)

**Selten (>1/10000)**
ausgeprägte lokale Entzündungen, z. B. Wundrose (Erysipel), Entzündungen der Lymphbahnen (Lymphangitiden). Gegenmittel: Cephalosporine der 3. Generation bzw. Gyrasehemmer

**Sehr selten (<1/10000)**
- Arthropodenreaktion
- systemische Infektionen mit Sepsis, z. B. durch Sekundärinfektion der Wunde (verschiedene Erreger möglich) oder durch Primärinfektion mit Aeromonas hydrophila oder Aeromonas veronii biovar sobria. Gegenmittel: begleitende Antibiose mit Cephalosporinen der 3. Generation bzw. Gyrasehemmern
- transfusionsbedürftiger Blutverlust

### Spezielle Warnhinweise
Im Rahmen einer Behandlung mit medizinischen Blutegeln, insbesondere mit Wildegeln, ist eine Übertragung von Erregern einer Infektionskrankheit auch unbekannter Natur nicht auszuschließen. Durch das Qualitätssicherungssystem, insbesondere die 32-wöchige Quarantäne für Wildegel, wird dieses – bisher nicht erwiesene – Risiko, soweit möglich, reduziert. Da ein Beleg über die hinreichende Sicherheit vor einer Infektionsübertragung noch zu erbringen ist, ist vor einer Anwendung von Blutegeln (s. Anwendungsgebiete) der Einsatz bestehender therapeutischer Alternativen durch den Behandler gezielt zu erwägen.

### Überdosierung
Notfallhinweis für Therapeuten:
aPTT und andere Gerinnungsparameter bestimmen, Hämoglobin bestimmen und, soweit erforderlich, Bluttransfusion vorbereiten.

## Ausbildungen und Qualifikationen

(keine Ausbildungsvorgaben vorhanden: In der Medizinerausbildung bislang nicht berücksichtigt; in der Heilpraktikerausbildung schulspezifisch) Basisausbildung in der Biebertaler Blutegelzucht GmbH ein Tag.

## Therapeuten „Blutegeltherapie"

**Naturheilpraxis**
**Heike Friedrich, Heilpraktikerin**
Bachgartenstr. 9, 64572 Büttelborn
Tel.: 01520 / 2720044
www.heilpraktiker-buettelborn.de

## Ausbildung „Blutegeltherapie"

**Biebertaler Blutegelzucht GmbH**
Talweg 31, 35444 Biebertal
Tel.: 06409 / 66140-0, Fax: 06409 / 66140-75
blutegel@blutegel.de, www.blutegel.de

# Cellsymbiosistherapie

Das diagnostische und therapeutische Gesamtkonzept der Cellsymbiosistherapie® nach Dr. med. Heinrich Kremer

## Entwicklung

Begründet wurde die Therapiemethode von Dr. med. Heinrich Kremer mit dem Ziel, ein wissenschaftlich solides, humanes, nicht toxisches und ökonomisches Therapiekonzept zur Prävention und erfolgreichen Behandlung der heutigen Zivilisationserkrankungen zu entwickeln und etablieren.

## Theoretische Grundlagen

Chronische Krankheiten werden übergeordnet durch Mitochondrienfunktionsstörungen und deren Strukturzerstörungen verursacht. Mitochondrien sind lebendige Zellorganellen, die sich aus Bakterien heraus entwickelt haben und steuern dominant fast alle Stoffwechselleistungen, Energieleistungen und Entgiftungsvorgänge in allen Zellen und Organen unseres Organismus.

In jeder Körperzelle befinden sich durchschnittlich 1.500 Mitochondrien (mit Ausnahme der roten Blutkörperchen). In Nervenzellen befinden sich sogar bis zu 5.000 Mitochondrien, in Herzmuskelzellen bis zu 2.000 und machen im Herzen etwa 70 % des Gewichtes aus.

Mitochondrien werden heute als Endobionten definiert, vitale Zellorganellen, die unsere Zellen besiedeln, beweglich sind, miteinander fusionieren können, Verbindungen zueinander haben und sich über mehrere hundert Millionen Jahre aus Bakterien entwickelt haben, welche in einem bisher einmaligen Fusionsakt der Evolution von den so genannten Archaea als Wirtszelle aufgenommen wurden und sich innerhalb unserer Zellen aufhalten.

Die Archaea hingegen, die Wirts- oder Mutterzelle der Mitochondrien, wurden zum ersten Male in mehreren hundert Metern Ozeantiefe in unmittelbarer Nähe von aktiven Vulkanen gefunden und sind in der Lage, Energie (ATP) völlig ohne Sauerstoff zu bilden. Deren Energie steuert nicht die Zellleistung, sondern Zellteilung. Dies wird auch das „Energiespar- oder Zellteilungsmodell" genannt.

Der Mensch trägt heute über 60 % des Erbgutes dieser Archaea in sich. Wenn die Genanteile der Archaea aktiviert sind, wird die Zellteilung aktiviert bzw. gesteuert (durch das so genannte A-Genom, A von Archaea).

Somit hat Dr. Kremer das doppelte Genom in menschlichen Zellen postuliert. 40 % der Genanteile des Menschen besteht dabei aus den Anteilen der Bakterien (Protobakterien, aus den sich die Mitochondrien entwickelten) und 60 % der Genanteile bestehen aus den Archaea.

Die Archaea als Mutterzelle oder Wirtszelle ist dabei für die Zellteilung (Regenerationsteilung) verantwortlich und die Mitochondrien für die Zellleistung. Somit leben beide in Symbiose, in gegenseitigem Nutzen voneinander.

Störungen der Mitochondrienfunktion führen zur Herabsetzung der zellulären Sauerstoffnutzung und Aktivierung der Energiegewinnung mittels Blutzucker und Abbau eigener Organeiweiße und -strukturen. Die Strukturschädigung der Mitochondrien führt zur Aktivierung des Zellteilungszyklus. Ursachen dafür werden u. a. in chronischen Entzündungen, Mangelzuständen oder nicht gedeckten erhöhten Bedarf an Aminosäuren (notwendigen Eiweißen), Spurenelementen, Mineralstoffen, Vitaminen, Polyphenolen (Pflanzenextrakten), Belastungen mit Industriegiften wie z. B. Schwermetallen, Ernährungsstörungen, Immunschwächen, chronische Infektionen, Stress, Elektrosmog und Störungen der Verdauungsorgane (wie z. B. eingeschränkte Aufnahmeleistung der Darmschleimhäute oder reduzierte Verdauungsleistung), psychische Belastungen und Genmutationen vermutet.

Zusammengefasst verfolgt das Cellsymbiosistherapie®-Konzept das therapeutische Ziel der Verbesserung, Regeneration und Stabilisierung

- der Mitochondrienfunktion und Struktur des gesamten Körpers
- der Entgiftungsleistung aller Zellen durch Aktivierung und Stabilisierung der Mitochondrienfunktion
- der Energieleistung / Stoffwechselleistung aller Organe durch erhöhte Sauerstoffverwertung in den Mitochondrien
- der Langlebigkeit der Körperzellen
- des Immunsystems
- des Herz-Kreislauf-Systems
- des Bronchien- / Lungensystems
- der Schleimhäute und somit der inneren Barriereschranke
- des Nervensystems und Gehirns

- des Knochen- und Bindegewebesystems
- des blutbildenden Systems
- des Lymphsystems
- des Verdauungssystems (Magen, Leber, Bauchspeicheldrüse)

## Indikationen

Die Cellsymbiosistherapie findet ihre labordokumentierte Anwendung in der Prävention und / oder Therapie folgender Erkrankungen:

- Durchblutungsstörungen: Arteriosklerose, Herzinfarktnachsorge, Schlaganfallnachsorge, Bluthochdruck
- Immunschwächen mit wiederkehrenden Virusinfektionen (Herpes, Ebstein-Barr, Hepatitis etc.), Pilzinfektionen (Candida, Pneumocystis carinii, Schimmelpilze etc.), Bakterieninfektionen (Mandel-, Bronchien-, Mittelohr-, Schleimhautentzündungen des Darmes und Magens)
- Orthopädische Erkrankungen (Arthrosen, Degeneration des Gelenk-, Knochen-, Wirbelsäulensystems, Fibromyalgie)
- Erkrankungen mit chronischen Entzündungen der inneren Organe und Schleimhäute wie Colitis ulcerosa, Morbus Crohn, Colon irritabile
- Alterskrankheiten (Alzheimer, Demenz, Parkinson)
- Psychiatrische Erkrankungen wie Depressionen, Schizophrenie, Neurosen
- Allergien (Neurodermitis, Heuschnupfen, Asthma, Bindehautentzündungen)
- Erschöpfungssyndrome, Burnout-Syndrom, mentale Leistungsschwächen, Sport / Leistungssport
- Impotenz, Frigidität, Migräne
- Organdegeneration, Cholesterinerhöhung
- Hormonbildungsstörungen
- vorzeitiges Altern
- Autoimmunerkrankungen
- ADHS (Aufmerksamkeitsdefizitsyndrom)
- Krebs (Symptome, Krankheitsbilder, Störungen usw.)

## Kontraindikationen

Akute, lebensbedrohliche Erkrankungen wie akuter Schlaganfall, akuter Herzinfarkt, Unfallfolgen.

## Therapieart

Das Therapiekonzept der Cellsymbiosistherapie

- Ernährung in der Cellsymbiosistherapie: Antientzündliche, allergenarme, biologische, essentielle Aminosäuren und fettsäurereiche, kohlenhydratreduzierte Ernährungstherapie, bei der je nach patientenbezogener individueller Laboraustestung immunologisch auffällige Nahrungsmittel (die zu verzögert auftretenden Abwehr- und Entzündungsreaktionen führen können oder Sofortallergien auslösen) aus der täglichen Ernährung eliminiert oder zumindest reduziert werden. Zudem, je nach Labordiagnostik und Krankheit, eventuell Eliminierung von histamin-, fruchtzucker-, milchzucker-, stark eisen-, gluten-, und schimmelpilzhaltigen Nahrungsmitteln.
- Aufrechterhaltung und Regeneration der Resorptionsfläche des Dünn- und Dickdarmes und des darm- und schleimhautassoziierten Immunsystems sowie der Schleimhautbarriereschranke, falls hier Funktionsschwächen diagnostiziert worden sind, mit ernährungsadjuvanten vitalen (lebendigen), vermehrungsfähigen, hochdosierten Mikroorganismen sowie Immunglobulin (Abwehreiweiße) und Abwehrbotenstoffe (Cytokine) enthaltenden Nährstoffkonzentraten und Magnesiumsilikat.
- Aufrechterhaltung, Regeneration und Unterstützung der oberen Verdauungsorgane Magen, Bauchspeicheldrüse, Leber / Galle mit Bitterstoffpflanzenextrakten, Enzymen, Polyphenolextrakten und Quellstoffen (vom Labor dokumentiert).
- Ernährungsadjuvante, hypoallergene, auf Schwermetallbelastungen geprüfte orale Mikro- und Makronährstoffpräparate (vom Labor kontrolliert) mit dem Ziel, die systemische Energieleistung, Mitochondrienfunktion, Mitochondrienstruktur und Mitochondrienregeneration zu verbessern und stabilisieren mit in bestimmten Lichtquanten absorbierenden und emmitierenden Polyphenolextraktkombinationen, Phospholipide, essentielle Fettsäurekombinationen, Aminosäuren, Vitaminkomplexen, Organischen Spurenelementkonzentraten, Heilpilzen, Vitamin-, Mineralstoff-, Spurenelement-, Polyphenol-, Antioxydantienkombinationen, Mineralstoffkonzentraten, Algen-Enzymkombinationen, Bitterstoffkombinationen
- Schwermetallausleitung / -sanierung (vom Labor kontrolliert) mittels Infusionen, Injektionen, Suppositoren oder EDTA, DMSA und adjuvant mit oralen Polyphenolextraktkom-

binationen, Algen, Bakterien, Mineralstoffen, Vitaminen, Spurenelementen in Zusammenarbeit mit Zahnärzten, falls Schwermetall abgebende Zahnfüllungen / Kronen vorhanden sind Sanierung dieser sowie Zahnherdsanierung (Entzündungsherdsanierung) durch den Zahnarzt.

- Mitochondrienfunktionsunterstützende oder Mikro- / Makronährstoffdefizite ausgleichende Infusionstherapien, labordokumentiert: Die „Cellsymbiosistherapieinfusionen" mit Aminosäuren, Spurenelementen, Vitaminen, Schwefelgruppen, Mineralstoffen, Carnosin, Carnitin u. a.
- Psychologische Betreuung / Coaching
- Reduzierung / Eliminierung von potentiell mitochondrienfunktion- / strukturstörenden externen Einflüssen wie Elektrosmog, toxisch belasteter Hygiene-, Pflege-, Kosmetikartikel, künstlichen Süßstoffen.

## Therapieform

Kombination traditionell bewährter, wie von Dr. Heinrich Kremer vorgegebener, ganzheitlicher naturkonformer Diagnose- und Behandlungsmethoden auf dessen Grundlage evolutionsbiologischer, quantenphysikalischer, immunologischer und nutritiver Postulate. Es liegen mittlerweile über 2.000 labordokumentierte Krankheitsdiagnosen / Behandlungsverläufe vor.

## Voraussetzungen

### Patient

Bereitschaft und Umsetzung der ernährungstherapeutischen Empfehlungen und Verwendung der oralen Präparationen.

### Therapeut

Muss Arzt oder Heilpraktiker sein und eine fundierte Ausbildung an der Akademie für Cellsymbiosistherapie absolviert haben.

## Therapiedauer

Ernährungstherapie unter konsequenter Umsetzung 3 bis 12 Monate, danach in aufgelockerter Form weiter.

Einnahme der Präparationen 6 bis 18 Monate labordokumentiert, danach in halber oder viertel Dosis weiter.

Wenn notwendig : Anzahl der Infusionen, Injektionen je nach Schweregrad der Krankheit 10–30 im ersten Jahr, zahlreiche Behandlungen laufen ohne Infusionen oder Injektionen ab.

## Kosten und Kostenübernahme

Laboraufwendungen bei Erstuntersuchungen aus Blut, Urin, Speichel, Stuhl je nach Aufwand 200,- bis 1.300,- EUR; orale Präparationen zwischen 30,- und 200,- EUR (Abweichungen möglich); Infusionsserien je 10 Behandlungstage ca. 800,- bis 2.500,- EUR (höherer Betrag wenn an einem Tag mehrere Infusionen / Injektionen verabreicht werden).

**Werden die Kosten durch die Krankenkassen übernommen?**
Durch die gesetzlichen Krankenkassen nicht, manche private Versicherungen erstatten die Kosten.

## Vorteile

Nicht toxisch, nachhaltig und als zurzeit einziges in diesem Umfang wissenschaftlich und methodisch labordokumentiertes complementär-medizinisches Behandlungskonzept weltweit.

## Nachteile und mögliche Nebenwirkungen

Die Therapie gilt als sicher, wenn die im Rahmen der Ausbildung gelehrten Dosisempfehlungen, Voruntersuchungen, individuellen Dosisanpassungen, Kontraindikationen, individuellen Besonderheiten berücksichtigt werden. Hier im Besonderen gemeint die Schwermetallentgiftung als Teil der CST.

## Ausbildungen und Qualifikationen

Seit 2003 Fortbildungen in CST und seit 2006 Ausbildung zum zertifizierten Cellsymbiosistherapie®-Therapeuten an der Akademie für Cellsymbiosistherapie, www.cst-akademie.de,

Drei-Tage-Basisseminar, Drei-Tage-Fortgeschrittenenseminar, Fünf-Tage-Intensiv-Prüfungsseminar mit schriftlicher Überprüfung und Einreichung zweier labordokumentierter Behandlungsfälle.

Die Ausbildungen / Seminare finden zum Großteil deutschlandweit statt. 2009 erfolgte Zertifizierung durch die rheinlandpfälzische Ärztekammer, 2010 war CST Lehrinhalt des ZÄN und wurde dabei von allen Landesärztekammern zertifiziert.

**Dauer**

- Basisseminar: drei Tage (danach das Konzept zum Großteil praktisch anwendbar für Ärzte, Heilpraktiker etc.)
- Fortgeschrittenenseminar: drei Tage
- Intensivprüfungskurs: fünf Tage

**Kosten**

Basis- und Fortgeschrittenenseminar je 495,- bis 595,- EUR, Intensivseminar 795,- bis 895,- EUR.

**Qualifikationen**

Ausbildung zum Arzt oder Heilpraktiker.

Es finden jährlich zahlreiche zusätzliche Anwenderseminare in unterschiedlichen Fachrichtungen statt, nebst Telefonkonferenzen. Die Behandlungsverläufe / Dokumentationen werden medizinischen Fachkreisen kostenfrei via passwortgeschützten Zutritt unter www.cellsymbiosistherapie.de zur Verfügung gestellt.

## Therapeuten „Cellsymbiosistherapie"

**Praxis für Naturheilverfahren Lars Utermark**
Harksheider Str. 6a, 22399 Hamburg
Tel.: 040 / 88174772
www.naturheilverfahren-utermark.de

**Dr. Reinhard Kobelt**
Kaiser-Friedrich-Promenade 82
61348 Bad Homburg
Tel.: 06172 / 6804936
mail@drkobelt.de

**Dr. Bringmann Naturheilpraxis**
**für AntiAging, Vitalität & Ästhetik**
Am Höhberg 14, 65307 Bad Schwalbach
Tel.: 06124 / 7789615
praxis@dr-bringmann.info
www.dr-bringmann.info

**Ralf Meyer (Heilpraktiker)**
Fröhnstr. 2, 66954 Pirmasens
Tel.: 06331-23920-0
HeilpraktikerRalfMeyer@t-online.de
www.cellsymbiosis-netzwerk.de
Internationales Therapeutennetzwerk
Akademie für Cellsymbiosistherapie nach
Dr. med. Heinrich Kremer
(www.cst-akademie.de)

## Ausbildung „Cellsymbiosistherapie"

**Organisationsbüro**
**Akademie Cellsymbiosistherapie**
**c/o Tisso Naturprodukte GmbH**
Eisenstr. 1, Industriegebiet Auf der Mark
57482 Wenden
Tel.: 02762 / 9836 2222
Fax: 02762 / 9836 2223
info@akademie-cst.de
www.akademie-cst.de

# Chiropraktik

## Entwicklung

Chiropraktik ist eine junge Wissenschaft, aber die Wurzeln liegen in vielfältiger Form in der Vergangenheit. Die ersten Bilder mit Darstellungen von Manipulationen an der Wirbelsäule wurden in prähistorischen Höhlenzeichnungen im Südwesten Frankreichs in Point le Merd gefunden, datiert um 17.500 v. Chr. Die alten Chinesen gebrauchten Manipulationen um 2.700 v. Chr., Griechische Papyri von 1.500 v. Chr. geben Anweisungen, wie Probleme im unteren Rücken durch Bewegen der Beine zu beheben sind. Auch die alten Japaner, Ägypter, Babylonier, Hindus, Tibeter und Syrer führten schon Manipulationen an der Wirbelsäule aus. Sogar in Tahiti gibt es Beweise, dass seit hunderten von Jahren Therapie mit Manipulationen angewendet wird. Die Ägypter waren stark mit Korrekturen der Wirbelsäule beschäftigt. Historische Hieroglyphen der amerikanischen Indianer zeigen das Gehen auf der Wirbelsäule (d. h. Gehen auf dem Rücken der Patienten) als Methode zur Krankenbehandlung.

Hippokrates war ein griechischer Arzt, der 377 v. Chr. starb. Er schrieb über siebzig Bücher über Heilung und war ein Verfechter der Manipulation der Wirbelsäule. Er glaubte, dass nur die Natur heilen könne und es die Aufgabe eines Arztes wäre, jedes Hindernis, das den Körper an der Heilung hindert, zu beseitigen. Hippokrates glaubte, dass die Essenz des Lebens und die natürlichen Heilkräfte des Körpers das Ergebnis eines vitalen Geistes sind. Dasselbe Konzept des „Vitalismus" taucht in allen historischen Schriften auf. Im 20. Jahrhundert wurde der Vitalismus durch die Idee einer angeborenen „Höheren Intelligenz" abgelöst.

In Rom, im 2. Jahrhundert v. Chr., unterrichtete Claudius Galen die richtigen Positionen und Verhältnisse der Wirbel und der Wirbelsäule. Galen war bekannt als der Prinz der Ärzte, ein Titel, den er verliehen bekam, nachdem er die Halswirbelsäule eines bekannten römischen Scholaren eingerenkt hatte, dessen rechte Hand gelähmt war. Sobald die Halswirbel eingerenkt waren, war die Nervenleitung wiederhergestellt und der Scholar konnte seine Hand wieder gebrauchen.

Grobe Formen der Manipulationen gab es überall auf der Welt, bis Daniel David Palmer in Davenport (USA) zu Beginn des 20. Jh. die korrekten spezifischen Adjustierungen der Wirbelsäule entdeckte. Es war sein Sohn, B. J. Palmer, der später diese Technik zu der heutigen modernen Philosophie, Kunst und Wissenschaft der Chiropraktik entwickelt hat, die wir heute kennen. D. D. Palmer dachte, dass die damals gebräuchlichen Medikamente und Arzneitrunke toxisch wirkten und Stress bei kranken Patienten erzeugten. Er war mehr daran interessiert, die Ursache der Erkrankung zu finden und sie mit natürlichen Mitteln zu beseitigen. Am 18. September 1895 führte D. D. Palmer seine erste Justierung bei einem Hausmeister, Harvey Lillard, durch, der seit siebzehn Jahren taub war. Das Gehör des Mannes kehrte zurück, und durch den Erfolg der Justierung Palmers begann die moderne aufgezeichnete Geschichte der Chiropraktik.

Nach Vorläufern gab es im Jahr 1920 schon eine bekannte Schule mit über 2.000 Studenten. Während auf der ganzen Welt andere Chiropraktik Schulen entstanden, gab es keine vergleichbare in der Größe des Palmer College. Im Jahr 1926 wurde Palmer Präsident der International Chiropractors Association und blieb in diesem Amt bis zu seinem Tod im Jahr 1961. Die Chiropraktik heute hat einen langen Weg hinter sich. Der Chiropraktiker untersucht genau das Vorliegen von Nervenstörungen und hilft dem Organismus, sich selbst zu helfen durch Anwendung einer Kraft in einer ganz bestimmten Weise. Entgegen dem weit verbreiteten Missverständnis zwingt der Chiropraktiker die verschobenen Wirbel nicht zurück an ihren Platz, sondern er oder sie erleichtert dem Körper die Korrektur der Nervenstörung im Organismus.

## Theoretische Grundlagen

Die Grundphilosophie der heutigen modernen Chiropraktik: Bei der Justierung mit manuellen Impulsen wird die Blockierung der subluxierten Wirbel an der Wirbelsäule aufgelöst und sie werden dadurch aus ihren Fehlstellungen befreit. Die dem Organismus angeborene Intelligenz ist aufgerufen, der Wirbelsäule ihre Gestalt zu geben. Wenn dies geschieht, und hier ist die Arbeit des Gehirns gefragt, bewegen sich die Wirbel wieder an ihren gesunden Platz zurück und die normale Nervenversorgung ist im Körper wiederhergestellt.

Wenn Wirbel in falschen Positionen stehen, wird der Fluss der Nachrichten vom Gehirn zu allen anderen Körperzellen behindert. Diese Art einer Nervenstörung erzeugt Desorganisation bei Körperprozessen und dadurch Krankheiten. Diese Fehlstellung einzelner Wirbel kann oft lange unentdeckt bleiben und langsam die Gesundheit untergraben. Die lebensunterstützenden Systeme im Körper beginnen ganz langsam nachzulassen und die Fähigkeit, ein Leben mit vollen Kräften zu leben, verliert sich. Nervenstörungen werden oft als stumme Killer bezeichnet, da sie häufig schon jahrelang existieren, bevor Symptome erscheinen.

Die Chiropraktik bedient sich aber nicht nur dem zeitgemäßen bildgebenden Verfahren und anderen wissenschaftlich anerkannten Untersuchungen, sondern versucht von jeher durch eigene Studien und Entwicklungen dem wissenschaftlichen Boden dieser Therapie ein Fundament zu geben. Weltweit zeigen hunderte von Studien, dass die Chiropraktik, neben der Philosophie und Technik, einen soliden wissenschaftlichen Hintergrund hat.

## Indikationen

Die Ursachen für Nervenstörungen sind vielfältig und oft auch unausweichlich. Sie können von der Geburt herrühren, wenn der Geburtsverlauf schwierig war oder eine Zange nötig war. Subluxationen sind nach Geburten häufig. Kinder fallen beim Laufenlernen in den schwierigen Wachstumsjahren hin. Später betreiben sie Aktivitäten wie Skateboardfahren oder Surfen oder viele andere Sportarten, die Subluxationen erzeugen können. Andere Probleme mit der Wirbelsäule stammen vom häufigen Verzehr von ungesunden Fertiggerichten oder schlechter Schlafhaltung. Viele harmlose Aktivitäten können die Unversehrtheit des Nervensystems stören.

Bei Erwachsenen können viele Dinge die Wirbelsäule schwächen und Nervenstörungen verursachen. Diese Liste schließt ein: Sportunfälle, Autounfälle, Stürze im Haus, schlechte Körperhaltung, angespannte Gefühlswelt, Zahnprobleme, übersteigerter Ehrgeiz, Alkohol- und Drogenmissbrauch oder auch nur das tägliche Tragen von schweren Mappen oder Handtaschen. Wir sind an einem Punkt angekommen, an dem Nervenstörungen in epidemischer Menge in unserer Bevölkerung vorkommen. Man kann also nicht wie in einem Lexikon eine Liste von Indikationen aufstellen, weil die Nervenstörungen alle Organsysteme betreffen. Die Liste würde endlos lang werden.

Operationen, die notwendig sind, und Wunden, Knochenbrüche und innere Verletzungen brauchen medizinische Behandlung. Dennoch ist es vernünftig, den Heilungsprozess mit konservativer Behandlung einzuleiten, ohne Nebenwirkungen zu erzeugen.

## Kontraindikationen

- Anomalien wie Hypoplasie des Dens axis, instabiles Os odontoideum usw.
- akute Fraktur
- Rückenmarkstumor

- akute Infektionen wie Osteomyelitis, septische Discitis und Wirbelsäulentuberkulose
- Hirnhauttumor
- Hämatome im Rückenmark oder intrakanalikuläre Hämatome
- Bösartige Erkrankungen der Wirbelsäule
- Eindeutiger Bandscheibenvorfall mit begleitenden Anzeichen fortschreitender neurologischer Defizite
- Basiläre Invagination der oberen Halswirbelsäule
- Arnold-Chiari-Syndrom der oberen Halswirbelsäule
- Luxation eines Wirbelkörpers
- Aggressive Formen gutartiger Tumore wie aneurysmatische Knochenzysten, Riesenzelltumore, Osteoblastome oder Osteoidosteome
- Interne Fixierungs- / Stabilisierungsvorrichtungen
- Neoplastische Erkrankung von Muskelgewebe oder anderen Geweben
- Positives Kernig-Zeichen
- Angeborene allgemeine Hypermobilität
- Zeichen oder Muster von einer Instabilität
- Syringomyelie
- Hydrozephalus unbekannter Ursache
- Diastomyelie
- Kaudasyndrom

Einige dieser Kontraindikationen sind allerdings auch als nicht strikt anzusehen, sondern sind von der verwendeten chiropraktischen Technik abhängig.

## Therapieform

Das erste, wozu Sie beim Besuch bei einem Chiropraktiker aufgefordert werden, ist das Ausfüllen der Formulare mit Angaben zu Ihrer Person und Ihrer Krankengeschichte. Dann wird der Chiropraktiker mit dem Patienten eine persönliche Anamnese erheben, und ihn dann chiropraktisch untersuchen.

Die allgemein gewöhnlichste Untersuchung ist die Palpation. Der Chiropraktiker fühlt – oder palpiert – vorsichtig die gesamte Gegend um die Wirbelsäule, um Nervenstörungen zu suchen. Es können auch andere Methoden und Instrumente benutzt werden, um die Ergebnisse zu bestätigen. So gibt es Wirbelsäulenvermessungsmethoden, mit und ohne

Computereinsatz. Aber alle eingesetzten Untersuchungstechniken sind sicher, schmerzlos und nicht invasiv.

Hinweise für eine Nervenstörung zeigen sich auf dem Röntgenbild, aber Schäden im Bindegewebe an Nerven, Muskeln oder Bandscheiben – Auswirkungen auf Nerven – kann man damit aber nicht erkennen. Für die weitere Diagnose benutzt der Chiropraktiker Werkzeuge wie Kernspinaufnahmen (MRT), Thermographie oder paraspinale Elektromyographien (EMG), Computertomographie (CT) und andere technische Verfahren. Chiropraktiker glauben, dass das immer unvorhersehbare Risiko im Verhältnis zum Nutzen stehen muss. Deshalb sprechen sie ehrlich mit den Patienten, erklären die Risiken und beantworten Fragen in einer für Laien verständlichen Sprache.

Chiropraktiker werden dann den Gesundheitszustand der Wirbelsäule besprechen und den Behandlungsverlauf skizzieren, der nötig ist, um die Nervenstörung zu korrigieren. Das kann Wirbelsäulenbehandlungen, hilfreiche Übungen und Veränderungen der Lebensgewohnheiten beinhalten.

Chiropraktiker behandeln keine Symptome. Die Aufgabe ist es, die Ursache des Missbefindens aufzudecken, die Nervenstörung nämlich, und diese zu korrigieren. Zu Behandlungsbeginn können häufigere Justierungen notwendig sein.

Man darf nicht erwarten, dass die Korrektur einer Nervenstörung in ein paar wenigen Behandlungssitzungen erfolgen kann. Es wird eine regelmäßige Justierungsserie brauchen, bis man sicher sein kann, dass die Wirbel in ihre korrekte Position zurückgekehrt sind und Muskeln und Bänder sie in der guten Position sicher halten können. Man stelle sich vor, dass das Gehirn erst wieder lernen muss, alles an seinen richtigen Platz zu stellen und sich alle daraus ergebenden Funktionen wieder normalisieren.

**Die drei Phasen der Gesundung:**

1. Stressabbau
2. Heilungsprozess
3. Rehabilitation

## Die Justierung

Das Herz einer chiropraktischen Behandlung ist die Justierung. Das Justieren der Wirbelsäule ist ein spezifischer Einsatz einer Kraft, um dem Körper die Korrektur der Nervenstörung zu erleichtern. Die Kraft muss mit dem richtig dosierten Druck in der richtigen Richtung zur richtigen Zeit angewendet werden, darum spricht die Chiropraktik auch oft von Impuls-Justierung. Normalerweise behandelt der Chiropraktiker mit seinen Händen, es gibt aber auch Werkzeuge zur Justierung.

So kommen Block-Keile, Spezialtische und spezielle kleine Hilfsinstrumente zum Einsatz, die manchmal mit kinetischer Energie Impulse auf den Körper übertragen, was mit den Händen nicht so präzise erreicht werden kann.

Die Reaktionen der Patienten sind so verschieden, wie die Menschen selbst, die eine solche Justierung erhalten. Ein klärendes Gespräch zwischen Chiropraktiker und Patient gehört gewissermaßen zum guten Ton während der Behandlung. Das Verhalten des Patienten nach der Behandlung wird immer gemeinsam besprochen, ebenso wie eventuelle Übungen, die zu Hause gemacht werden sollten.

## Voraussetzungen

### Patient

Chiropraktiker haben Patienten aller Altersklassen, mit gesundheitlichen Problemen. Jugendliche, Leistungssportler und Menschen mit beruflich / schulisch bedingten Haltungsproblemen sollten sich besonders angesprochen fühlen. Aber auch im Alter kann der Chiropraktiker oft noch helfend eingreifen, soweit das körpereigene Regulationssystem dies noch zulässt.

### Therapeut

#### Ausbildung

In Deutschland muss man Arzt oder Heilpraktiker sein, um chiropraktisch eigenverantwortlich behandeln zu dürfen. Es gibt zurzeit keine geregelten Ausbildungsrichtlinien für Chiropraktik. Seriöse Ausbildungsinstitute orientieren sich an den „Richtlinien der WHO für sichere Chiropraktik". Dort dauern die Ausbildungen etwa 3 Jahre. Heilpraktikerverbände bieten Fortbildungs-Seminare für Chiropraktik an. Ärzteverbände bieten ebenfalls eine Qualifizierungsmaßnahme zum Chirotherapeuten bzw. Manual-Mediziner an. Die Ausbildungsdauer für Facharzt-Mediziner beträgt ca. 350 Stunden.

Ab April 2011 kann man erstmalig in Deutschland an einer Privatuniversität (DIU-Dresden) eine Hochschulausbildung für Chiropraktik absolvieren, die mit ca. 5.000 Gesamtausbildungsstunden in Theorie und Praxis 5 Jahre dauert.

**Steuerbefreit gemäß welcher Grundlage**
Chiropraktiker fallen steuerlich unter die so genannten freien Berufe und sind somit wie Ärzte auch nur einkommensteuerpflichtig.

## Therapiedauer

Es wurde bereits geschildert, welche Phasen der Patient in seinem Genesungsprozess durchlaufen sollte. Darum ist eine verbindliche Behandlungsdauer nicht exakt zu verifizieren. Der Zeitrahmen kann bei Spontanheilung nur ein oder zwei Besuche betragen und kann bis zu permanenter Betreuung (zum Beispiel alle 6–8 Wochen) reichen. In der Regel sollte man mit 10–12 Besuchen rechnen.

## Kosten und Kostenübernahme

Informationsgespräche sind in der Regel kostenlos.
Erstbesuche mit einer Erstbehandlung werden mit ca. 80,- bis 150,- EUR berechnet.
Regelbehandlungen liegen zwischen 50,- und 80,- EUR, je nach Zeit- bzw. Technikaufwand.

**Werden die Kosten durch die Krankenkassen übernommen?**
Private Krankenkassen bezahlen in der Regel chiropraktische Behandlungen, ebenfalls erstatten die meisten Beihilfen (Länderregelung) ihren Anteil.

Preiswerte Zusatzversicherungen von Privatversicherungen für gesetzlich versicherte Patienten ermöglichen auch diesen, Leistungen von Chiropraktikern in Anspruch zu nehmen. Gesetzliche Versicherungen erstatten nur die Leistungen von Ärzten mit der Zusatzausbildung Chirotherapeut.

## Vorteile

„Chiropraktiker justieren die Ursache der Erkrankung, anstatt die Symptome zu behandeln."
B. J. Palmer

Wenn der Nervenfluss durch eine Störung behindert wird, tritt ein chemisches Ungleichgewicht auf und der Körper wird weniger effizient arbeiten – seine Fähigkeit, eine Infektion zu bekämpfen, ist geschwächt. Wenn eines oder mehrere Symptome wie Schmerz, Schwindel, Steifheit, Schwäche, übermäßiges Schwitzen, Husten, Durchfall, Fieber, Übelkeit und Erbrechen auftreten, dann ist es an der Zeit, eine chiropraktische Justierung zu erhalten. Der Körper versucht, seine Regulation selbst wieder herzustellen und die o. g. Symptome sind oft die Folgen dieser Selbstregulation. Wenn die Nervenstörung beseitigt ist, wird das Ihrem Körper helfen, zu seiner normalen Funktion zurückzukehren.

## Nachteile und mögliche Nebenwirkungen

Neben den oben erwähnten Kontraindikationen gibt es für eine Behandlung bei einem gut ausgebildeten Chiropraktiker keine nachteiligen Argumente oder Nebenwirkungen. Besondere Aufmerksamkeit sollte allerdings der Behandlung der Halswirbelsäule gelten. Angeblich sollen Schlaganfälle durch chiropraktische Behandlungen aufgetreten sein. Obwohl diesbezügliche Beweise höchst umstritten sind, wird in Fachkreisen bei Behandlung der Halswirbelsäule zu sehr sorgfältiger Voruntersuchung und der Anwendung risikoarmer Behandlungsmethoden geraten. Röntgenaufnahmen bzw. eine MRT-Aufnahme sind zwingende Voraussetzung, falls Zweifel bestehen.

## Ausbildungen und Qualifikationen

Eine gute Ausbildung sollte bei mindestens 300 bis 800 Stunden Technik und ca. 1.000 Std. Praxisarbeit unter Supervision liegen. (2–3 Jahre)

**Kosten für Chiropraktik Ausbildung:**
Bei einer universitären Ausbildung sind mindestens 50.000,- EUR anzusetzen.
Bei deutschen Verbandsschulen sind ca. 10.000,- EUR bis ca. 20.000,- EUR fällig.

**Qualifikation:**
In Deutschland ist als Studien-Voraussetzung die Heilpraktiker Überprüfung zwingend vorgeschrieben. Bei einem Universitätsstudium ist Hochschulreife notwendig.

## Therapeuten „Chiropraktik"

**Heilpraktiker Benno Niehaus**
Chiropraktik und Osteopathie
Schliemannstr. 17, 10437 Berlin
Tel.: 030 / 92258410, Fax: 030 / 92258448
info@chiropraktik-niehaus.de

**Petra Butschko**
Heilpraktikerin
Philippistr. 11, 14059 Berlin
Tel.: 030 / 67928160, Mobil: 0170 / 5566856
praxis@petra-butschko.de
www.petra-butschko.de

**Praxis für Naturheilverfahren Lars Utermark**
Harksheider Str. 6a, 22399 Hamburg
Tel.: 040 / 88174772
www.naturheilverfahren-utermark.de

**Naturheilpraxis Ilka Hamann**
Amerikanische Familienchiropraktik
Oldenburger Str. 23
27612 Loxstedt-Ueterlande
Tel.: 04740 / 140042
www.heilpraxis-hamann.de

**Sanisoma Ganzheitsmedizin**
Andrea Lapp Schreiber
Heilpraktikerin – Systementwicklung
Falltorstr. 2, 35586 Wetzlar
Tel.: 06441 / 3800481
info@sanisoma.de, www.sanisoma.de

**Chiropraxis Leuffen**
**Sascha Leuffen und Kathrin Bajer**
Dorfstr. 7b, 40667 Meerbusch-Büderich
Tel.: 02132 / 599748
kontakt@chiropraxis-leuffen.de
www.chiropraxis-leuffen.de

**Praxis für amerikanische Chiropractic**
**Hanno A. Bischoff**
Kortumstr. 54, 44787 Bochum
Tel.: 0234 / 2399637, Fax: 0234 / 2399644
info@chiropractic-bischoff.de
www.chiropractic-bischoff.de

**Praxis Wirbelsturm**
**Heiko Sturm**
58636 Iserlohn
Tel.: 02371 / 788766
www.praxis-wirbelsturm.de

**Eva-Maria Hohmann**
Heilpraktikerin
Amerikanische Chiropraktik und Osteopathie
Lyonerstr. 44-48, 60528 Frankfurt
Tel.: 069 / 67728633
info@osteopathie-chiropraxis.de
www.osteopathie-chiropraxis.de

**Naturheilpraxis Sven Stefan Ehrich**
Carl-Oelemann-Weg 11, Im Aeskulap
61231 Bad Nauheim
Tel.: 06032 / 301223
www.naturheilpraxis-ehrich.de

**Zentrum der interaktiven Medizin**
Kommunikative Hypnose nach Susan Fischer
Praxis Susan Fischer
Tel.: 0711 / 732421
**Heilkundliche GmbH**
Tel.: 0711 / 7355133
Am Wallgraben 99, 70565 Stuttgart
info@interaktive-medizin.de
www.interaktive-medizin.de

## Ausbildung „Chiropraktik"

**Bund Deutscher Chiropraktiker e. V.**
Fuggerstr. 33, 10777 Berlin
Tel.: 030 / 23516830, Fax: 030 / 23516811
info@chiropraktik-bund.de
www.chiropraktik-bund.de

**Zentrum der interaktiven Medizin**
Kommunikative Hypnose nach Susan Fischer
Praxis Susan Fischer
Tel.: 0711 / 732421
**Heilkundliche GmbH**
Tel.: 0711 / 7355133
Am Wallgraben 99, 70565 Stuttgart
info@interaktive-medizin.de
www.interaktive-medizin.de

# CranioSacrale Therapie

## Entwicklung

In den 1970er-Jahren entwickelte Dr. John Edwin Upledger, osteopathischer Arzt und Chirurg, diese Therapieform, die in ihrer Basis darin besteht, innerhalb des CranioSacralen Systems (bestehend aus Hirn- und Rückenmarkshäute mit Hirn- und Rückenmarksflüssigkeit) den Fluss von Hirn- und Rückenmarksflüssigkeit zu optimieren, damit das Nerven- und Hormonsystem in ihrer Leistungsfähigkeit unterstützt wird. Ziel von Dr. Upledger ist es, mit einem Behandlungskonzept der behutsamen Händearbeit den Patienten in seinem eigenen individuellen Gesundungsprozess zu unterstützen. Das wird möglich, da eine Form des Berührens benutzt wird, um störende Einschränkungen und Verhärtungen im Körper aufzuspüren und zu behandeln.

In Forschungsarbeiten an der staatlichen Universität von Michigan von 1975 bis 1983 entwickelt Dr. Upledger unter anderem in Zusammenarbeit mit seinem Kollegen Dr. Zvi Karni (Professor für Biophysik des Technion Instituts von Haifa, Israel), ebenfalls die Bedeutung von traumatisch eingedrungenen körperfremden Energien bei Krankheitsprozessen, was zur Entwicklung von weiteren Behandlungstechniken führte. Diese Techniken zielen allesamt darauf ab, die eingedrungenen Energien zu lösen oder aus dem Körper entschwinden zu lassen. Dr. Upledger entdeckte, dass dieses Lösen oder Entschwinden mit Hilfe von Körperpositionen (Lösung von so genannten „EnergieZysten"), durch das Lösen der mit dem Trauma assoziierten und im Körper festgehaltenen Emotionen (auch „SomatoEmotionale Entspannung" genannt) oder durch die verbale Bearbeitung von inneren Bildern („Arbeiten mit therapeutischen Bilder und dem therapeutischen Gespräch") möglich war.

## Theoretische Grundlagen

Upledger geht von folgenden Annahmen über Krankheit und das Wiedererlangen von Gesundheit aus: (1) Die Leistungsfähigkeit des Nerven- und Hormonsystem, im Sinne der Zellkommunikation, steht zentral. (2) Individuelle Körperspannungen, speziell in bindegewebigen Strukturen – wozu auch die Hirn- und Rückenmarkshüllen gehören –, sind die hauptsächlichen Beeinträchtigungen, da diese die Fließeigenschaften von Flüssigkeiten und Körperenergien und damit die Zellernährung und Zellkommunikation behindern können. (3) Die Körperspannungen können einen traumatischen Hintergrund haben. (4) Lösungen der Körperspannungen können durch lokale, manuelle Gewebetechniken oder durch Lösung der traumatisch eingedrungenen Fremdenergie stattfinden. (5) Der Lösungsweg kann vom Behandler erspürt werden oder wird von der sogenannten „innere Weisheit" des Körpers über die Stimme des Patienten verbal vorgegeben.

## Indikationen

Alle Symptome, die auf eine mögliche Abnahme der Leistungsfähigkeit des Nerven- und Hormonsystems zurückgeführt werden können. Beispielhaft hierfür sind: Migräne und Kopfschmerzen; Chronische Nacken- und Rückenschmerzen; stress- und spannungsbedingte Störungen; koordinative Störungen, insbesondere im Säuglingsalter; Zustand nach einem Trauma von Gehirn und Rückenmark; Dysfunktionen des zentralen Nervensystems oder des Hormonsystems; Konzentrations-, Lern- und Sprach-, Lese- und Rechtschreibschwierigkeiten; orthopädische Probleme des Rückens; chronische Übermüdung oder Erschöpfung und funktionelle vegetative Dysfunktionen; posttraumatische Beschwerden aller Art.

## Kontraindikationen

Allgemeine Kontraindikationen, wobei Gefährdungen für Körper, Geist und Seele vorhanden sind. Speziell gelten Situationen, in denen das Nervensystem durch Kompressions- oder Dehnungskräfte geschädigt wird oder werden könnte und spezielle psychosoziale Situationen für Patient oder Behandler, in denen es für den Behandler nicht möglich ist, mit behutsamer Berührung arbeiten zu können, als kontraindizierend.

## Therapieart

Die Upledger CranioSacrale Therapie ist vom Grundsatz her eine somatische Therapieform, andere Aspekte (z. B. die Arbeit mit inneren – ggf. traumatischen – Bildern) ergeben sich gelegentlich aus dem therapeutischen Prozess.

## Therapieform

Der Patient befindet sich in den meisten Fällen in Rückenlage, der Therapeut wendet unter behutsamer Berührung spezifische manuelle Techniken zur lokalen Gewebelösung oder zur

Unterstützung des Entschwindens von eingedrungenen und festgehaltenen Fremdenergien an. Verbale Techniken können für diese Prozesse hilfreich sein.

## Voraussetzungen

### Patient

Für die Durchführbarkeit der Therapie ist die Abwesenheit von Kontraindikationen und eine von gegenseitigem Respekt und Achtung getragene therapeutische Beziehung, wofür Patient und Behandler gleichermaßen verantwortlich sind, grundlegend. Hierdurch erst wird die Berührbarkeit und die Möglichkeit für den Behandler, gewebliche, energetische und von der Körperweisheit vorgegebene Lösungsprozesse zu begleiten, gewährleistet.

### Therapeut

Der Behandler entwickelt im Laufe seiner Ausbildung die sensorischen Fähigkeiten hierzu.

## Therapiedauer

Eine Behandlung dauert im Allgemeinen zwischen 30 und 60 Minuten.

## Kosten und Kostenübernahme

In Abhängigkeit von verschiedenen Faktoren wie Ausbildungsstand, Standort der Praxis und vieles mehr, beträgt das Honorar zurzeit (2011) in etwa 60,- bis 120,- EUR pro Zeitstunde.

**Werden die Kosten durch die Krankenkassen übernommen?**

Da sie zurzeit nicht von den Krankenkassen als abrechnungsfähige Leistung anerkannt wird, kann der Behandler die Kosten nur privat in Rechnung stellen. Wenn der Behandler kein Arzt oder Heilpraktiker ist, braucht er vom Patienten ein Privatrezept von einem Arzt oder Heilpraktiker, da er in diesem Fall weisungsgebunden arbeitet.

## Vorteile

Die von Respekt und Achtung getragene und von behutsamer Berührung maßgeblich bestimmte Situation bietet dem Patienten die Möglichkeit, in einem sicheren Rahmen sowohl sich, als auch mögliche Veränderungen im Gewebe, in der Energie oder in anderen Aspekten zu erfahren, zu verstehen und zu integrieren. Die Unterstützung durch den Behandler über das verbale Feedback über die geweblichen Prozesse, im Sinne der Veränderung von Spannung oder Fließeigenschaften, hat dabei eine katalysierende Wirkung.

## Nachteile und mögliche Nebenwirkungen

Die Fähigkeiten des Behandlers sind maßgeblich für Durchführung und Effektivität. Symptomverstärkungen oder -verschiebungen können gelegentlich auftreten.

## Ausbildungen und Qualifikationen

Ein weltweites Kursangebot mit gleichen oder vergleichbaren Inhalten werden über die Upledger Institute angeboten. Informationen für Deutschland (mit Links zu allen weiteren Instituten) sind unter www.upledger.de zu finden.

### Dauer und Kosten

Die gesamte Weiterbildung ist in einer Kursstruktur organisiert und wird vom Teilnehmer selbst in seiner Gesamtdauer bestimmt. Institutsvorgaben geben eine Mindestdauer von zwei Jahren vor – Kurse, zwei Prüfungen, einen Supervisions- und einen Zertifikationskurs. Die Weiterbildungskosten im Sinne der Kursgebühren betragen hierfür zurzeit ca. 4.000,- EUR.

### Qualifikationen

Die Berufsgruppen, die an der Weiterbildung teilnehmen können sind: Ärzte, Zahnärzte, Physiotherapeuten, Krankengymnasten, Masseure und medizinische Bademeister, Heilpraktiker, Psychologen, Logopäden, Ergotherapeuten, Heilpädagogen und Hebammen. Die Teilnehmer müssen körperlich und geistig in der Lage sein, die Kursinhalte aufnehmen und anwenden zu können.

## Therapeuten „CranioSacrale Therapie"

**Heilpraktiker Benno Niehaus**
Chiropraktik und Osteopathie
Schliemannstr. 17, 10437 Berlin
Tel.: 030 / 92258410, Fax: 030 / 92258448
info@chiropraktik-niehaus.de

**Naturheilpraxis Jutta Schürmeyer**
Kötherkamp 59a, 31228 Peine
Tel.: 05171 / 9889158
info@heilweisen.net
www.heilweisen.net
www.freies-bewusstsein.de

**Naturheilpraxis**
**Christine Mandt**
Kottenforststr. 50, 53347 Alfter
Tel.: 0228 / 746224
cm@hpmandt.de, www.hpmandt.de

## Ausbildung „CranioSacrale Therapie"

**Upledger Institut Deutschland**
**Fortbildungsgesellschaft bR**
Schwartauer Landstr. 114-118, 23554 Lübeck
Tel.: 0451 / 479950, Fax: 0451 / 4799515
institut@upledger.de, www.upledger.de

# EAV – Elektroakupunktur nach Voll

## Entwicklung

Etwa um 1953 bekam Dr. Reinhold Voll Kontakt zu dem Dipl. Ing. Fritz Werner, dem Geschäftsführer der Firma Kraiss & Fritz, die für Dr. Schick aus Stuttgart ein Gerät bauen sollten, um Akupunkturpunkte zu orten.

Roger de la Fuye hatte zur gleichen Zeit in Frankreich mit solchen Versuchen begonnen. Voll, der die Arbeit Niboyets in Marseille über die Widerstandsmessung der Haut kannte, die besagten, dass der Widerstand des Akupunkturpunktes nur 5 bis 10 % der umgebenden Haut beträgt, fand immer stärkeres Interesse an der neuen Entwicklung. Bestärkt wurde Voll auch durch die Arbeiten Professor H. Heines aus Witten-Herdecke, der herausgefunden hatte, dass durch Messungen an der Haut Beziehungen entfernt liegender Organe festgestellt werden konnten.

Voll und Werner arbeiteten fortan intensiv zusammen und dabei entstand das erste EAV-Röhrengerät, mit dem man Punkte suchen, deren Widerstand messen und mittels eines Impulsgebers auch durch definierte Kippschwingungen elektro-physiologisch behandeln konnte. Es wurde 1955 in Limburg der Öffentlichkeit vorgestellt.

Im gleichen Jahr entdeckte man durch Zufall auch das Phänomen der Medikamententestung, die heute aus rechtlichen Gründen als Resonanztest bezeichnet wird. In einen Metallblock, der sogenannten Wabe, werden hierzu vorwiegend homöopathische Präparate gestellt, wie z. B. Nosoden und Organpräparate, die mit der Messanordnung am Patienten verbunden ist. So gelingt es mit Hilfe der EAV-Messmethode, Medikamente außerhalb des Körpers darauf zu überprüfen, ob sich vorher ermittelte nicht-normale Messwerte im Sinne der EAV beim Patienten mit diesem Präparat verbessern lassen.

Heute bestehen ärztliche Verbände und Arbeitsgemeinschaften, die diese Methode anwenden, u. a. auch in Italien, Österreich, Spanien, Tschechien, Australien, Belgien, China, Kolumbien, Indien, Japan, Kanada, Niederlande, Russland, Schweiz, Ukraine, Ungarn, USA, Venezuela. Speziell in Deutschland und den Niederlanden betreiben viele Heilpraktiker und naturheilkundige Therapeuten die EAV.

Müller Göppingen (später Staufen Pharma) produzierte für die EAV verschiedenste homöopathische Mittel in potenzierten KuF Reihen (D4 bis D30 oder D200), die zum Teil heute noch als sogenannte Serienpackungen erhältlich sind. Auf diese Weise standen schnell viele isopathische Präparate für die EAV bereit. An den immer umfangreicher erforschten Akupunkturpunkten der Hände und Füße wurde der EAV-Test bald für jede denkbare Indikation überprüft.

## Indikationen

Die EAV mit ihren über 1.000 gut definierten Messpunkten und den Möglichkeiten, jegliche Stoffe, Medikamente und Homöopathika durch Messung zu bewerten, ist mit ihrer Diagnose überaus vielseitig.

Daher lässt die kurze Indikationenliste den Umfang ahnen, bleibt aber deutlich unter den wirklichen Möglichkeiten.

Herd- Störfeldsuche, Narbenstörfelder, Rheumatische Erkrankungen, Hypersensitive Krankheiten, äußere und innere Umwelt, Organstörungen, Mykosen, Degenerative Erkrankungen, virale-, mykotische- und bakterielle Belastungen usw.[1]

Von überragender Bedeutung sind chronische Erkrankungen, die meist die ganze Bandbreite der Möglichkeiten erfordern.

## Kontraindikationen

Absolut kontraindiziert sind Patienten mit Herzschrittmacher wegen des geringen aber immer vorhandenen Reizstromes. Eine Testung bei Schwangeren und auch Asthmapatienten bedarf es vorsichtiger Überlegung.

## Behandlungsablauf

Der Behandlungsablauf, der bei der EAV eine sehr spezielle Diagnose darstellt, ist immer gleich. Beginnend mit einer sogenannten Leitwertmessung, die den Energiestatus des Patienten feststellt, beginnt man eine definierte Punktmessung nach Dr. Voll am linken Lymphmeridian, der Außenseite des Daumen, und geht dann über alle Meridiane bis zur Außenseite des kleinen Fingers, dem Dünndarmmeridian. Gleichermaßen verfährt man an den Fußmesspunkten, da jede Seite der Finger und Zehen eigene Meridiane darstellen und man für eine Ganzkörperübersicht alle Meridiane (Organe) testen will. Dabei sind viele der Punkte an beiden Händen und Füßen gleich und nur nach rechter und linker Körperzugehörigkeit zu sehen. Ausnahmen davon sind lediglich die Außenseiten der Großzehen. Je nach Aufwand der Messung nutzt man dabei jeweils nur einen oder eine ganze Reihe von Punkten pro Meridian. Die Messergebnisse lässt man am Rechner protokollieren oder schreibt sie sorgfältig auf, da von der Auswertung der Protokolle der weitere Weg der Testung und der nachfolgenden Behandlung abhängt.

## Therapieart

Die Therapie nach der Messung erfolgt mit den ausgetesteten, zumeist homöopathischen und homöopathisierten Medikamenten nach Anordnung des Therapeuten über einige Wochen. Dr. Voll bezifferte die Therapiedauer mit zehn Wochen, in denen die Medikamente der KuF-Reihen (später Serienpackungen genannt), in aufsteigender Potenzreihe appliziert werden. Die Behandlung mittels der Stromimpulse wird heute nur noch selten durchgeführt. Weil heute immer weniger dieser EAV-Präparate zur Verfügung stehen, ist zu erwähnen, dass sich hier die Bioresonanz zur energetischen Übertragung empfiehlt.

## Voraussetzungen

### Patient

Der Patient sollte zu der jeweiligen Testsitzung möglichst natürlich sein, da Körperpflegemittel, Schmuck, Duftstoffe etc. belastend wirken können und damit auf die sehr empfindliche Messung Einfluss haben können. Handy und andere elektronische Geräte wie auch elektronische Uhren sind auszuschalten und abzulegen. Bei großen Messungen ist eine Zeit am frühen Vormittag gut geeignet.

Der Messarbeitsplatz sollte ebenfalls so natürlich wie möglich sein und auf vorhandene elektronische Störgeräte wie Trafos, schnurlose Telefone, Verlängerungskabel in wilden Wicklungen, Leuchtstofflampen und ähnliches überprüft werden, um Verfälschungen zu vermeiden.

## Therapiedauer

Die Erstmessung des Patienten mit ausführlicher Anamnese und meist in Zusammenhang mit einer bereits vorausgegangenen gründlichen körperlichen Untersuchung dauert je nach Fertigkeit des Therapeuten und Anzahl der dabei gemessenen und mit Medikamenten ausgeglichenen Messpunkte eine bis mehrere Stunden. Die Nachmessungen im etwa 14-tägigen Rhythmus sind deutlich kürzer.

## Kosten und Kostenübernahme

Die Kosten pro Sitzung sind abhängig von dem Behandler und dem zeitlichen Aufwand der Messungen. Es werden meist keine Pauschalen benutzt. Die Anwendungsdauer der Medikation nach Voll ist zehn Wochen, die jedoch bei sehr akuten Problemen oft auch unterschritten, bei langjährig chronischen Beschwerden aber auch überschritten werden kann. Der Patient kommt anfangs meist wöchentlich, später in längeren Abständen zur Kontrollmessung und eventuell zu einer Nachmedikation.

**Werden die Kosten durch Krankenkassen übernommen?**
Die Kosten werden von den gesetzlichen Kassen nicht, von den privaten Kassen teilweise bis ganz übernommen.

## Vorteile

Die Vorteile des Verfahrens sind die leicht und schnell vorzunehmende hinweisdiagnostische Auswertung von sehr differenziert zu beurteilenden Messungen. Man verwendet in der EAV dabei Differenzierungen in akut, entzündlich oder degenerativ, die vielstufig unterteilt werden. Dazu kommt die Messaussage im Medikamententest / Resonanztest, womit passende Medikamente ermittelt werden, bevor diese eingenommen werden sollen. Die Methode ist bei Patienten sehr beliebt, weil diese die Messwerte ansehen und nach einiger Zeit auch interpretieren können.

## Nachteile und mögliche Nebenwirkungen

Der Nachteil der Methode besteht darin, dass die schulmedizinische Anerkennung nicht vorliegt und durch eine neue Pharmagesetzgebung eine ganz Reihe der bisher wichtigen

Test- und Therapiemedikamente zukünftig nicht mehr verfügbar sein werden, was den Neueinstieg für Therapeuten zunächst behindert. Alte Praxen werden davon nicht besonders tangiert, weil dort in der Regel die passenden Medikamente für den Test vorhanden sind. Neuen Praxen stehen die Bioresonanz und spezielle Testsätze als Alternative und Ausweg zur Verfügung. Die durch wenige Einzeltestungen per EAV am Patienten jeweils individuell mit Hilfe des Wave Scanners ermittelte Einzelfrequenz aus der Bioresonanz ist die neueste, Erfolg versprechende Methode, um gute Wirkungen auch ohne Testpräparate zu erreichen.

Nebenwirkungen sind bei richtiger Ausübung kaum zu erwarten, allenfalls ähnliche Auswirkungen wie in der Homöopathie auch. Diese werden begleitet von kurzfristig einsetzender Erstverschlimmerung für wenige Tage oder durch sich wieder einstellende Belastungseffekte von früheren Befindlichkeiten. Ein EAV-Therapeut wertet diese Dinge aber durchaus als positiven Effekt, weil dadurch ein erstes Bestätigungszeichen für den eingeschlagenen Therapieweg erkennbar wird.

## Ausbildungen und Qualifikationen

### Ausbildungsdauer

Der Behandler braucht für eine sachgemäße Ausübung eine Ausbildung, die einen Zeitaufwand von mehreren Tagen bis Wochen nicht unterschreiten sollte. Teilweise kann die Ausbildung auch mit einer Prüfung abschließen, die aber nicht obligatorisch ist.

### Kosten der Ausbildung

Die Kosten der Ausbildung sind sehr unterschiedlich. Je nach Vorbildung der Therapeuten und dem ausbildenden Institut können sich die Kosten im Rahmen von mehreren 100,- bis einigen 1.000,- EUR unterscheiden. Ärzte und Zahnärzte können in der von Dr. Voll 1956 gegründeten IMGEAV (Internationale Medizinische Gesellschaft für Elektroakupunktur nach Voll) ausgebildet werden, Heilpraktiker nicht. Alternativ können die Schulungen verschiedener Institutionen, wie z. B. dem Europäischen Verband für EAV und Resonanztherapie, besucht werden.

### Qualifikationen

Therapeuten müssen Heilpraktiker, Ärzte oder Zahnärzte sein. Nicht zulässig ist eine Ausübung durch Angehörige der Heilhilfsberufe.

## Therapeuten „EAV – Elektroakupunktur nach Voll"

**Dr. rer. nat. Susanne Pedersen**
Heilpraktikerin
Quellental 2, 26340 Zetel-Neuenburg
Tel.: 04452 / 1299
www.drpedersen.de

**Dr. med. dent. Jürgen Pedersen**
Quellental 2, 26340 Zetel-Neuenburg
Tel.: 04452 / 8344
www.drpedersen.de

**Naturheilpraxis**
**Christine Mandt**
Kottenforststr. 50, 53347 Alfter
Tel.: 0228 / 746224
cm@hpmandt.de, www.hpmandt.de

## Ausbildung „EAV – Elektroakupunktur nach Voll"

Seit 1986 EU_V_EAV
**Europäischer Verband für EAV**
**und Bioresonanztherapie**
Am Brambusch 24, 44536 Lünen
Tel.: 0231 / 8802890, Fax: 0231 / 8802891
info@eav-verband.de, www.eav-verband.de

# Eigenbluttherapie

## Entwicklung

Im alten China galt das Blut als Lebenssymbol. Bereits im 3. Jahrhundert v. Chr. finden sich in der Neiking (chinesisches Arzneibuch) erste Hinweise über die Anwendung von Tier- und Menschenblut bei verschiedenen Erkrankungen. Die chinesischen Ärzte behandelten chronisch Kranke durch die Beibringung von zahlreichen Nadelstichen, um eine subkutane Blutung zu erzielen.

Diese Methode zeigt bereits die ersten Ansätze der Eigenbluttherapie im heutigen Sinne, denn die kleinen subkutanen Hautblutungen waren genaugenommen nichts anderes wie subkutane Eigenblutinjektionen von geringen Mengen Blut. Auch die Kneifmassage, eine schmerzhafte aber wirkungsvolle Methode mit Hämatombildung, wurde z. B. bei Ekzemen, Pneumonien und fieberhaften Infekten angewandt. Diese beiden Verfahren können bereits der Umstimmungs- oder Reizkörpertherapie zugeordnet werden.

In Europa wurde die Anwendung von Eigenblut erst im 19. Jahrhundert bekannter. Besonders die Ärzte Grafstrom und Elfstrom werden als die Begründer der Eigenbluttherapie genannt. Auch der Berliner Chirurg August Bier erkannte, dass eine Fraktur schneller heilt, wenn sich an der Bruchstelle ein Hämatom bildet. Er injizierte bei schlechter Heilung oder Bildung von Pseudarthrosen Eigenblut an die Frakturenden. Dabei beobachtete er, dass sich dadurch die Körpertemperatur erhöhte, was ihn zu folgender Erkenntnis führte: „Auch das eigene Blut macht bei der Zersetzung Entzündung und, was schon lange bekannt war, Fieber, die beiden elementaren Reaktionen, die sich niemals voneinander trennen lassen". Daraufhin wurde die Eigenblutbehandlung besonders zur Abheilung von Pseudarthrosen angewandt.

## Theoretische Grundlagen

Die Eigenbluttherapie gehört zu den Umstimmungstherapien. Ziel ist durch die Gabe von körpereigenem Blut einen Reiz zu setzen, der das Abwehrsystem stärkt. Durch die Eigenblutinjektion läuft im Körper eine Antigen-Antikörper Reaktion ab, denn im Blut spiegelt sich der aktuelle Zustand des Menschen wider. Mit einem Blutbild können Entzündungsparameter, Blutzellen, Hormone usw. bestimmt werden. Obwohl das Blut körpereigen ist, kommt es nach der Injektion zu einer Immunreaktion, da unser Körper dies als körperfremd einstuft. Es entsteht eine lokale Entzündung, die sich sanft auf den gesamten Organismus auswirkt. Unser Körper bekommt dadurch sozusagen einen Spiegel vorgehalten, in dem er erkennt, welche akuten bzw. chronischen Prozesse ablaufen, auf die unser Immunsystem dann reagieren kann. Es ist nicht selten, dass sich z. B. nach einer Injektion ein Entzündungsherd bemerkbar macht. Durch Antikörper und Toxine aus bestehenden oder überstandenen Erkrankungen wird das Blut zum Immunmodulator und eine chronische Erkrankung kann somit in eine Akute zurückgeführt werden.

## Indikationen

- bei Abwehrschwäche und häufigen Erkältungen
- chronisch rezidivierende Infekte
- Allergien (z. B. Rhinitis allergica)
- Hauterkrankungen (z. B. Akne vulgaris)
- degenerative Prozesse (z. B. Rheuma)

## Kontraindikation

- schwere kachektische Zustände
- Blutgerinnungsstörungen
- Thrombophlebitis

## Therapieart

- Eigenblut-Nosode
  Entnahme eines Tropfen Blutes aus der Fingerkuppe. Homöopathische Verdünnung mit Alkohol und Wasser → orale Einnahme durch den Patienten.
- Einfache Variante
  Blutentnahme aus der Armvene und sofortige Reinjezierung i. m. eventuell inklusive homöopathische Ampulle.
- Hämatogene Oxidationstherapie HOT (Blutwäsche nach Wehrli)
  Blut wird durch Natriumcitrat und Heparin ungerinnbar gemacht, dann wird Sauerstoff und Ozon zugesetzt. Abschließend mit UV-C Licht bestrahlt und rückinfundiert.

- Ozoneigenblutbehandlung (kleine Blutwäsche)
  Das Blut wird direkt mit $O_2$ und $O_3$ gemischt, angereichert und intramuskulär zurückgegeben.
- Ozoneigenblutbehandlung (große Blutwäsche)
  Durchführung wie bei der kleinen Blutwäsche, aber mit größerer Blutmenge und Reinfundierung intravenös (i. v.).

## Voraussetzungen

### Therapeut

Eigenblutinjektionen dürfen nur von einem Arzt oder Heilpraktiker lege artis durchgeführt werden.

## Therapiedauer

Dauer und Anzahl der Behandlungen ist abhängig vom jeweiligen Krankheitsbild. Eine akute Erkrankung kann oft innerhalb einer Woche abheilen. Ein chronisches Beschwerdebild muss über Wochen behandelt werden – unter Umständen über Jahre (jeweils 10 Behandlungen pro Jahr).

## Kosten und Kostenübernahme

Vor der Besprechung des Therapieplanes wird eine kostenpflichtige Erstanamnese und körperliche Untersuchung durchgeführt (ca. 50,- bis 70,- EUR). Eigenblutbehandlung ohne Medikamente ca. 25,- bis 30,- EUR.

**Werden die Kosten durch die Krankenkassen übernommen?**
Einige private Versicherer übernehmen die anfallenden Kosten, die gesetzlichen Kassen i. d. R. nicht.

## Vorteile

Sie ist hoch wirksam.

## Nachteile und mögliche Nebenwirkungen

Es kann zu einer Erstverschlimmerung kommen, besonders bei Hauterkrankungen und Allergien. Des Weiteren kann es zu erhöhter Temperatur, Müdigkeit und einem Krankheitsgefühl kommen.

## Ausbildungen und Qualifikationen

Der Therapeut muss Arzt oder Heilpraktiker sein. Es gibt keine Ausbildungsrichtlinien, um Eigenbluttherapie in der Praxis anzubieten.

## So sieht das in der Praxis aus

Dem Patient wird aus der Armvene Blut entnommen und anschließend in den Muskel (Glutaeus) i. m. zurückgespritzt. 1–2 Mal wöchentlich mit aufsteigender Dosierung – insgesamt ca. 10 Behandlungen – 2 Mal im Jahr. Dabei sollte die Höchstdosierung von 5,0 ml nicht überschritten werden, denn es soll ja nur ein Reiz gesetzt werden.

## Therapeuten „Eigenbluttherapie"

**Ulrich M. Weil**
Karlsbaderstr. 10, 35519 Rockenberg
Tel.: 06033 / 8906014

**Naturheilpraxis**
**Heike Friedrich, Heilpraktikerin**
Bachgartenstr. 9, 64572 Büttelborn
Tel.: 01520 / 2720044
www.heilpraktiker-buettelborn.de

# Eigenharntherapie

## Entwicklung

Der eigene Harn wurde in fast allen Kulturen bereits seit Jahrtausenden erfolgreich als medizinisches Heilmittel und auch als Hilfsmittel in verschiedenen Bereichen des täglichen Lebens genutzt. Die ältesten schriftlichen Quellen von Ärzten, die den Urin als Heilmittel verwendeten, stammen aus dem Italien des 1. Jahrhunderts n. Chr. zu Zeiten Neros.

Man wendete bereits damals menschlichen Urin, oft auch in Kombination mit anderen Substanzen, bei unterschiedlichen Beschwerdebildern (z. B. Lepra, Krätze, verschiedenen Hautleiden, Verbrennungen, Halsschmerzen, Ohrenentzündung, Unterleibskrämpfen, Husten, Fieber, Verstopfung, Bettnässen u. v. m.) an. Auch innerhalb der Bevölkerung war die Eigenharntherapie als erfolgreiche Selbsthilfe bei den unterschiedlichsten Beschwerden durch alle Epochen hindurch weit verbreitet.

Zu Beginn des 20. Jahrhunderts verlor diese Therapie zunächst trotz gerade erschienener wissenschaftlicher Arbeiten und vielen Vorträgen zu diesem Thema an Bedeutung. Die „moderne", pharmazeutisch orientierte Medizin begann, sich durchzusetzen.

Dank der intensiven, erfolgreichen Bemühungen der „Deutschen Gesellschaft für Harntherapie" fand in enger Zusammenarbeit mit einem niederländischen Kollegen vom 13.05. bis 16.05.1999 in Deutschland / Gersfeld eine viertägige „Welturinkonferenz" statt. Klinikärzte, niedergelassene Ärzte, Heilpraktiker und andere Heilkundige aus über fünfzig Ländern der Welt berichteten in vielen Vorträgen und Workshops über neue wissenschaftliche Erkenntnisse und Erfahrungen mit der Eigenharntherapie.

## Theoretische Grundlagen

Grundlagenforschungsergebnisse nach streng wissenschaftlichen Kriterien (evidence based) liegen in Deutschland bisher nicht vor, da hierzulande die Eigenharntherapie noch immer ein Schattendasein im Rahmen der Naturheilkunde fristet und sich darum bis dato weder Kliniken noch Geldgeber für entsprechende Studien gefunden haben. Auch die Pharmaindustrie hat verständlicherweise kein Interesse daran, die Erforschung dieses kostenlosen, körpereigenen Medikaments voranzutreiben und zu finanzieren. Stattdessen wird beispielsweise lieber synthetisch hergestellter Harnstoff in Salben propagiert und verkauft. Man spricht daher bisher eher von Denkmodellen im Zusammenhang mit der vielseitigen Wirkungsweise der Eigenharntherapie.

Zunächst einmal bleibt aber festzustellen, dass der Urin keinesfalls nur ein Ausscheidungsprodukt des Körpers ist, sondern viele wertvolle Inhaltsstoffe enthält, die in ihrer Zusammensetzung wiederum von der Ernährung und dem körperlichen Gesamtzustand des Patienten abhängig sind. Im Urin sind unter anderem Aminosäuren, Harnstoff, Vitamine, Fermente, Mineralien, Spurenelemente, Antikörper, Immunglobuline, Reduktasen, Antineoplastone und Hormone (Padutin, Melatonin, Cortisol, Thyroxin, usw.) enthalten.

Der Harn spiegelt so mit seinen vielfältigen Inhaltsstoffen den jeweils aktuellen Gesamtzustand des Menschen wider. Die ortsfremde Wiederzuführung dieser sehr persönlichen Informationen durch Gurgeln, Trinken und Injektionen veranlasst die körpereigenen Abwehrmechanismen, sich mit dieser aktuellen Situation im positiven Sinn auseinanderzusetzen. Dadurch kommt es zu einer Stärkung des Immunsystems.

**Zusätzlich haben gewisse Inhaltsstoffe eine sehr konkrete Wirkung auf verschiedene Körperfunktionen, zum Beispiel:**

- Harnstoff: abschwellend, desinfizierend, juckreizstillend, insgesamt positiver Einfluss auf den Hautstoffwechsel
- Padutin (kommt aktiv nur in Bauchspeicheldrüse und Urin vor): gefäßerweiternd und durchblutungsfördernd
- Urokinase: thrombolytisch (kann Thromben auflösen), äußerlich sehr hilfreich bei Blutergüssen

## Indikationen

- Grippale Infekte: Halsschmerzen, Schnupfen, Bronchitis, Asthma (Spontanurin: Gurgeln, Trinken, Nasentropfen, Umschläge)
- Allergien: Heuschnupfen, Asthma, Hautprobleme (Spontanurin, auch nach Kontakt mit dem Allergen: Augentropfen, Nasentropfen, Nasenspülungen, Gurgeln, Trinken, Injektionen)
- Hormonelle Probleme: Perioden-, Wechseljahrs- und Schwangerschaftsbeschwerden (früher Morgenurin: Trinken, Injektionen)
- Hautprobleme: Verbrennungen, Verbrühungen, Akne vulgaris, Neurodermitis, Lippenherpes (Spontanurin: Auftupfen, Umschläge, Injektionen)

- Augenerkrankungen: Bindehautentzündung, erhöhter Augeninnendruck (Spontanurin: Augentropfen, Augenspülungen)
- Durchblutungsstörungen: Arterien, Herzkranzgefäße (früher Morgenurin: Trinken)
- Bösartige Erkrankungen: Unterstützend (Trinken, Injektionen)

## Kontraindikationen

Bezüglich der äußeren Anwendung gibt es keine bekannten Einschränkungen. Manchmal kann der konzentrierte Urin (Morgenurin) allerdings an offenen Hautstellen (Neurodermitis) vorübergehend ein Brennen verursachen.

Bezüglich der inneren Anwendung, speziell das Urintrinken betreffend, muss man eine eventuelle Medikamenteneinnahme in die Betrachtung miteinbeziehen. Ebenso ist Vorsicht geboten, speziell größere Trinkmengen betreffend, bei schweren Herz- und Nierenerkrankungen.

Sinnvollerweise konsultiert man daher zunächst einmal einen erfahrenen Urintherapeuten (Arzt / Heilpraktiker), bevor der Urin innerlich in größeren Mengen angewendet werden soll.

## Voraussetzungen

### Patient

Der Patient sollte den anerzogenen Ekel vor dem eigenen Urin ablegen und sich vergegenwärtigen, dass der Urin das sterile Ultrafiltrat des Blutes ist und wertvolle Substanzen und Informationen über den eigenen Körper enthält. Bei sachlicher Betrachtung gibt es gar keinen Grund, sich vor dem eigenen Urin zu ekeln.

Wenn eine innerliche Anwendung in Betracht gezogen wird, sollte man sich vor Augen führen, dass die Qualität des zugeführten Urins primär von der Qualität und Zusammensetzung der Nahrung abhängig ist. Daher ist es sinnvoll, sich gesund zu ernähren und insgesamt eine möglichst chemie- und schadstoffarme Lebensweise einzuhalten.

### Therapeut

Urininjektionen dürfen nur von einem Arzt oder Heilpraktiker durchgeführt werden.

Hierbei wird der Spontanurin in einem sauberen Behältnis aufgefangen, danach mit Hilfe eines speziellen Filters sterilisiert und anschließend subcutan injiziert.

## Therapiedauer

Die Dauer und Anzahl der Behandlungen ist abhängig vom jeweiligen Krankheitsbild. Eine akute Erkrankung kann oft innerhalb einer Woche geheilt werden. Ein chronisches Beschwerdebild muss manchmal über mehrere Monate begleitet werden.

Bei akut auftretenden Halsschmerzen wird beispielsweise acht bis zehnmal täglich ausgiebig gegurgelt, währenddessen bei chronischen Atemwegsbeschwerden Urintrinken, einmal täglich, unter Umständen in Kombination mit Injektionen, ein bis zweimal wöchentlich sinnvoll sein kann.

Bis auf die Urininjektionen können alle anderen Anwendungen zu Hause durchgeführt werden.

## Kosten und Kostenübernahme

Vor der Besprechung des Therapieplans wird eine kostenpflichtige Erstanamnese und körperliche Untersuchung durchgeführt.

Die Beratung durch einen Arzt oder Heilpraktiker wird nach Zeit abgerechnet. Die Vergütung der Injektionen erfolgt gesondert.

**Werden die Kosten durch die Krankenkassen übernommen?**
Die Kosten werden weder von gesetzlichen Krankenkassen noch von privaten Versicherungen übernommen.

## Vorteile

Die Therapie ist in vielen Fällen hochwirksam, kostenlos (bis auf die Injektion) und in der Regel sehr risikoarm.

## Nachteile und mögliche Nebenwirkungen

Der Geruch bzw. der Geschmack stößt manche Patienten ab. Ansonsten sind bei bestimmungsgemäßem Gebrauch keine Nachteile bekannt.

In sehr seltenen Fällen kann es bei innerer Anwendung zu einer kurzfristigen Erstverschlimmerung kommen, die aber rasch wieder abklingt. Bei unsachgemäßer Injektion besteht die Gefahr eines Spritzenabszesses.

## Ausbildungen und Qualifikationen

Der Urintherapeut, der gegebenenfalls die Urininjektionen durchführt, muss Arzt oder Heilpraktiker sein. Es gibt keine konkreten Ausbildungsrichtlinien für Ärzte und Heilpraktiker, die die Eigenharntherapie in ihr Behandlungskonzept integrieren.

## So sieht das in der Praxis aus

**Die Anwendungsmöglichkeiten der Eigenharntherapie sind sehr vielfältig:**

- äußerlich: Auftupfen, Einreibungen, Auflagen, Wickel, Augen-, Nasen- und Ohrentropfen
- innerlich: Gurgeln, Trinken, Klistiere, Injektionen

Bis auf die Verabreichung der Injektionen können die Patienten sämtliche Anwendungen an sich selbst durchführen. Aufgrund der ständigen Bioverfügbarkeit der körpereigenen Apotheke sowie der Vielfältigkeit und unkomplizierten, kostenlosen Anwendung ist die Urintherapie mehr in der Volksheilkunde als in der offiziellen Medizin verankert.

## Therapeuten „Eigenharntherapie"

**Deutsche Gesellschaft für Harntherapie**
Dr. med. Lutz Riedel, 1. Vorsitzender
Dorfstr. 21, 99518 Rannstedt
Tel.: 036463 / 40318
Christiane_Riedel@gmx.net

# Energie- / Informationsmedizin (EIM)

## Entwicklung

Energiemedizin stellt den Überbegriff für eine Vielzahl von Verfahren dar, die jedoch eines gemeinsam haben: zur Diagnostik und Therapie wird dem Körper Energie zugeführt – in der Regel feinstoffliche. Letztlich gehen die modernen energiemedizinischen Verfahren z. T. schon auf mehrere Tausend Jahre alte Verfahren zurück, wie z. B. auf die Traditionelle Chinesische Medizin, Ayurvedische Medizin und andere traditionelle Heilverfahren der Aborigines oder schamanische Heilweisen.

In zunehmendem Maße werden Energie- und Informationsmedizin in einem Atemzug genannt, da ihre Differenzierung immer schwieriger wird. Auch in den nachfolgenden Beschreibungen werden Energiemedizin und Informationsmedizin (EIM) als Einheit betrachtet.

## Theoretische Grundlagen

Im Allgemeinen arbeiten die energie- und informationsmedizinischen Verfahren (EIM-Verfahren) sowohl nach dem Ursache-Wirkungs-Prinzip der eher klassischen Physik (energiemedizinischer Schwerpunkt), als auch nach den Prinzipien der Quantenphysik (informationsmedizinischer Schwerpunkt).

Der amerikanische Wissenschaftler James Oschman hat die Prinzipien diverser Verfahren in seinem Klassiker „Energiemedizin und ihre wissenschaftliche Basis“ (2003) zusammenfassend dargestellt. Der Bogen der untersuchten Methoden und Verfahren spannt sich von Akupunktur über Bioresonanz bis Handauflegen. Grundsätzlich kann man sagen, dass dem Körper Energie und / oder Information zugeführt werden, woraufhin sich nicht ausbalancierte Systeme wieder ausrichten, ineffektive energetische Zustände aufgegeben werden und der allem zu Grunde liegende Fluss der Lebensenergie (Qi, Prana) wieder zur vollen Wirkung kommen kann.

## Indikationen

Die meisten EIM-Verfahren werden der so genannten alternativen oder complementären Medizin zugeordnet und gelten derzeit oft noch hinsichtlich ihrer Wirkungsweise als wissenschaftlich nicht bewiesen. Sie kommen oft erst zum Einsatz, wenn die üblichen schulmedizinischen Verfahren ausgereizt sind und die Patienten als austherapiert gelten. Das Indikationsspektrum umfasst deshalb nahezu alle chronischen Erkrankungen. Aber auch akute Erkrankungen sind für EIM-Verfahren gut zugänglich.

## Kontraindikationen

Zu den eher klassischen Kontraindikationen mancher EIM-Verfahren gehören Psychosen, zumindest wenn der Therapeut keine ausreichende Sicherheit im Umgang mit psychisch Erkrankten besitzt. Verfahren, die elektrische Ströme einsetzen, sind bei Trägern von Herz- oder Hirnschrittmachern kritisch zu überprüfen. Auch kann eine Schwangerschaft eine Kontraindikation darstellen, wobei die Indikationsstellung bei Schwangeren zumindest aus forensischen Gründen ohnehin sehr eng erfolgen muss.

## Therapieart

**EIM-Verfahren sind z. B.**

- Akupunktur inkl. Laser-Akupunktur und Somatotop-Akupunktur
- Homöopathie (inkl. technische Homöopathie)
- Gesprächstherapie und Hypnose
- Neurolinguistische Programmierung (NLP) und Emotional Freedom Techniques (EFT)
- Bioresonanz
- Biofeedbackverfahren
- Farb- und Lichttherapie
- Klang- und Musiktherapie
- Magnetfeldtherapie (PMT, PERT)
- Therapie mit Blütenessenzen (z. B. Bachblüten, Australische oder Siebengebirgs-Essenzen)
- Geistiges Heilen inkl. Reiki, Healing Touch, Reconnective Healing, Aurachirurgie
- Chakra-Therapie
- Nichtlineare und radionische Systeme

## Therapieform

Je nach Verfahren werden dem Patienten energetische und / oder informationelle Reize zugeführt, die er durch systemische Veränderungen beantwortet. Im Falle der Akupunktur geht man davon aus, dass die lokal oder global gestaute Lebensenergie Qi wieder in Bewegung gerät.

Bei der Homöopathie werden Informationsmuster in Form bestimmter Arzneimittel bereitgestellt, nach deren Einnahme die Selbstregulation der körpereigenen Systeme wieder einsetzt und krankhafte Zustände beendet. Nichtlineare und radionische Systeme stellen ebenfalls Informationsmuster bereit, übertragen diese aber auf quasi technische Weise. Hier geht es darum, dass die Ordnung der körpereigenen Systeme wiederhergestellt wird.

Bei NLP und EFT dient Sprache als Medium der Informationsübertragung. Der Patient reagiert auf bestimmte Formulierungen und überwindet so Blockaden der emotionalen Dynamik.

## Voraussetzungen

### Therapeut

Die meisten EIM-Verfahren (wie Akupunktur, Homöopathie, NLP) erfordern eine umfassende, sich über mehrere Jahre erstreckende Ausbildung, die mit einer Prüfung abgeschlossen wird. Fächerübergreifende Kenntnisse sind Voraussetzung für die richtige Auswahl des probaten Verfahrens. Eine Ausbildung in psychosomatischer Grundversorgung und Traumatherapie ist wünschenswert, jedoch noch nicht obligatorisch vorgeschrieben.

## Therapiedauer

Eingangsuntersuchungen nehmen im Allgemeinen mindestens ca. 1 Stunde in Anspruch, jede weitere Sitzung wird abhängig vom Schweregrad der Erkrankung und der Therapieform mit ca. 30–45 Minuten zu veranschlagen sein. Bei lange bestehenden chronischen Erkrankungen sind (stark abhängig vom Verfahren) oft 10–15 Sitzungen erforderlich, 5–10 Sitzungen sind auch bei weniger langem Bestehen der Beschwerden nötig, nur akute Erkrankungen sind mit 1–5 Sitzungen anzusetzen. Nach der Eingangsuntersuchung erhalten die Patienten in der Regel einen Kostenvoranschlag ausgehändigt, der über Art, Umfang, Anzahl und Kosten der geplanten Behandlung Auskunft gibt.

## Kosten und Kostenübernahme

Die Kosten hängen in hohem Maße vom gewählten Verfahren ab, betragen aber z. B. für eine eingehende homöopathische oder akupunkturdiagnostische Erstuntersuchungen ca. 150–180 EUR. Weitere Sitzungen liegen bei 45–80 EUR.

**Werden die Kosten durch die Krankenkassen übernommen?**
Die gesetzlichen Krankenkassen übernehmen die Kosten nur in speziellen Fällen, aber auch die Privatkassen sehen sich oft zur Kostenübernahme nicht veranlasst. Es empfiehlt sich, die Kostenübernahme vor Aufnahme der Therapie mit der Kasse abzuklären.

## Vorteile

Der größte Vorzug liegt in der weitgehenden Freiheit von Nebenwirkungen und dem vergleichsweise sehr geringen technischen Aufwand. Dies führt auch zu überschaubaren Kosten.

## Nachteile und mögliche Nebenwirkungen

Diese Verfahren verlangen meist eine ehrliche und aktive Mitarbeit der Patienten. Da diese Voraussetzungen oft nicht über längere Zeit aufrechterhalten werden, können auch die Behandlungsergebnisse in diesen Fällen suboptimal bleiben.

Im Allgemeinen treten keine Nebenwirkungen auf (s. Vorteile). Zu so genannten Erstverschlimmerungen kann es kommen, wenn der zugeführte Reiz den Kern der Störung trifft, aber der Körper in seiner Reaktions- und Regulationsfähigkeit wenig ausbalanciert oder überfordert ist.

## Ausbildungen und Qualifikationen

Für die einzelnen Verfahren gibt es Ausbildungseinrichtungen in fast allen europäischen Ländern. Hinsichtlich Akupunktur und Homöopathie z. B. gibt es staatlich geregelte Anforderungen an das Curriculum und die Art der Ausbildung sowie an die Grundqualifikation der Anwender. Andere Therapieformen wie Bioresonanz oder Magnetfeldtherapie unterliegen hinsichtlich der Ausbildung noch keiner Kontrolle. Es wäre jedoch wünschenswert, wenn in Kürze eine normative akademische Einrichtung Grundlagen schaffen und Mindestvoraussetzungen definieren würde.

## Therapeuten „Energie- / Informationsmedizin (EIM)"

**Sanisoma Ganzheitsmedizin**
Andrea Lapp Schreiber
Heilpraktikerin – Systementwicklung
Falltorstr. 2, 35586 Wetzlar
Tel.: 06441 / 3800481
info@sanisoma.de, www.sanisoma.de

**Drs. med. Gesine Korts und Arne Ströhlein**
Bürgerstrs. 46, 37073 Göttingen
Tel.: 0551 / 703770
www.drkorts.de, www.dr-stroehlein.de

**Praxis für Ganzheitsmedizin**
Dr. med. Folker Meißner
Dollendorfer Str. 42, 53639 Königswinter
Tel.: 02244 / 871230, Fax: 02244 / 871231
praxis@dr-meissner.de, www.dr-meissner.de

**Praxis für Psychotherapie HPG**
**Elvira Margarete Jung**
Heilpraktikerin für Psychotherapie
Parkweg 4, 97944 Boxberg
Tel.: 07930 / 8130, Fax: 07930 / 1320
elvira@jung-boxberg.de
www.psychotherapie-jung.de

**Dr. med. Manfred Doepp**
Integrale Medizin
Schmiedgasse 33, 9100 Herisau (CH)
„Holistic Center"

## Ausbildung „Energie- / Informationsmedizin (EIM)"

**Deutsche Akademie für Energiemedizin**
**und Bioenergetik e. V. (DAEMBE)**
1. Vorsitzender: Dr. med. Folker Meißner
Dollendorfer Str. 42, 53639 Königswinter
Tel.: 02244 / 871230, Fax: 02244 / 871231
info@daembe.de, www.daembe.de

# Esogetische Medizin / Farbpunktur

## Entwicklung

Peter Mandel ist Heilpraktiker und Gründer der Esogetischen Medizin. Hinter all seinen Methoden steht ein einziger Gedanke: Den Menschen die Möglichkeit zu geben, die Ursachen krankhafter Veränderungen zu erkennen und – wenn möglich – zu vermeiden.

Während eines Aufenthaltes in Ostasien beschäftigte sich Peter Mandel vor Ort mit traditionellen Heilmethoden und philosophischen Sichtweisen. Er absolvierte ein Studium der Akupunktur in Hongkong und Indien. Er verglich, prüfte und entwickelte so Schritt für Schritt eine neue humane Ganzheitsmedizin, die überliefertes Wissen und erfolgreich praktizierte Systeme mit neuesten wissenschaftlichen Erkenntnissen und technischen Möglichkeiten kombiniert. Seit fast 40 Jahren widmet er sich intensiv der Erforschung neuer Behandlungsformen, die vor allem dort ansetzen, wo Krankheit meist entsteht: im Unterbewusstsein.

## Theoretische Grundlagen

Die Gesamtheit aller von Peter Mandel entwickelten diagnostischen und therapeutischen Ansätze schafft eine völlig neue Form der Lebenssicht und verändert damit auch den Stellenwert von Krankheit und Gesundheit für jeden einzelnen Menschen. Dieser Lebenssicht will die Esogetische Medizin gerecht werden. Nur wenn wissenschaftliche Erkenntnisse, empirische Forschungen und praktische Erfahrungen zu einer Einheit werden, kann eine Methode „er-wachsen" werden und immer neue Herausforderungen und Ziele finden.

Ausgehend vom holographischen Prinzip, das den Mikrokosmos Mensch als Entsprechung des Makrokosmos sieht, stellt die Esogetische Medizin das Individuum und sein Wohl als höchstes Gut in den Mittelpunkt jedes Behandlungskonzepts. Dabei spielen Selbstverantwortlichkeit und der persönliche Wille zur Gesundung und Gesunderhaltung eine wichtige Rolle.

Esogetische Medizin als Überbegriff für alle diagnostischen und therapeutischen Ansätze vereint das analoge Denken der Philosophie mit dem polaren Denken der Naturwissenschaft. Die Wortschöpfung „esogetisch" steht sprachlich gesehen für das Miteinander dieser beiden Größen, die grundsätzlich in allen Methoden der Esogetischen Medizin berücksichtigt sind.

Die Ganzheit ist das Maß aller Dinge. In der Ganzheit steht der individuelle Mensch innerhalb der Trinität von Information – Energie – Materie. Dieses Dreigestirn lässt sich als Dach des Denkgebäudes Esogetik darstellen, die einzelnen Etagen und Räume des Gebäudes ordnet Peter Mandel den Diagnose- und Therapiesystemen zu. Diese Denkweise lässt sich in neun Stufen darstellen, die Peter Mandel „von der Erde zum Menschen" genannt hat. Diese neun Stufen finden sich in allen Kulturen der Welt wieder und beschreiben das Urwissen der Menschheit.

Das System nach Peter Mandel kennt sieben Aspekte, die maßgebend sind für die Ansatzpunkte aller Diagnose- und Therapiesysteme. Die sieben grobstofflichen, dem Körper zugeordneten und feinstofflichen, also dem Geist zugeordneten Bereiche, die im Lebensprogramm und damit auch in Bezug auf Gesundheit und Genesung eine zentrale Rolle spielen, werden im Esogetischen Modell visualisiert.

Die Regeln dieses Modells sind nachvollziehbar, denn jeder Mensch reagiert innerhalb dieser Zuordnungen in einer ganz bestimmten Weise gleich.

## Indikationen

Jede Erkrankung kann mit der Esogetischen Medizin / Farbpunktur behandelt werden. Sie wirkt besonders bei allen psychosomatischen und psychischen Erkrankungen, bei Schmerzsyndromen aber auch bei organisch-körperlichen Erkrankungen (hier meist ergänzende Anwendung mit anderen Therapien bzw. Behandlung durch die Schulmedizin).

Sehr wichtig ist der Aspekt der prophylaktischen Behandlung. Die Vorsorge, die aus der Bewusstwerdung der Eigenverantwortlichkeit jedes einzelnen resultieren sollte und der gerade in unserer gesundheitspolitischen Situation zukünftig ein viel höherer Stellenwert eingeräumt werden muss, ist der Grundstein für Gesundheit.

## Diagnose- und Therapieform

**Energetische Terminalpunkt-Diagnostik / ETD**

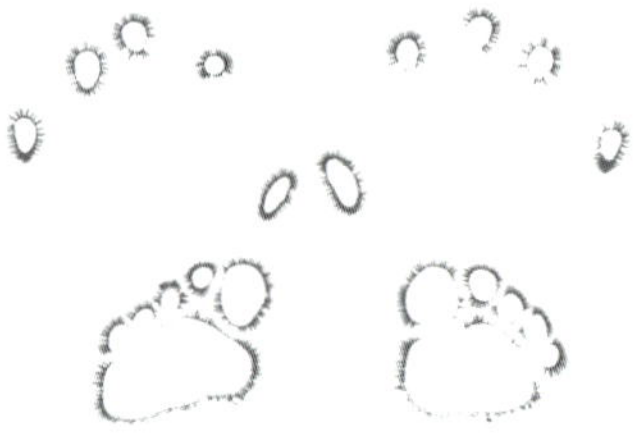

1973 entwickelte Peter Mandel die ETD, bei der die Verteilung der Oberflächenladungsdichte der Finger- und Zehenkuppen beider Hände und Füße auf einem Kirlianbild fotografisch dargestellt wird. Die Abstrahlung entsteht durch ultraschwaches Licht, das nach modernen Erkenntnissen der Biophotonenforschung Träger des Informationsaustausches zwischen den Körperzellen ist.

Lokalisation, Strahlenqualität und Phänomene lassen nicht nur eine schrittweise Zurückverfolgung der Zusammenhänge zwischen Symptom und Ursache zu, sondern geben auch Aufschluss über kausale Verkettungen mit Organen, Segmenten und psychischen Belastungen. Grundlage für die Interpretation ist ein exakter diagnostischer Leitfaden und die ETD-Topografie. Beides zusammen ermöglicht das Erkennen energetischer Strukturen sowie pathologischer Zusammenhänge bereits im Vorfeld somatischer Entgleisungen.

**Farbpunktur**

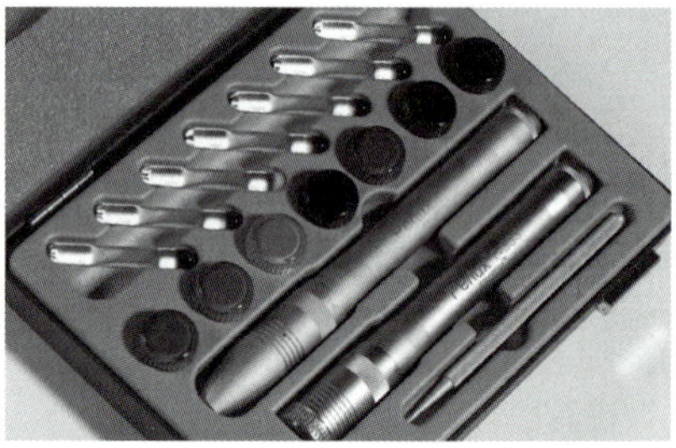

Die Farbpunktur ist ein Therapiesystem mit speziellen Farben, Grauschattierungen und Infrarot-Licht, das auf die individuellen Bedürfnisse des Menschen eingeht. Traditionelle chinesische Medizin und überlieferte Farbindikationen werden mit den neuesten Erkenntnissen der Biophotonenforschung kombiniert. Erweitert und ergänzt einerseits durch die von Peter Mandel neu entdeckten Punkte, Hautsegmente und Somatotopien und andererseits durch Infrarot- bzw. Farbfrequenzen und Graunuancen, gleicht die Farbpunktur einem Kommunikationsnetz. Über das Lichtleitsystem des Körpers bewirkt sie in Form reiner Schwingung dort eine ausgleichende Informationsregulierung, wo die Krankheitsursache angesiedelt ist.

Die Vielschichtigkeit dieses wichtigen Therapieverfahrens innerhalb des Gesamtsystems der Esogetischen Medizin lässt eine individuelle, sensible, alle Körper- und Bewusstseinsebenen mit einbeziehende und nebenwirkungsfreie Behandlung zu. Seit Jahrzehnten erweist sich die Farbpunktur als überaus geeignetes Therapiemedium, den Menschen nachhaltig auf allen Ebenen auszugleichen.

**Induktions-Therapie**

Der Grundgedanke der ganzheitlichen Regulation mit den Frequenzmustern des menschlichen Gehirns war es, dem Gehirn über die Haut die ihm eigenen Rhythmen zu induzieren, um verschobene Wellenmuster zu regulieren und auf diese Weise physiologische Unregelmäßigkeiten auszugleichen. Die dabei verwendeten Schwingungsmuster sind den elektrischen Gehirnströmen nachempfunden. Der Verzicht auf systemfremde Außenreize wie etwa Lichtblitze oder Tonfrequenzen führte zu der von Robert Füß formulierten Leitthese dieser Regulationsmethode: Nicht das Gehirn therapieren, sondern wie das Gehirn therapieren. Grundlage der Therapie sind einerseits festgeschriebene Programme und andererseits die punktuelle Induktion.

**Therapie mit Infrarot und Ultraviolett Frequenzen**

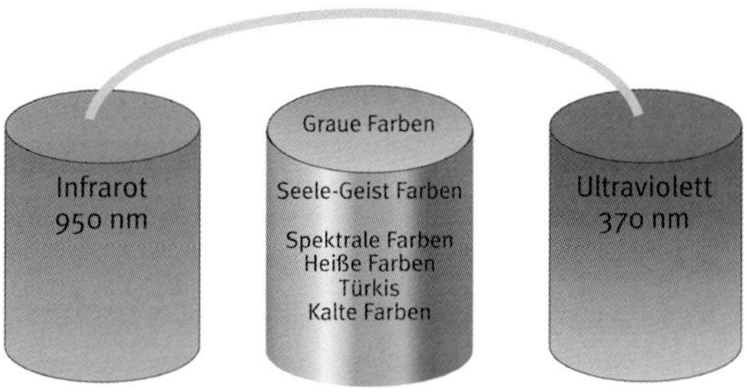


Peter Mandel entwickelte mit Unterstützung von Prof. F. A. Popp eine effektive, nebenwirkungsfreie Therapie mit inkohärentem Infrarot-Licht, mit der Schmerzen schnell und nachhaltig behandelt werden können. Ausschlaggebend für die Infrarot-Therapie: Die Qualität der Strahlung und die neu definierten Reflexfelder und Zonen – vor allem auf dem Schädeldach, die aus der holografischen Sichtweise mit den Organen und Systemen des menschlichen Körpers zusammenhängen.

Die Ultraviolett-Therapie bildet die geistige Säule des Lichts. Über definierte Hautstellen können wir sehr spezifisch das Informationsgeschehen (Geist) innerhalb des Lebendigen anregen oder ordnen. Ultraviolett gehorcht wie das Licht auch den Gesetzen der Beugung, Brechung, Reflexion und – wichtig für die Therapie – der Interferenz. Entsprechend der Frequenz besitzt Ultraviolett eine höhere Energie als das sichtbare Licht und ebenso eine höhere Eindringtiefe in die Materie.

**Die Kristall-Therapie der Esogetischen Medizin**

Ziel der Überlegungen war es, künstlich hergestellte mit einem Hologramm geprägte Kristalle zur Anregung der Selbstheilungskräfte über bestimmte Reflexbereiche des menschlichen Körpers zu nutzen.

Die Kristall-Punktur bedient sich kleiner holographischer Kristalle, die auf genau definierte Hautpunkte / Akupunkturpunkte aufgeklebt werden.

**Akupunkt-Impuls-Therapie**
Bei dieser abgewandelten Form der Akupunktur werden piezoelektrische Impulse eingesetzt. Sie ist eine schnelle, Energie bewegende Methode, die ähnlichen Einfluss auf Intensität und Fließgeschwindigkeit des energetischen Gesamtgeschehens hat wie die Stimulation mit Nadelung.

**Farbklang-Therapie, Klangbilder, Konfliktlösungsklänge**
Mit den Klang-Therapien wurde eine Möglichkeit gefunden, über die Gesetzmäßigkeiten musikalischer Schwingungen Einfluss auf die Gesetzmäßigkeiten des Energieflusses zu nehmen. Durch die Umwandlung von Informationen in Tonfrequenzen werden Impulse über das Gehör zum Gehirn und weiter zu den Steuerungssystemen des Körpers geleitet, die unterstützend und stabilisierend wirken.

**Wildkräuteröl relax**
Seit langem ist erwiesen, dass sich organische Erkrankungen und psychische Probleme über Muskulatur und Haut mitteilen. Die Haut ist also „Informationsträger" von innen nach außen und umgekehrt. Deshalb liegt es auf der Hand, die Haut mit ihren unüberschätzbaren Fähigkeiten für regulierende und stimulierende Informationen von außen nach innen zu nutzen. Nicht umsonst ist das Einreiben mit Kräutern und Ölen seit alters her eine unverzichtbare Form der Therapie.

Die natürlichen Wirkstoffe wirken stimulierend und regulierend auf die Informations- und Energiezentren des Körpers. Die Einwirkung über bestimmte „Traumzonen" kann das Traumgeschehen gezielt unterstützen und damit den „seelischen Stuhlgang" aktivieren.

## Kosten und Kostenübernahme

Je nach Erkrankung sind 6–10 Behandlungen notwendig. Die Kosten pro Behandlung liegen zwischen 60,- EUR und 100,- EUR. Das Behandlungsintervall liegt bei 1 x pro Woche, die Kosten werden z. T. von den privaten Krankenkassen übernommen.

## Ausbildungen und Qualifikationen

Die Ausbildungen Energetischer-Terminalpunkt-Diagnose sowie die Ausbildung in den Therapien der Esogetischen Medizin mit Schwerpunkt Farbpunktur nach Peter Mandel werden in einer sehr kompakten Form angeboten, mit dem Ziel, durch eine intensive und nachhaltige Lernstruktur eine zügige Ausbildung, eine hohe Effektivität und schnelle Amortisation zu gewährleisten.

Zum anderen bieten wir Seminare und Workshops an, in denen eigenständige Systeme, wie die OGT (Ophthalmotrope Genetische Therapie), die Induktionstherapie (Synapsis®) oder die Kristalltherapie nach Mandel gelehrt werden. Diese Seminare können auch ohne vorherige Ausbildung in Esogetischer Medizin besucht werden. Die Systeme sind in jedes Praxis- und Behandlungskonzept integrierbar.

Dynamischer Aufbau komplexen Wissens und die Umsetzung in die Praxis ist das Ziel unseres Ausbildungskonzeptes.

Therapeuten müssen eine abgeschlossene medizinische Ausbildung nachweisen.

## So sieht das in der Praxis aus

Die sechs Schritte von der Diagnose bis zur Therapiekontrolle:

- Schritt 1: Richtig diagnostizieren – unter anderem mit der Energetischen Terminalpunkt-Diagnose. Erfassen des körperlichen, seelischen und geistigen Zustandes eines Patienten mit Hilfe der ETD-Fotografie und Topografie.
- Schritt 2: Erkennen und Interpretieren der Ursachen. Das ETD-Bild gibt anhand der topografischen Zuordnungen und der Strahlenphänomene Aufschluss über kausale Zusammenhänge zwischen Symptom und Ursache.
- Schritt 3: Therapiekonzept erstellen, anwenden und kontrollieren. Sind alle Informationen ausgewertet, wird eine Testtherapie durchgeführt.
- Schritt 4 : Reaktionsfähigkeit und Reaktionsart des Patienten kontrollieren und bewerten. Das ETD-Kontrollbild zeigt im direkten Vergleich die Vorher-Nachher-Situation.
- Schritt 5: Festlegung, Anwendung und stufenweise Kontrolle der Therapie. Jede Haupttherapie lässt sich in verschiedene Einzelsysteme unterordnen. Sie können ergänzt werden durch eine Fülle begleitender Therapien.
- Schritt 6: Kontrolle des Therapieverlaufs durch die ETD.

Esogetische Medizin ist also Diagnose, Therapie, Kontrolle, Begleittherapie und Prävention in einem. Alle Systeme lassen sich kombinieren und variieren. Schließlich hat jeder einzelne Patient einen berechtigten Anspruch auf individuelle und optimale Behandlung.

**ESOGETISCHE MEDIZIN** – das ganzheitliche Diagnose- und Therpiesystem

↓

**PATIENT** – steht im Mittelpunkt

↓

**ENERGETISCHE TERMINALPUNKT-DIAGNOSE (ETD)** – Erkennen des körperlichen, seelischen und geistigen Zustandes – Auswertung der Informationen

↓

**TESTTHERAPIE** – Reaktionsfähigkeit des Patienten

↓

**KONTROLLBILD ETD** – Auswerten der Reaktionsfähigkeit des Patienten

↓

**THERAPIESYSTEME DER ESOGETISCHEN MEDIZIN** – Auswahl des individuellen Therapiekonzepts

↓

| FARBPUNKTUR | SCHMERZTHERAPIE | INDUKTIONSTHERAPIE | UNTERSTÜTZENDE THERAPIEN |
|---|---|---|---|
| Steuerungssysteme | Konverter-Therapie | Schlaftherapie | Selbstanwender-Therapien |
| Funktionskreis-Therapie | Aku-Impuls-Therapie | Stresstherapie | Wildkräuteröl spezial |
| Transmitter-Therapie | Schädelsomatotopie | Lerntherapie | Farbklänge |
| Konfliktlösungs-Therapie | Injektionstherapie | Depressions-Therapie | Klangbilder |
| Pränatale Therapie | Akupunktur | Traum-Therapie | Konfliktlösung |
| Allergiebehandlung | Akusiniatrie | Erinnerungs-Therapie | Kristallpunktur |

↓

**ENERGETISCHE TERMINALPUNKT-DIAGNOSE (ETD)** – Kontrolle des Therapieverlaufs

↓

**THERAPIEERFOLG MIT DER ESOGETISCHEN MEDIZIN** – das ganzheitliche Diagnose- und Therapiesystem

## Therapeuten „Esogetische Medizin / Farbpunktur"

**Zentrum für Esogetische Medizin – Naturheilpraxis**
**Peter Mandel und Markus Wunderlich**
Hildastr. 8, 76646 Bruchsal
Tel.: 07251 / 800110, Fax: 07251 / 800144
praxis@mandel-institut.com
www.naturheilpraxis-mandel.eu
www.naturheilpraxis-wunderlich.eu

**Elisabeth Legeland**
Im Haderheck 1a, 61462 Königstein
Tel.: 06174 / 935190
post@heilpraktikerin-koenigstein.de
www.heilpraktikerin-koenigstein.de

**Zentrum der interaktiven Medizin**
Kommunikative Hypnose nach Susan Fischer
Praxis Susan Fischer
Tel.: 0711 / 732421
**Heilkundliche GmbH**
Tel.: 0711 / 7355133
Am Wallgraben 99, 70565 Stuttgart
info@interaktive-medizin.de
www.interaktive-medizin.de

## Ausbildung „Esogetische Medizin / Farbpunktur"

**Internationales Mandel Institut für Esogetische Medizin**
Hildastr. 8, 76646 Bruchsal
Tel.: 07251 / 80010, Fax: 07251 / 800144
info@mandel-institut.com
www.mandel-institut.com

**Zentrum der interaktiven Medizin**
Kommunikative Hypnose nach Susan Fischer
Praxis Susan Fischer
Tel.: 0711 / 732421
**Heilkundliche GmbH**
Tel.: 0711 / 7355133
Am Wallgraben 99, 70565 Stuttgart
info@interaktive-medizin.de
www.interaktive-medizin.de

# Geistiges Heilen

## Entwicklung

Das Geistige Heilen dürfte zu den ältesten Heilmethoden der Menschheit gehören. Bereits in früher vorchristlicher Zeit wurde das Handauflegen abgebildet. Der bekannteste Heiler ist Jesus Christus, der nach Überlieferung zahlreiche Menschen durch Berührung geheilt hat. Nach der strengen Trennung von Körper und Seele durch die Wissenschaft hat diese Heilmethode über einen langen Zeitraum an Bedeutung verloren. Dem Engländer Harry Edwards (1893–1976) gelangen unzählige, dokumentierte Heilungen. Nach anfänglich großen Widerständen kam es in England und den USA zu einer guten Zusammenarbeit zwischen Schulmedizin und Geistheilern. Heute ist das Geistige Heilen Bestandteil der ärztlichen Ausbildung an zahlreichen Universitäten in England und den USA.

## Theoretische Grundlagen

Geistiges Heilen lässt sich in seinem Vollzug teilweise erklären mit Kenntnissen der neuesten Physik und Bewusstseinsforschung. Es gibt schlüssige physikalische Modelle, die erklären, warum unser Bewusstsein in der Lage ist das zu beeinflussen, was wir unsere Realität nennen. Unsere Gedanken haben die Fähigkeit, sich bis in die äußere Wirklichkeit hinein zu verdichten. Dabei sind ganz vorrangig unsere Emotionen die Sprache, die das Universum versteht, wenn es darum geht, mit der Kraft des Bewusstseins Krankheiten zu heilen, innere Blockaden zu lösen und Fehlhaltungen auszugleichen.

## Indikationen

Für das Geistige Heilen benötigen wir keine Indikationen. Jeder kann behandelt werden, ob krank oder gesund. Wir erreichen mit dieser göttlichen Heilkraft die tiefsten zellulären sowie seelischen Ebenen. Ob akute oder chronische Erkrankungen vorliegen, diese Heilmethode ist bei allen Gesundheitsstörungen anwendbar. Gerade bei schwerwiegenden Erkrankungen kann das Geistige Heilen ergänzend zur Schulmedizin wunderbare Verbesserungen zur Folge haben. Geistiges Heilen ersetzt nicht die medizinische Diagnostik und ggf. Therapie durch einen geeigneten Arzt.

## Kontraindikationen

Es gibt keine direkten Kontraindikationen für das Geistige Heilen. Dennoch ist es von großer Bedeutung, dass der Behandler („Heiler") Erfahrung im Umgang mit seelisch labilen Menschen hat, da während der Behandlung starke Emotionen ausgelöst werden können.

## Therapieart

Beim Geistigen Heilen geht es um die Verbindung zum Göttlichen. Der Glaube an eine allmächtige, schöpferische, göttliche Kraft ermöglicht dem „Heilenden" eine göttliche Heilkraft durch sich hindurch in den Körper des Patienten fließen zu lassen. Was geschieht, und ob etwas geschehen wird, wissen wir im Voraus nicht. Die göttliche Heilkraft kann im Körper Selbstheilungskräfte anregen oder stärken und damit wundersame Dinge bis zur Heilung vollbringen. Sie kann körperlich sowie seelisch reinigend, ausbalancierend und heilend wirksam sein.

## Therapieform

Der Patient liegt in entspannter und zugedeckter Position auf einer Liege, im Hintergrund läuft leise – sofern gewünscht – meditative, die Raumschwingung harmonisierende Musik. Der Patient wird vom Behandler an unterschiedlichen Stellen des Körpers mit beiden Händen berührt, wobei die Hände an jeweils einer Stelle über einen längeren Zeitraum liegen bleiben. Beide haben die Augen geschlossen. Während der Behandlung können verschiedene Gebete gesprochen werden.

## Voraussetzungen

Es gibt keine Altersbegrenzungen, Kinder können ebenso behandelt werden wie Erwachsene. Gerade Kinder, die noch einen offenen Zugang zu einem spirituellen Raum haben, sprechen auf diese Art der Behandlung sehr gut an. Nur dürfen sie keine Angst vor dem Behandler und dessen Berührung haben. Die Patienten benötigen einen Zugang zu einem göttlichen Glauben, unabhängig von einer Religionszugehörigkeit. Nur wenn sie sich öffnen, kann die Behandlung wirksam sein. Es darf nicht durch eine anspruchsvolle Erwartungshaltung ein Ergebnis „herbei gebetet" werden – einfach geschehen lassen mit dem tiefen Glauben und der festen Überzeugung, dass es gehen kann.

## Kosten und Kostenübernahme

Die Kosten für die Behandlung, die zwischen 30 und 45 Minuten pro Sitzung dauert, liegen bei etwa 100,- EUR. Manche Behandler verlangen deutlich mehr, einige auch weniger. Dies ist von den persönlichen Gegebenheiten des Behandlers abhängig. Es gibt keine starre Regel für die Häufigkeit der Behandlungen. Bei schweren Erkrankungen kann es vorteilhaft sein am Anfang mehrmals pro Woche bis täglich zu behandeln. In anderen Fällen reicht es aus, einmal pro Woche bis monatlich oder noch weniger zu kommen. Der Patient entscheidet in der Regel selbst, in welchen Abständen und wie oft er behandelt werden möchte. Sein tiefstes Inneres signalisiert ihm was gut für ihn ist.

**Werden die Kosten durch die Krankenkassen übernommen?**
Die Kosten sind grundsätzlich privat zu tragen und werden weder von den Gesetzlichen, noch von den Privaten Krankenkassen übernommen.

## Vorteile

Es gibt keine Kontraindikationen. Die Behandlung ist einfach. Nahezu jeder Mensch kann in allen Altersstufen behandelt werden. Die Wirkungen können vielfältig und auf verschiedensten Ebenen menschlichen Daseins auftreten. Es werden weder Medikamente noch Medizintechnik benötigt. Nebenwirkungen von eingreifenden Therapien wie Bestrahlung oder Chemotherapie können spürbar vermindert werden.

## Nachteile und mögliche Nebenwirkungen

Das Geistige Heilen ist eine so einfache Behandlungsmethode, dass die Wissenschaftsmedizin erhebliche Zweifel an deren Wirksamkeit hat. Viele Menschen haben ihren früheren Zugang zu einem göttlichen Glauben verloren. Sie leben in einer technisch-materialistischen Welt, in der die Medizin glauben macht, alles ist zu jeder Zeit machbar. Es fällt ihnen daher schwer daran zu glauben, dass es eine göttliche Heilkraft gibt. Eine Heilkraft, die in ihrem Körper wundersame Dinge vollbringen kann.

## Nebenwirkungen

Selten können leichte Beschwerden in Körperregionen vorkommen, die eine bekannte oder noch nicht erkannte Störung haben. Bei sehr intensivem, kraftvollen Einströmen der heilenden Kraft kann ein starkes Wärmegefühl entstehen. Während und nach der Behandlung kann es zu tiefen, emotional berührenden Gefühlen kommen, so dass die Patienten anfangen zu weinen. Meistens überwiegen die angenehmen Wahrnehmungen während der Behandlung.

## Ausbildungen und Qualifikationen

Es gibt verschiedene Einrichtungen, die Kurse, Seminare oder Ausbildungen zum Geistigen Heilen anbieten. Es muss festgehalten werden, dass das Geistige Heilen nicht erlernbar ist. Die Gabe ist vorhanden oder eben nicht. Sie ist nicht abhängig von einem akademischen Grad. Dennoch ist das Geistige Heilen eine tiefgreifende Behandlungsform. Daher sollte der Behandler oder Heiler eine gute Ausbildung in einem Heilberuf, eine hohe moralisch-ethische Kompetenz und große Erfahrung im Umgang mit Menschen und ihren teilweise schweren Erkrankungen haben.

Viele wissen nichts von ihrer Begabung. Erlernbar sind die Methodik, das Herangehen an die Patienten, das Gebet und das Vertiefen der eigenen heilerischen Fähigkeiten. Die wichtigste Voraussetzung für den Heilenden ist das Bewusstsein zu haben, nicht selbst zu heilen.

## So sieht das in der Praxis aus

Der Patient kommt in die ruhige Praxis, wartet noch etwas, um zur Ruhe zu kommen und wird dann in das Behandlungszimmer begleitet. Hier legt er sich bequem auf die Liege, wird zugedeckt und hört bereits die angenehme Hintergrundmusik. Je nach Bedarf werden einige Themen mit dem Behandler besprochen, wobei es von Vorteil ist, die Grundschwingung nicht zu „zerreden". Dann beginnt die eigentliche Behandlung, die Hände werden aufgelegt, es werden Gebete gesprochen und der Heilende lässt sich führen, an welcher Stelle er wie lange berührt. Die meisten Patienten sind nach der Sitzung entspannt oder müde und bleiben noch einige Zeit liegen, bis sie aufstehen und die Praxis wieder verlassen können. Der Ablauf kann sich je nach Praxis unterscheiden.

## Therapeuten „Geistiges Heilen"

**Petra Rogal**
Heilpraktikerin für Psychotherapie
Im Gäßle 4
71134 Aidlingen
Tel.: 07034 / 647444
info@noch-besser-leben.de
www.noch-besser-leben.de

**Dr. Wilhelm Jäckle**
Internist – Naturheilverfahren
Zeppelinstr. 11, 72250 Freudenstadt
Tel.: 07441 / 952015
info@drwilhelmjaeckle.de
www.drwilhelmjaeckle.de

**Tibetan Healing Center GbR**
Anita Thinlay
Grandmaster Jorden Thinlay
Edelweißstr. 33, 82377 Penzberg
Tel.: 08856 / 8030544
tibetanhealing@t-online.de

# Homöopathie

## Entwicklung

Der Begründer der Homöopathie, Dr. Christian Friedrich Samuel Hahnemann, wurde 1755 in Meißen als Sohn eines Porzellanmalers geboren. Von 1775 bis 1779 studierte er Medizin und ließ sich 1780 als praktischer Arzt nieder. Da er mit der damals gebräuchlichen Medizin unzufrieden war, die seiner Meinung nach den Kranken mehr Schaden als Nutzen bescherte, verlegte er sich für mehrere Jahre auf das Übersetzen und Kommentieren wissenschaftlicher Bücher. Bei der Übersetzung einer pharmakologischen Schrift von William Cullen überprüfte er die darin gemachten Angaben zur Wirkung von Chinarinde in einem Selbstversuch. Er stellte dabei fest, dass die durch die Einnahme von Chinarinde hervorgerufenen Beschwerden denen der an Malaria (Wechselfieber) leidenden Patienten sehr ähnlich waren. Nach weiteren Versuchen mit reproduzierbaren Ergebnissen leitete Hahnemann aus seinen Beobachtungen das sogenannte Ähnlichkeitsprinzip ab. Auf das Ähnlichkeitsprinzip bezieht sich auch die Namensgebung „Homöopathie“ – oder Homöopathik – für „ähnliches Leiden“. Zur homöopathischen Behandlung wird einem Kranken diejenige Arznei verschrieben, deren Wirkungen auf den gesunden Menschen den individuellen Reaktionsmustern des Patienten möglichst ähnlich sind.

Hahnemann erkannte bald, dass eine Behandlung langfristig nur dann erfolgreich sein kann, wenn sie den kranken Menschen in seiner Gesamtheit berücksichtigt. Diese Gesamtheit erschließt sich nicht nur durch genaue Angaben von Beschwerden der betroffenen Körperteile, sondern der Kranke drückt sie auch durch seinen veränderten mentalen und emotionalen Zustand aus. Im Jahre 1796 veröffentlichte Hahnemann das Simileprinzip (Ähnlichkeitsprinzip) erstmals in einer Fachzeitschrift (Hufelands „Journal der practischen Arzneykunde und Wundarzneykunst“) unter dem Titel „Versuch über ein neues Princip zur Auffindung der Heilkräfte der Arzneysubstanzen, nebst einigen Blicken auf die bisherigen“. Im Jahre 1805 erschien sein „Organon der rationellen Heilkunde“, in welchem er die theoretischen Grundlagen der Homöopathie darlegte. Hahnemann arbeitete zeit seines Lebens immer wieder an diesem Werk und passte es seinen aktuellen Erkenntnissen an.

## Theoretische Grundlagen

Die genaue Kenntnis der Krankheitssymptome eines Patienten, die genaue Kenntnis der Arzneimittelwirkungen auf den Menschen und die Arzneimittelwahl nach dem Ähnlichkeitsprinzip bilden die Grundlage der Homöopathie. Es wird für den erkrankten Menschen dasjenige Arzneimittel gesucht, welches die bestmögliche Übereinstimmung von Zeichen und Symptomen beim Erkrankten und den Zeichen und Symptomen beim Gesunden, der die Arznei zur Prüfung eingenommen hat, zeigt. Dabei beschränkt sich die Homöopathie nicht auf die vordergründig erkennbaren Symptome, sondern es werden alle beim Patienten feststellbaren Veränderungen beim Erstgespräch (Anamnese) mit aufgenommen. Möglicherweise können bei einer Erkrankung des Magen-Darmtraktes auch Veränderung in der Stimmung oder der geistigen Fähigkeiten festgestellt werden. Oder es haben sich weitere körperliche Symptome entwickelt, die in anderen Organbereichen aufgetreten sind. Ebenso finden Spannungen in den sozialen Beziehungen des Patienten unter Umständen Berücksichtigung. Auch ein gehäuftes Auftreten von Erkrankungen in der Familie kann ein wichtiger Hinweis für den Therapeuten sein. Die Ähnlichkeit bezieht sich somit auf den Patienten in seiner Ganzheit. Erst die genaue Beobachtung der Veränderung aller Symptome des Patienten im Verlauf der Behandlung ermöglicht es, zu beurteilen, ob das verabreichte Arzneimittel richtig ausgewählt wurde. Das schnelle Verschwinden einzelner Symptome alleine ist kein sicheres Zeichen für eine richtige Mittelwahl.

Hahnemann weist ausdrücklich darauf hin, dass der Therapeut im Gespräch mit dem Patienten so unvoreingenommen wie möglich sein soll. Andernfalls ist es leicht möglich, aufgrund der persönlichen Erfahrungen, Einstellungen oder Erfolge bei bereits behandelten Patienten falsche Rückschlüsse für die Mittelwahl aus den Informationen zu ziehen, die der Patient gibt.

Auf dieser Grundlage erfolgt die individuelle Verschreibung in der Homöopathie. Erst durch das Zusammenfügen aller Einzelheiten, die der Patient beschreibt oder die sich bei ihm beobachten lassen, wird deutlich, welches homöopathische Arzneimittel der betroffene Mensch benötigt.

Bei der Verschreibung werden ausschließlich Einzelmittel verwendet, deren Wirkungsweise durch Arzneimittelprüfungen an gesunden Menschen bekannt ist. Die aus homöopathischen Arzneimittelprüfungen gewonnenen Informationen werden durch Anwendungsbeobachtung sowie in einigen Fällen auch durch Vergiftungsberichte (Toxikologie) ergänzt. Einzelmittel sind Arzneien, die aus einer genau definierten Ausgangssubstanz hergestellt und nicht vermischt werden – auf diese Weise ist die Übereinstimmung zwischen Arzneiprüfsymptomen und Patientensymptomen am besten nachzuvollziehen. Chemische Nebenwirkungen sind bei sachgemäßer Anwendung homöopathischer Arzneimittel ausgeschlossen.

Es hat sich gezeigt, dass eine Behandlung langfristig den besten Erfolg verspricht, wenn der Heilungsprozess entsprechend der Hering'schen Beobachtungen verläuft. Das bedeutet, die Symptome bessern sich oder verschwinden von innen nach außen, von den lebenswichtigen Organen zu den weniger lebenswichtigen, von oben nach unten und vor allem in umgekehrter Reihenfolge ihres ursprünglichen Auftretens. Die zuletzt erschienenen Symptome sollten also zuerst verschwinden.

## Indikationen

Die klassische Homöopathie eignet sich zur Behandlung nahezu aller Erkrankungen. Grenzen der Behandelbarkeit zeigen sich bei Krankheiten, die bereits zu Organschäden geführt haben, bei denen ein chirurgischer Eingriff erforderlich ist oder bei denen aus Gründen der medizinischen Sorgfaltspflicht oder der gesetzlichen Lage andere Maßnahmen erforderlich sind. Ein homöopathischer Behandler muss seine persönlichen Grenzen kennen und bei Bedarf andere Heilberufe hinzuziehen oder zu solchen weiterleiten.

## Kontraindikationen

Kontraindikationen im engeren Wortsinne kennt die Homöopathie nicht. Allerdings sind, wie schon oben gesagt, die Sorgfaltspflicht, gesetzliche und persönliche Grenzen zu beachten. Ebenso ist der zur Behandlung bestimmter Krankheiten (z. B. Suchterkrankungen) erforderliche äußere Rahmen zu beachten.

## Therapieart

Im wissenschaftlichen Diskurs kann die Homöopathie als eine systemische Regulationstherapie bezeichnet werden.

## Therapieform

Die Homöopathie ist eine Arzneitherapie, die im Einzelfall mit begleitenden Maßnahmen im Sinne einer gesundheitsfördernden Lebensführung verbunden werden kann.

## Voraussetzungen

### Patient

Der Patient muss keine besonderen Voraussetzungen mitbringen, um sich homöopathisch behandeln zu lassen. Vorteilhaft ist es jedoch, wenn er seine Beschwerden differenziert beschreiben kann. Kinder drücken ihren Zustand sehr direkt durch ihr Verhalten aus, das dann vom Therapeuten in der richtigen Weise beobachtet, erkannt und eingeordnet werden muss. Im Einzelfall kann auch die grundsätzliche Bereitschaft des Patienten zu Änderungen in der Lebensgestaltung zu den Voraussetzungen gerechnet werden.

### Therapeut

#### Ausbildung

Die Ausbildung in klassischer Homöopathie ist nicht geregelt. Unter den für Heilpraktiker offenen Homöopathie-Organisationen in Deutschland besteht ein Konsens, dass es sinnvoll ist, eine Ausbildung zu absolvieren, die den Qualitätskriterien der Stiftung Homöopathie Zertifikat (www.homoeopathie-zertifikat.de) oder der Qualitätskonferenz des Bund Klassischer Homöopathen Deutschlands (QBKHD; www.bkhd-zweckbetrieb.de) entspricht.

#### Staatliche Prüfung

Die beiden Berufsgruppen, denen die Ausübung der klassischen Homöopathie erlaubt ist, sind der Arzt oder der Heilpraktiker. Während Ersterer ein Hochschulstudium absolvieren muss, legt der Heilpraktiker vor dem für ihn zuständigen Gesundheitsamt eine Überprüfung ab. Durch eine freiwillige Zertifizierung bei den beiden oben genannten Qualitätsorganen dokumentiert der Therapeut eine qualifizierte Aus- und regelmäßige fachliche Weiterbildung.

#### Steuerbefreit gemäß welcher Grundlage

Sowohl beim Arzt als auch beim Heilpraktiker handelt es sich um eine freiberufliche Tätigkeit.

## Therapiedauer

Die Dauer der Behandlung variiert von Patient zu Patient und ist auch von der vorliegenden Pathologie abhängig, so dass Erfahrungswerte nur in Bezug auf den konkreten Einzelfall angegeben werden können. Ein wesentlicher Faktor ist der Zeitraum, in welchem die Erkrankung schon besteht, wobei bei chronischen Erkrankungen auch die Vorgeschichte hinzuzurechnen ist.

Am Behandlungsbeginn steht ein ausführliches Erstgespräch, dessen Dauer bei Erwachsenen ca. 1–2,5 Stunden und bei Kindern je nach Alter ca. 1–1,5 Stunden beträgt. Danach finden, meist mit zunehmendem Abstand, Folgegespräche von ca. 0,5–1 Stunde statt. Bei einer chronischen Erkrankung ist im Jahr mit 4–10 Folgeterminen zu rechen.

## Kosten und Kostenübernahme

Die Kosten der Behandlung sind regional unterschiedlich. Eine vom VKHD durchgeführte Umfrage unter homöopathisch praktizierenden Heilpraktikern im Jahre 2008 ergab folgende Durchschnittswerte:

**Erstanamnese bei chronischer Erkrankung von**

| | |
|---|---|
| Erwachsenen: | 140,- EUR |
| Kinder 7. bis 14 Lj.: | 110,- EUR |
| Kinder bis 6 Lj.: | 102,- EUR |

**Folgeanamnese von**

| | |
|---|---|
| Erwachsenen | 49,- EUR |
| Kinder 7. bis 14 Lj. | 44,- EUR |
| Kinder bis 6 Lj. | 44,- EUR |

**Erstanamnese in akutem Krankheitsfall**

| | |
|---|---|
| Erwachsene: | 65,- EUR |
| Kinder 7. bis 14 Lj.: | 56,- EUR |
| Kinder bis 6 Lj.: | 54,- EUR |

Natürlich steht es jedem Therapeuten frei, eigene Preistabellen für die von ihm erbrachten Leistungen zu erstellen. Der Patient sollte sich in jedem Fall vor Behandlungsbeginn über die möglichen Kosten informieren.

**Werden die Kosten durch die Krankenkassen übernommen?**

Da Heilpraktikerleistungen nicht im Sozialgesetzbuch V berücksichtigt sind, erstatten nur private Versicherungen oder private Zusatzversicherungen, und auch hier in sehr unterschiedlicher Weise, diese Leistungen. Derzeit erstatten auch die meisten Beihilfestellen Heilpraktikerleistungen.

## Vorteile

Die klassische Homöopathie eignet sich aufgrund ihres ganzheitlichen Ansatzes ausgezeichnet als Monotherapie. Sie ist in der Lage, dem Patienten zu einem insgesamt und dauerhaft besseren Gesundheitszustand zu verhelfen. Vor allem in der langfristigen Anwendung erweist sie sich als wirksame, sichere und kostengünstige Therapie[1].

## Nachteile und mögliche Nebenwirkungen

Der mangelnde Schutz der Homöopathie im Sinne einer einheitlichen Definition hat zu einer großen Reihe von Angeboten mit ähnlichen Bezeichnungen und damit in der Öffentlichkeit zu einer gewissen Verwirrung geführt. Eine der Aufgaben von Qualitätsinitiativen wie der SHZ oder der QBKHD (siehe „Voraussetzungen") ist, dieser Verwirrung durch positiv definierte, jedoch nicht einschränkend formulierte Standards entgegenzuwirken.

Bei Tiefpotenzen mögliche allergische Reaktionen auf homöopathische Arzneimittel sind durch die Wahl einer ausreichend hohen Potenz zu vermeiden. Hier gilt das Prinzip der individuellen Potenz- und Dosisanpassung.

Darüber hinaus können bei der Anwendung der Arzneimittel in der Homöopathie lediglich sogenannte arzneistoffspezifische dosisabhängige Nebenwirkungen beobachtet werden. Dies kommt praktisch so gut wie nicht vor, da die Anwendung ausreichender Potenzhöhen und kleinster Arzneigaben, individuell angepasst, sicherstellen, dass nur die gewünschten Wirkungen der Arznei wirksam sind.

## Ausbildungen und Qualifikationen

### Dauer

Eine an den Richtlinien der SHZ oder der QBKHD ausgerichtete Ausbildung dauert in der Regel 2–3 Jahre.

### Kosten

Die Kosten belaufen sich auf ca. 5.500,- bis 6.500,- EUR.

---

[1] Bornhöft / Matthiessen, „Homöopathie in der Krankenversorgung – Wirksamkeit, Nutzen, Sicherheit und Wirtschaftlichkeit", Verlag für Akademische Schriften, Frankfurt 2006

**Qualifikationen**
Abgeschlossene Heilpraktikerausbildung oder Medizinstudium; Zertifizierung durch SHZ oder QBKHD auf freiwilliger Basis.

## Therapeuten „Homöopathie"

**Elisabeth Legeland**
Im Haderheck 1a, 61462 Königstein
Tel.: 06174 / 935190
post@heilpraktikerin-koenigstein.de
www.heilpraktikerin-koenigstein.de

**Zentrum der interaktiven Medizin**
Kommunikative Hypnose nach Susan Fischer
Praxis Susan Fischer
Tel.: 0711 / 732421
**Heilkundliche GmbH**
Tel.: 0711 / 7355133
Am Wallgraben 99, 70565 Stuttgart
info@interaktive-medizin.de
www.interaktive-medizin.de

**Tierheilpraxis für Hund + Katz**
Petra Stein
80336 München
Tel.: 089 / 5380763
www.tierheilpraxis-stein.de

**Naturheilpraxis**
**Susanne Wüstner, Heilpraktikerin**
Planegger Str. 18, 82110 Germering
Tel.: 089 / 998299-131
www.praxiswuestner.de

**Dr. med. Manfred Doepp**
Integrale Medizin
Schmiedgasse 33
9100 Herisau (CH)
„Holistic Center"

## Ausbildung „Homöopathie"

**Zentrum der interaktiven Medizin**
Kommunikative Hypnose nach Susan Fischer
Praxis Susan Fischer
Tel.: 0711 / 732421
**Heilkundliche GmbH**
Tel.: 0711 / 7355133
Am Wallgraben 99, 70565 Stuttgart
info@interaktive-medizin.de
www.interaktive-medizin.de

**VKHD e. V.**
**Verband klassischer Homöopathen Deutschlands e. V.**
Wagnerstrasse 20, 89077 Ulm
Tel.: 0731 / 407722-0, Fax: 0731 / 407722-40
office@vkhd.de, www.vkhd.de

# Kinesiologie

## Entwicklung

Kinesiologie (griechisch: „kinesis“ = Bewegung und „logos“ = Lehre) ist die Lehre von der Bewegung. Entsprechend der Triade der Gesundheit nach der Definition der WHO, die Gesundheit definiert als das Gleichgewicht zwischen Körper, Geist und Seele, versteht die Kinesiologie sich als die Lehre von der Bewegung und Balance auf der körperlichen, seelischen und geistigen Ebene.

Basierend auf den neurophysiologischen Muskeltests von Kendall und Kendall entwickelten die Chiropraktiker Dr. George J. Goodheart und Dr. John F. Thie die Kinesiologie.

Dr. George J. Goodheart ist seit Anfang der 1960er-Jahre der Vater der Applied Kinesiology für Ärzte.

In Zusammenarbeit mit ihm erarbeitete Dr. John F. Thie die vereinfachte, strukturierte Version „Touch for Health“. 1973 erschien das grundlegende Werk, das sich rasch weltweit verbreitete und 42 Muskeln testet. Es berücksichtigt die Elemente der Chinesischen Elementenlehre mit ihrem Symptomen und Emotionen sowie die Korrekturen der neurovaskulären, neurolymphatischen und muskulären Zonen und Meridianverläufen. Gesund durch Berühren ist die Grundlage für alle kinesiologischen Richtungen.

Daraus entwickelte Gordon Stokes später zusammen mit Daniel Whiteside das „Three in One Concepts“ mit dem Schwerpunkt auf der emotionalen Ebene. Bekannt sind u. a. das Verhaltensbarometer in Verbindung mit der Lebensreferenzlinie und die Struktur-Funktionszeichen des Gesichtes. So kann in der Einzelarbeit die Ursache und Korrektur bei persönlichen Problemen eingesetzt werden.

Anfang der 1980er-Jahre Jahre entstand die „Educational Kinesiology“ mit „Brain Gym“. Dr. Paul Dennison, ein Pädagoge, und seine Frau Gail nutzten die Basistechniken aus dem „Touch for Health“ und erweiterten diese mit einem Screening-Programm zur Erfassung der basalen Lernfunktionen und ihre Korrekturen mit „Brain Gym-Übungen“ sowie die Arbeit mit Zielen. Diese Ziele werden aus dem Problem des Klienten als Lösung nach bestimmten Kriterien entwickelt. Der Klient führt spezifische Übungen durch, die ihn bei der Erreichung dieser Ziele unterstützen. Für die kognitiv-mentale Ebene speziell bei Lernpro-

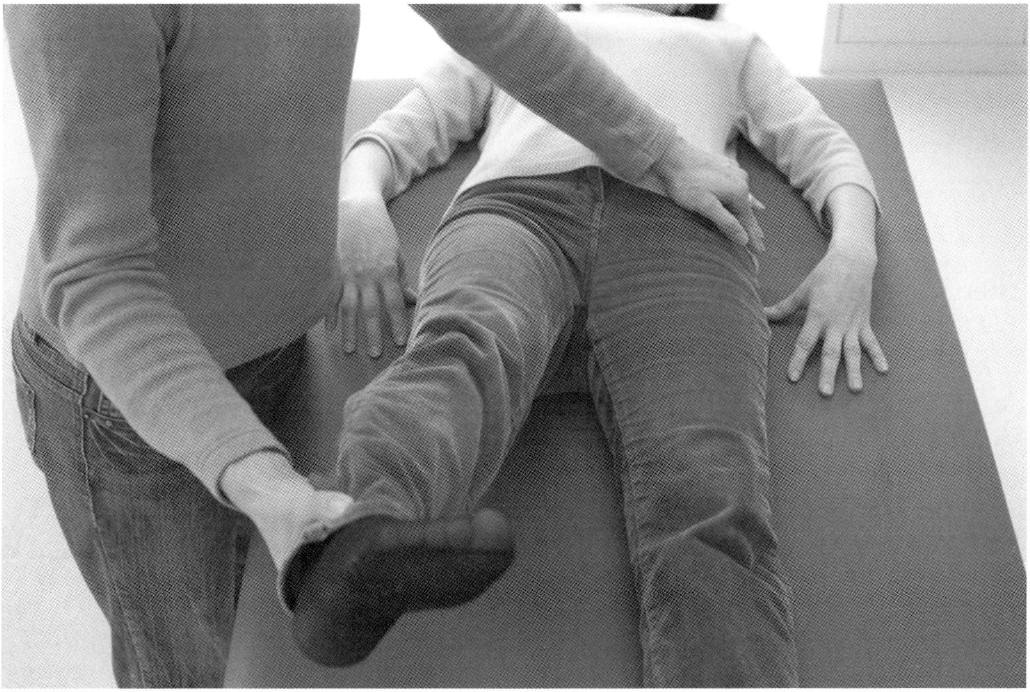

blemen ist dieses eine sehr wirksame Methode. Diese Methode ist gut geeignet für die Gruppenarbeit im Kindergarten und in der Schule und hat sich deshalb weltweit etabliert.

Im gleichen Zeitraum erforschte Frank Mahony die Auswirkungen von hypertonen Muskeln sowie die Integration der Reflexe besonders bei Sportlern sowie ihre Auswirkungen auf das Lernen. Es entstand die Methode „Hyperton X".

Ebenfalls zu dieser Zeit waren Dr. Bruce Dewe und seine Frau Joan mit Kinesiologie im medizinischen Kontext intensiv befasst. Sie sammelten und entwickelten wirksame Techniken, die über die Finger-Modi ein effektives, sehr schnelles Suchprogramm darstellen. „Das PKP System" (Practical Kinesiology Provider System) umfasst u. a. die strukturelle, biochemische, emotionale, spirituelle und energetische Ebene.

Wayne Topping untersuchte Anfang 1989 die Wirkung von Stress auf den Körper, basierend auf den Erkenntnissen von Hans Selye, dem Stressforscher. Stress Release wurde von Wayne Topping entwickelt als eine sehr wirksame Methode mit einfachen Techniken zur Reduzierung von Stress.

Angst und das Negative Selbst beeinflussen Menschen sehr anhaltend und blockieren die Ressourcen. Dieses stellte Andrew Verity mit seinem System Neuro-Training Mitte der 1980er Jahre dar. Er ordnete den Augenstellungen bestimmten Gehirnfunktionen zu und setzt dieses Wissen ein, um den Menschen mit subtilen Techniken zu balancieren und erweiterte das Verhaltensbarometer.

## Theoretische Grundlagen

Allen Methoden gemeinsam ist das Indikator-Muskeltesten, d. h. dass ein Muskel stellvertretend Stressoren sondiert, die das Energiefeld des Menschen schwächen und damit den Muskeltonus verringern, so dass der Indikatormuskel auf leichten Druck nachgibt. Dieses dient der Ursachenfindung, ob visuelle, auditive, mentale, emotionale, körperliche usw. Reize negativ auf den Menschen einwirken.

## Indikationen

Grundsätzlich gilt nach dem ganzheitlichen Ansatz, dass Gesundheit die Regulationsfähigkeit ist, um auf äußere und innere Reize zu reagieren und die Balance im Energiefeld herzustellen. Schwächungen führen zu Störungen, Symptomen und Krankheiten. So sind die verschiedenen Richtungen der Kinesiologie geeignet, um auf der körperlichen, mental-kognitiven und seelisch-emotionalen Ebene ausgleichend zu wirken. Das indikationsbezogene Vorgehen kann von Medizinern und Heilpraktikern eingesetzt werden, indem es mit Testsätzen von Nosoden, Organpräparaten, Phytotherapeutika, Homöopathie u. s. w. erweitert wird. Kinesiologie lässt sich gut mit anderen Möglichkeiten wie Neuraltherapien, Bioresonanz, Bach-Blüten u. a. kombinieren.

## Kontraindikationen

Ohne bewusste Einwilligung über den Indikator-Muskeltest darf nicht gearbeitet werden. Akute Krankheitsbilder z. B. Koliken, hohes Fieber, Frakturen, Blutungen, suizidale Gefährdung und Rauschzustand sind sofort weiterzuleiten an einen Arzt.

Bei Schwangeren sind Fremdberührungen im Bauchbereich zu unterlassen. Traumatische Erlebnisse sollten in dieser Zeit nicht bearbeitet werden.

Wenn nach drei bis fünf Interventionen keine positive Veränderung zu bemerken ist, eignet sich die Methode für dieses Problem nicht oder Anwender und Klient passen nicht zusammen.

## Therapieart

Kinesiologie wird als lösungsorientierter Ansatz genutzt. Im Brain Gym wird mit Zielen und Übungen, die das Gehirn aktivieren, gearbeitet.

Im Gesund durch Berühren wird die körperliche Berührung und Massage genutzt.

Negative Erinnerungen, die auf der Lebensreferenzlinie Spuren hinterlassen haben, werden in der Emotionalen Kinesiologie mit ausgetesteten Interventionen positiv verändert.

## Therapieform

Über den Indikatormuskel als roter Faden werden u. a. das zielgerichtete Gespräch, Imagination, Körperhaltungen, Berührungen usw. eingesetzt.

## Voraussetzungen

### Patient

Der Patient sollte offen sein für neue Erfahrungen, kooperativ die Erkenntnisse umsetzen und bereit sein, seine Denk- und Verhaltensweisen zu verändern. In der Regel erhält der Patient Anweisungen, die er zwischen den Terminen umsetzt, so dass alte Muster abgelegt und neue Möglichkeiten integriert werden.

### Therapeut

Der Anwender der Methode sollte sicher sein in der Umsetzung des Gelernten. Er sollte wie der Patient offen und empathisch sein für neue Erfahrungen, so dass Veränderungen möglich sind. In der Kinesiologie wird – wenn möglich – nach der Ursache geforscht und nach Lösungsmöglichkeiten gesucht.

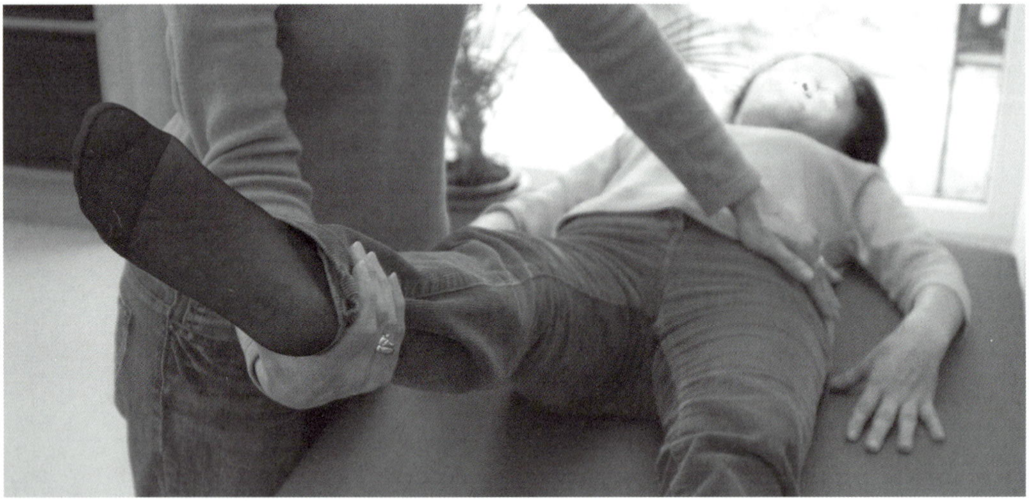

**Steuerbefreit gemäß welcher Grundlage**
Steuerbefreit nach dem Umsatzsteuergesetz § 4 Absatz 14 A, wenn ein Heilpraktiker oder Arzt Kinesiologie einsetzt.

## Therapiedauer

Grundsätzlich gilt, dass Krankheiten bzw. Probleme sehr individuell sind. So ist auch die Therapie bzw. Intervention sehr individuell.

Die Spanne der Anzahl der Sitzungen reicht vom einmaligen bis zum regelmäßigen Termin, die Dauer von 20 Minuten bis 2 Stunden. Als Durchschnitt der Sitzungsdauer werden 45–60 Minuten angegeben.

## Kosten und Kostenübernahme

Je nach Grundqualifikation, Umfang der Ausbildung und Lage der Praxis (größere Praxis in teuren Stadtgebieten oder kleine Landpraxis) schwanken die Angaben für 45 Minuten von 30,- bis 100,- EUR.

**Werden die Kosten durch die Krankenkassen übernommen?**
Grundsätzlich erstatten gesetzliche Krankenversicherungen keine kinesiologischen Behandlungen. Private Krankenkassen erstatten je nach Police den einfachen Satz der Gebühren-

ordnung der Heilpraktiker von 1986 über Analogziffern (zum damaligen Zeitpunkt gab es noch keine Kinesiologie in Deutschland).

## Vorteile

In der Regel findet der Anwender über den Indikatormuskel die Ursache der Erkrankung bzw. der Probleme. Die Interventionen sind angenehm, tiefgreifend und wirken schnell – manchmal sofort und nachhaltig. Der Klient ist am Geschehen beteiligt und erkennt selbst sofort die Ursache und die Wirkung. Dadurch entsteht Compliance. Der Klient wird zum Selbst- und Weitermachen aktiviert.

## Nachteile und mögliche Nebenwirkungen

Nachteile der Methode sind keine bekannt.

**Nebenwirkungen**
Es können Erstreaktionen auftreten, z. B. Müdigkeit, Schnupfen, Durchfall bzw. Aktivierung der bestehenden Symptome, die sehr unangenehm für den Klienten sein können – aber sie sind ein positives Zeichen, dass der Körper, Geist und Seele noch im reaktionsfähigen Status sind und das Problem bewältigt werden kann. Nach drei bis fünf Tagen sind diese Erstreaktionen in der Regel verschwunden.

## Ausbildungen und Qualifikationen

Mit einem Grundberuf – z. B. Erzieher, Lehrer, Psychologe, Sozialpädagoge, Ergotherapeut, Physiotherapeut, Logopäde, Arzt oder Heilpraktiker – ist es möglich, die Kinesiologie als Methode einzusetzen. Der Europäische Verband für Kinesiologie e. V. hat einen modularen 3-jährigen Ausbildungsberuf geschaffen mit den Schwerpunkten Gesundheitsfördernde Kinesiologie, Lernfördernde Kinesiologie, Lebensberatende Kinesiologie, Sport- und Wellness-Kinesiologie.

Das Regierungspräsidium Darmstadt hat der Internationalen Kinesiologie Akademie bescheinigt, dass die dreijährige Ausbildung in Kinesiologie berufsvorbereitend ist und der beruflichen Aus- und Fortbildung dient.

Die Internationale Kinesiologie Akademie ist vom Land Nordrhein-Westfalen im Projekt „Bildungsscheck" mit allen Kursen anerkannt.

Die Internationale Kinesiologie Akademie ist vom Land Rheinland-Pfalz als Weiterbildungseinrichtung im QualiScheck-Verfahrens akkreditiert.

Die Internationale Kinesiologie Akademie ist geprüftes Mitglied in „Weiterbildung Hessen e. V. – Qualität in der hessischen Weiterbildung". Damit ist sie für den Qualifizierungsscheck Hessen zugelassen.

**Teile des Kursangebotes der Internationalen Kinesiologie Akademie werden anerkannt von:**
Die Deutschen Heilpraktikerverbände (DDH), Kultusministerium Thüringen, Kultusministerium Sachsen, Kultusministerium Rheinland-Pfalz, Europäischer Verband für Kinesiologie e. V. (EVfK), Freie Gesundheitsberufe, Dachverband für freie beratende und Gesundheit fördernde Berufe e. V.

Ab dem Wintersemester 2011 gibt es einen Studiengang an der Steinbeis-Hochschule GmbH zum Bachelor Komplementärtherapie (Kinesiologie).

**Kosten**
Ab 215,- EUR pro Grundkurs. Mehrtägige Kurse kosten entsprechend mehr.

**Qualifikationen**
Keine Voraussetzungen, da von den Urhebern die Kinesiologie gedacht war als Hilfe zur Selbsthilfe. Der Anwender der Methode sollte sicher sein in der Umsetzung des Gelernten. Er sollte, wie der Patient, offen und empathisch sein für neue Erfahrungen, sodass Veränderungen möglich sind. Wenn für die kinesiologische Intervention Geld verlangt und in der Öffentlichkeit geworben wird, muss der Anwender aus dem Stand des sicheren Könnens handeln. Dieses erwirbt er, wenn er die drei-jährige modulare Ausbildung absolviert. Hat der Anwender bereits einen Grundberuf im Gesundheitsbereich, ist es notwendig, dass er in der Methode, die er einsetzt, eine Prüfung ablegt und im Praktikerkurs die praktische Umsetzung der Theorie dargelegt hat.

Seit 2011 ist es möglich, das Studium „Bachelor Komplementärtherapie (Kinesiologie)" zu absolvieren. Dieser duale Studiengang umfasst 1/3 praktische Arbeit, 1/3 Theorie und 1/3 wissenschaftliches Arbeiten und Forschen sowie eine schriftliche Abschlussarbeit.

## Therapeuten „Kinesiologie"

**Naturheilpraxis Jutta Schürmeyer**
Kötherkamp 59a, 31228 Peine
Tel.: 05171 / 9889158
info@heilweisen.net
www.heilweisen.net
www.freies-bewusstsein.de

**Naturheilpraxis Annette Lartey**
Frankfurter Str. 7, 61118 Bad Vilbel
Tel.: 06101 / 500947
praxis@annette-lartey.de
www.annette-lartey.de

**Naturheilpraxis Waltraud Altvatter**
Kapellenstr. 10, 63691 Ranstadt
Tel.: 06041 / 5356

**Claudia von Hain**
Praxis für Physiotherapie und
lebensberatende Kinesiologie
Ringstr. 9, 65824 Schwalbach
Tel.: 06196 / 83428
vonhain@web.de
www.kinesiologie-verband.de

**relax & smile**
Sanfte Kieferorthopädie
Dr. Marie-Catherine Klarkowski
Albert-Rosshaupter-Str. 73
81369 München
Tel.: 089 / 7692398
www.relaxandsmile.de

**Heilpraktikerin Nadja de Candido**
Gesundheitsfördernde Kinesiologin Stufe 3
Dorfstr. 24, 97199 Ochsenfurt
Tel.: 09865 / 941388
www.nadjadecandido.de

**Dr. med. Manfred Doepp**
Integrale Medizin
Schmiedgasse 33, 9100 Herisau (CH)
„Holistic Center"

## Ausbildung „Kinesiologie"

**Internationale Kinesiologie Akademie**
Ingeborg L. Weber MSc
Cunostr. 50-52, 60388 Frankfurt-Bergen
Tel.: 06109 / 723941, Fax: 06109 / 723942
info@kinesiologie-akademie.de
www.kinesiologie-akademie.de

**Kinesiologieschule Mandiro Ordyniak**
Stubenrauchstr. 22, 12161 Berlin-Steglitz
Tel.: 030 / 7911641
Kinschu@web.de
www.kinesiologieschule.de

# Klangmassage (nach Peter Hess)

## Entwicklung

Peter Hess hat die Klangmassage in den 1980er-Jahren entwickelt. Auf der Suche nach alternativen Heilmethoden unternahm er zahlreiche Reisen nach Indien, Nepal und Tibet. Erlebnisse bei traditionellen Heilern und Beobachtungen bei den Newar, der ältesten Volksgruppe im Kathmandutal, ließen ihn die große Bedeutung der Klänge im traditionellen Heilwesen erkennen. Peter Hess erfuhr auf seinen Reisen die starke Wirkungsweise von Klängen am eigenen Leib.

Wieder zurückgekehrt in Deutschland, gab er sein neu erworbenes Wissen und seine Erfahrungen zunächst in Vorträgen weiter. In Nepal hatte er die Klangschalen kennen gelernt und die Idee entwickelt, dass sie ein ideales Medium sein müssten, um die heilsame Wirkung der Klänge für die Menschen im Westen erfahrbar zu machen. Die Idee fand schnell Realisierung in ersten Seminaren und die positiven Ergebnisse führten zu einer raschen Weiterentwicklung seiner Methode. Es entwickelte sich ein flexibles System aus Rückmeldungen aus der Praxis und Weiterentwicklung der Methode – denn wie der Klang selbst, so sind auch die Klangmassage und die darauf basierenden Peter Hess-Klangmethoden in ständiger Bewegung und Entwicklung.

Heute wird die Peter Hess-Klangmassage vor allem in Pädagogik, Beratung, Therapie und Medizin erfolgreich eingesetzt. Das umfangreiche Aus-, Fort- und Weiterbildungsangebot des Peter Hess Institutes spiegelt die zahlreichen Möglichkeiten des professionellen Einsatzes von Klangmassage und Klangschalen wider. Dieses Angebot ermöglicht eine berufliche Kompetenzerweiterung im Einsatz der Klänge auf hohem Niveau.

## Theoretische Grundlagen

Der Klangmassage liegen uralte Erkenntnisse über die Wirkung von Klängen zugrunde, die schon vor über 5.000 Jahren in der indischen Heilkunst Anwendung fanden. In der östlichen Vorstellung entstand der Mensch aus Klang, ist also Klang. Nur der mit sich und seiner Umwelt in Ein-Klang lebende Mensch ist demzufolge in der Lage, sein Leben frei und kreativ zu gestalten.

Die Peter Hess-Klangmassage versteht sich in erster Linie als ganzheitliche Entspannungsmethode. In der Hand einer entsprechend ausgebildeten Fachkraft kann sie aber auch in Pädagogik, Beratung, Therapie und Medizin gezielt und effektiv zum Einsatz kommen.

Die Peter Hess-Klangmethoden zielen dabei stets auf die Stärkung des Gesunden und gut Funktionierenden (vgl. Ansatz der Salutogenese). Die starke Lösungs- und Ressourcenorientierung dieser Methoden richtet den Fokus immer auf den ganzen Menschen mit all seinen Fähigkeiten und seinem Wissen – auch wenn ihm diese Ressourcen in manchen Lebenslagen nicht zugänglich sind. Tempo, Intensität und Wegrichtung in den Klangsitzungen ergeben sich immer in Abstimmung auf die Bedürfnisse des Klienten – er weiß (im Innersten) am besten, was für ihn gut ist (vgl. Menschenbild der humanistischen Psychologie). Ein wichtiges Grundprinzip ist dabei: Weniger ist mehr!

Aus den jahrzehntelangen Erfahrungen aus der Praxis lassen sich folgende Wirkmerkmale zusammenfassen:

- Ganzheitliche Methode – spricht Körper, Seele und Geist an
- Gibt umfassendes Klangangebot durch die vielfältigen obertonreichen, harmonischen und natürlichen Klänge der Klangschalen
- Bewirkt tiefe Entspannung
- Stärkt das ursprüngliche Vertrauen des Menschen
- Erleichtert das Loslassen
- Trägt zur Gesundheitsförderung bei durch Harmonisierung, Regenerierung und Vitalisierung
- Unterstützt und verbessert die Körperwahrnehmung
- Ermöglicht Zugang und Nutzung eigener Ressourcen
- Stärkt Selbstbewusstsein, Kreativität, Schaffenskraft und Motivation.

Die Wirkung der Klänge ist dabei sehr komplex. Auch wenn die Methode auf den ersten Blick sehr einfach erscheint, bedarf ihr Einsatz eines fundierten Wissens rund um die Wirkung der Klänge und Selbsterfahrung, um sie individuell, gezielt und sicher zum Wohle des Klienten anwenden zu können.

## Indikationen

Stress macht anfällig für Krankheiten und beeinträchtigt die Lebensqualität. Unsere innere Harmonie wird empfindlich gestört – wir kommen aus dem Gleichgewicht. Hier setzt die

Peter Hess-Klangmassage als eine wirksam gesundheitsfördernde Entspannungsmethode an. Sie wird eingesetzt von der Geburtsvorbereitung bis zur Sterbebegleitung.

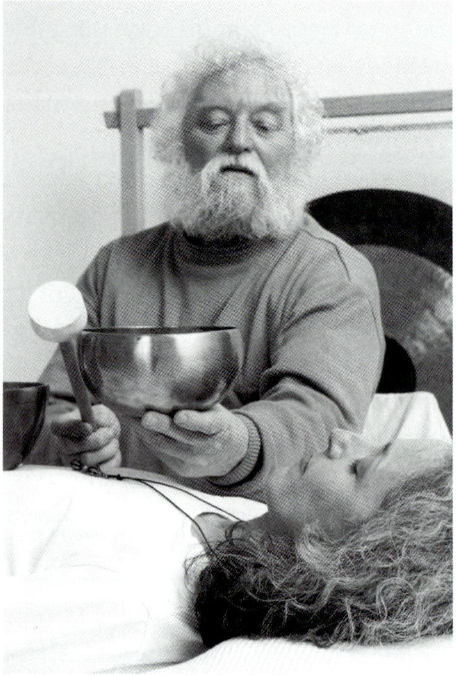

Mit der Klangpädagogik wurde eine Weiterbildung entwickelt, die für den Einsatz der Klangmassage in vielen pädagogischen Feldern qualifiziert.

## Kontraindikationen

Die Klangmassage versteht sich in erster Linie als Methode der Entspannung und Gesundheitsförderung. Daher gelten für sie grundsätzlich dieselben Vorbehalte, wie sie für alle Entspannungsverfahren gelten. Sie darf bei diagnostizierten Erkrankungen ausschließlich von einer Fachkraft aus Heil- und Heilfachberufen angewendet werden. Natürlich kann die Klangmassage bei kranken Menschen unterstützend und ergänzend als Entspannungsmethode zum Einsatz kommen. Jedoch darf die erfahrene Klangmassagepraktikerin ohne einschlägige Berufsausbildung eine solche begleitende Klangmassage nur in Absprache mit dem behandelnden Arzt oder Therapeuten (Vorliegen der „Unbedenklichkeitserklärung") durchführen. Dabei ist besondere Achtsamkeit geboten. Besonders problematische Anwendungsbereiche können sein: Hypotonie, Asthma, Herzrhythmusstörungen, akute Migräneattacken, Krankheiten mit gestörtem Realitätsbezug (Wahnerleben, Halluzinationen z. B. bei Psychosen), starke Depressionen.

## Therapieart

Die Peter Hess-Klangmassage ist eine ganzheitliche Entspannungsmethode für alle Interessierten, die eine wohltuende und regenerierende Entspannung wünschen. Als eine starke lösungs- und ressourcenorientierte Methode richtet sie den Fokus immer auf den ganzen Menschen mit all seinen Fähigkeiten und seinem Wissen – auch wenn ihm diese Ressourcen in manchen Lebenslagen nicht zugänglich sind. Tempo, Intensität und Verlauf in den

Klangsitzungen ergeben sich immer in Abstimmung auf die Bedürfnisse der Klienten. Es geht weniger um ein zielgerichtetes Handeln als vielmehr um die achtsame und liebevolle Begleitung der Klienten auf ihrem individuellen Weg der Persönlichkeitsentwicklung, des Wachstums oder der Heilung.

## Therapieform

Mit den Klängen der Klangschalen und dem Klangmassage-Setting werden Angebote für ein Resonanzgeschehen gemacht. Die Klangschwingungen stellen ein physikalisches und emotionales Resonanzangebot an den Menschen dar. Dabei sind es immer die Klienten, die entscheiden, ob und womit sie in Resonanz treten möchten oder nicht. Der Klangmassagepraktiker macht nur ein Angebot – die Klienten entscheiden damit in eigener Verantwortung.

## Voraussetzungen

Die Klangmassagepraktiker müssen die Grundausbildung (86 Unterrichtsstunden) für die Peter Hess-Klangmassage beim Peter Hess Institut absolviert haben.

## Therapiedauer

Für Stressabbau und Förderung der Gesundheit können acht bis zehn Behandlungen im ein- oder zweiwöchigen Rhythmus ausreichen. Eine Peter Hess-Klangmassage dauert etwa 45 Minuten, mit Vor- und Nachgespräch etwa eine Stunde.

## Kosten und Kostenübernahme

Die Kosten für eine Klangmassage liegen zwischen 40,- und 60,- EUR pro Stunde.

**Werden die Kosten durch die Krankenkassen übernommen?**
Die Kosten sind in der Regel privat zu bezahlen.

## Vorteile

Im Gegensatz zu einer klassischen Massage kommt es bei der Klangmassage zu keiner direkten körperlichen Berührung zwischen Klangmassagepraktiker und den Klienten. Bei der Klangmassage erfolgt die Massage über das Medium Klangschale bzw. deren Klangschwingungen, denn bei der Klangmassage werden Klangschalen auf den bekleideten Körper aufgestellt und durch sanftes Anschlegeln in Schwingung versetzt.

## Nachteile und mögliche Nebenwirkungen

Es sind keine Nachteile bekannt.

**Nebenwirkungen**
Die Klangmassage wird fast immer als entspannend und wohltuend empfunden. Manchmal kann es allerdings vorkommen, dass es bei der ersten Klangmassage auch zu unangenehmen Reaktionen kommen kann (vgl. hierzu auch „Erstverschlimmerung" in der Homöopathie). Es handelt sich hierbei häufig um entspannungsbedingte Reaktionen, die i. d. R. nach kurzer Zeit wieder verschwinden.

## Ausbildungen und Qualifikationen

**Dauer**
Die Grundausbildung basiert auf dem einheitlichen Curriculum der Peter Hess-Klangmassage und umfasst 86 Unterrichtsstunden zu je 45 Minuten. Vor dem Abschlussseminar müssen drei Ausbildungsklangmassagen nachgewiesen werden, die bei dafür autorisierten Klangmassagepraktikern genommen wurden. Nach Abschluss erhalten die Teilnehmerinnen und Teilnehmer ein Zertifikat, das zur professionellen Anwendung der Peter Hess-Klangmassage im Rahmen der gesetzlichen Bestimmungen berechtigt.

**Kosten**
Die Kursgebühren für die Grundausbildung betragen zwischen 965,- EUR (siebentägige Intensivausbildung plus Abschlussseminar mit Supervision) und 1.030,- EUR (drei mehrtägige Seminare plus Abschlussseminar mit Supervision).

**Qualifikationen**

Viele Teilnehmer setzen die Peter Hess-Klangmassage zusätzlich und erweiternd in ihrem bestehenden Berufsfeld ein. Besonders interessant kann die Ausbildung aber auch für diejenigen sein, die sich ein völlig neues und sich selbst bereicherndes Berufsbild schaffen möchten.

## So sieht das in der Praxis aus

Stark vereinfacht gesagt, werden bei einer Klangmassage Klangschalen auf den bekleideten Körper aufgestellt und behutsam angeschlagen. Die sanften und harmonischen Klänge werden über das Gehör aufgenommen und führen schnell in eine tiefe Entspannung. Die rhythmischen Klangschwingungen übertragen sich auf den Körper und erzeugen eine feine Vibration, die oft wie eine Art „Massage" beschrieben wird. Die Basis-Klangmassage hat einen klar strukturierten und vorgegebenen Ablaufplan. Weitere Elemente können im Laufe einer Behandlung hinzukommen. Vor und nach der Klangmassage findet jeweils ein Gespräch statt, indem die Klienten die Möglichkeit haben, ihre Empfindungen und Wünsche mitzuteilen.

Während einer Klangmassage entsteht eine Atmosphäre von Sicherheit und Geborgenheit, in der es möglich ist loszulassen – loszulassen von Stress, Ängsten, Sorgen, Zweifeln und ähnlichen Gefühlen, die sich negativ auf unsere Gesundheit auswirken. In dieser wohltuenden Atmosphäre können wir wieder in Kontakt mit unseren Bedürfnissen, unserer „inneren Weisheit" kommen. Wir erleben unseren Körper in einem wohligen Gefühl – nehmen ihn vielleicht seit längerer Zeit erstmals wieder bewusst wahr. Die oft kreisenden Gedanken kommen zur Ruhe und unsere Seele erfährt Raum zur Entfaltung. Dies sind zentrale Aspekte für eine Gesundheit im ganzheitlichen Sinne. Sie sind die Basis für die Gestaltung eines freudigen, selbstbestimmten und kreativen Lebens.

## Therapeuten „Klangmassage (nach Peter Hess)"

**Klang und Tanz**
**Gabriele Kampschröer**
Heimersfeld 18, 46244 Bottrop
Tel.: 0178 / 3593253
www.klangundtanz.de

**Dr. Reinhard Kobelt**
Kaiser-Friedrich-Promenade 82
61348 Bad Homburg
Tel.: 06172 / 6804936
mail@drkobelt.de

**Tibetan Healing Center GbR**
Anita Thinlay
Grandmaster Jorden Thinlay
Edelweißstr. 33, 82377 Penzberg
Tel.: 08856 / 8030544
tibetanhealing@t-online.de

## Ausbildung „Klangmassage (nach Peter Hess)"

**Peter Hess Institut**
Ortheide 29, 27305 Uenzen
Tel.: 04252 / 939809
info@peter-hess-institut.de
www.peter-hess-institut.de

# Low-Level-Laser-Therapie

## Entwicklung

Die Lasertherapie kann man ganz allgemein zu den Lichttherapien zählen, die bereits von Heilkundigen in der Antike angewandt wurden. Nachdem der Physiker Albert Einstein 1917 das Arbeitsprinzip für die stimulierte Strahlung allgemein formuliert hatte, begann eine umfangreiche wissenschaftliche Aktivität, um das Wesen der Photonenstrahlung zu klären.

So entwickelten Weber 1953 und Basov et al.1954 das Prinzip und das theoretische Fundament für die stimulierte Emission. Townes et al. 1954 konstruierten ein Gerät (Medium: Ammoniak und Gas), das eine stimulierte Emission abgeben konnte, aber für therapeutische Zwecke noch nicht geeignet war. Erst dem amerikanischen Physiker Maiman gelang 1960 in Kalifornien mittels des Rubinlasers die Herstellung der ersten Laserstrahlen, die aber noch zu kurze Impulse für eine Therapie aufwiesen. Bereits ein Jahr später wurde von Javan et al. ein therapiefähiges Gerät (Medium: Helium-Neon) vorgestellt.

Danach erfolgten weltweit zahlreiche klinische Untersuchungen, um den biologischen Einfluss der Laserstrahlung auf die verschiedenen Gewebestrukturen zu erforschen. Keyes et al. gelang 1962 die Konstruktion eines Halbleiterdiodenlasers (Medium: Gallium-Arsenid), der in den folgenden Jahren eine stetige Weiterentwicklung erfahren konnte. In Europa begann bereits 1963 Mester in Ungarn mit großem Erfolg die therapeutische Anwendung der Laserstrahlen bei schlecht heilenden Wunden. 1971 stellten Solon und Gould in den USA eine erste Indikationsliste vor, die bereits eine relativ breite Anwendung vorsah. In Europa wurde jedoch die Lasertherapie erst nach 1980 als Behandlungsmethode in den verschiedensten Fachdisziplinen eingeführt.

## Theoretische Grundlagen

Der Begriff Laser ist ein Akronym und setzt sich aus den Anfangsbuchstaben der englischen Fachbezeichnung „**L**ight **A**mplication by **s**timulated **E**mission of **R**adiation" (= Lichtverstärkung durch angeregte Aussendung von Strahlen) zusammen. Dieser physikalisch-technische Vorgang kann erreicht werden, weil Atome bestimmter Medien in der Lage sind, sich durch eine zugeführte Energie anregen zu lassen. Dabei wird im Lasergerät einem aktivierbarem Medium (Kristall, Flüssigkeit, Gas u. a.) eine so genannte Pumpenenergie (Wärme,

Strom o. ä.) zugeführt, die die Elektronen dieser Atome aufnehmen und damit ein höheres Energieniveau erreichen. Das hat zur Folge, dass sie auf eine vom Atomkern etwas entfernte Elektronenbahn springen müssen, die einen höheren Energiezustand erfordert. Diese Konstellation ist jedoch nicht stabil, so dass die angeregten Elektronen wieder auf ihre alte Bahn zurückspringen. Dabei geben sie die vorher aufgenommene Energie in Form einer Photonenstrahlung (Laserstrahlung) ab, was man auch als stimulierte Emission bezeichnet.

Diese Photonenstrahlung wird nun im Lasergerät mittels zweier Resonanzspiegel mehrfach reflektiert und damit verstärkt. Danach werden die Laserstrahlen durch den halbdurchlässigen Spiegel abgegeben.

Die Laserstrahlen sind allerdings in ihrer photobiostimulatorischen Wirkung nicht gleich, da die verschiedenen laseraktiven Medien, die die stimulierte Emission erzeugen können, Laserstrahlen mit einer speziellen Wellenlänge aussenden. Deshalb muss man beim Bau dieser Geräte laseraktive Medien auswählen, die ein therapeutisches Optimum erreichen können. Diese Wellenlängen reichen von dem roten sichtbaren Licht bis zum nahen infraroten Licht (630 bis 1.000 nm).

In den letzten drei Jahrzehnten haben sich aus Gründen der Handlichkeit und der vielfältigen Einsatzmöglichkeit zunehmend Lasergeräte mit Halbleiterdioden durchgesetzt, die als aktives Medium u. a. Gallium [Ga]-Arsenid [As] verwenden.

Diese Dioden erfordert nur eine Größe von ca. 1mm³, was die Einsatzfähigkeit wesentlich erweitert. Außerdem kann man mit diesen Laserdioden jede gewünschte Wellenlänge und Gerätestärke einstellen, was den vielfältigen Einsatz der Lasergeräte noch verbessert.

Im Gegensatz zum normalen Licht unterscheiden sich die Laserstrahlen physikalisch durch spezielle Eigenschaften:

- Sie sind monochromatisch, d. h. sie sind keine Mischstrahlung, sondern sie haben entsprechend des ausgewählten Lasermediums nur eine Wellenlänge und damit im Bereich des sichtbaren Lichtes nur eine Farbe.
- Sie sind kohärent, d. h. alle Wellenzüge haben die gleiche Amplitude, Phasenlage und Frequenz, was die Lichtintensität wesentlich verstärkt.
- Sie werden nur gering gestreut, d. h. die Strahlendivergenz ist klein, so dass sie eine hohe Energiedichte auf eine relativ kleine Fläche erreichen.
- Sie sind athermisch, d. h. sie entwickeln im bestrahlten Gewebe keine Wärme.

In der medizinischen Therapie werden für verschiedene Zielstellungen grundsätzlich zwei verschiedene Lasersysteme benutzt: Der Hochenergielaser (Hardlaser, High-Power-Laser) erreicht infolge seiner hohen Geräteleistung (ab 5 Watt aufwärts) eine große Energiedichte und bewirkt deshalb im Gewebe eine massive destruktive Zerstörung. Es kommt u. a. zu einer starken Gewebeerwärmung mit Eiweißdenaturierung, Dehydrierung, Thermolyse, Karbonisierung und Vaporisierung. Dieser Lasertyp wird deshalb in der Medizin ausschließlich u. a. für operative, onkologische und ästhetische Behandlungen eingesetzt.

Der Niederenergielaser (Softlaser, Low-Power-Laser, Low-Level-Laser) erreicht dagegen nur eine kleine Energiedichte, da die Geräteleistung zwischen 5 und 500 mW liegt. Diese Laserstrahlen sind durch die oben skizzierten physikalischen Eigenschaften charakterisiert und werden vorzugsweise für die Photobiostimulation genutzt. Diese Gerätesysteme finden zur Erweiterung des konservativen Therapiespektrums in vielen Fachgebieten ein zunehmendes Interesse.

**Photobiostimulation**

Mittels Laserstrahl konnten im menschlichen Gewebe Effekte (biochemisch, bioelektrisch, bioenergetisch u. a.) nachgewiesen werden, die klinisch für verschiedene therapeutische Maßnahmen genutzt werden können. Außerdem haben biophysiologische Untersuchungen ermittelt, dass das menschliche Gewebe besonders durch Laserstrahlen im Wellenbereich zwischen 560 bis 900 nm angesprochen wird, weil für diese Wellenlänge eine optimale zelluläre Absorption und gewebliche Transmission nachgewiesen werden konnte.

Im Einzelnen können folgende klinisch relevante Lasermodulationen beobachtet werden: Zellulär erfolgt die Anregung der Laserstrahlen im Mitochondrium, wo die Eiweißstrukturen der Atmungskette (Porphyrine, Flavine u. a.) eine besonders große Bindungsfähigkeit für die Laserstrahlen haben. Die Laserenergie aktiviert dabei zusätzlich die Bildung von energiereichen Phosphatverbindungen (Adenosintriphosphat = ATP), so dass sich die ATP-Verfügbarkeit deutlich erhöht. Infolge der höheren Energiebereitstellung können sich in den verschiedenen Zellverbänden die funktionellen Gewebereaktionen normalisieren bzw. erweitern.

Betrachtet man die klinisch relevanten Photostimulationen, so kann man in den verschiedenen Gewebestrukturen Wirkungen nachweisen, die therapeutisch genutzt werden können.

**Folgende Wirkmechanismen sind u. a. herauszustellen:**

- Die antiphlogistische Wirkung wird u. a. durch die Erweiterung der Durchblutung in der Endstrombahn (Mikrozirkulation), den hemmenden Einfluss auf Mikroorganismen (Bakterio- / Virostase u. a.), die Verbesserung der spezifischen und unspezifischen Abwehrmechanismen im Gewebe (Phagozytose u. a.) sowie durch die Hemmung der Mastzellendegranulation und die Erhöhung des lokalen Zellstoffwechsels mit erhöhter Abwehrfähigkeit erreicht.
- Die antiödematöse Wirkung wird u. a. mittels der verbesserten arteriellen und venösen Mikrozirkulation und die Aktivierung des kapillaren Lymphgefäßsystems in den gestörten Gewebestrukturen bzw. durch die Aktivierung der Phagozytose und die verstärkte Fibrinolyse und Hyaluronaktivität realisiert.
- Die gewebereparative Wirkung wird einerseits durch die verbesserten geweblichen Umgebungsbedingungen (antiphlogistisch, antiödematös, vermehrte Mikrozirkulation u. a.) und andererseits durch die Aktivierung der zellulären Stoffwechselprozesse (vermehrte ATP-Reserve u. a.) bestimmt, die z. B. die Mitose und damit die Geweberegeneration in allen gestörten Zellstrukturen fördern.
- Die hypalgetische Wirkung wird u. a. durch die Minderung des interstitiellen Gewebedruckes (antiödematös) und die herabgesetzte Freisetzung von Schmerzmediatoren (Hemmung der Mastzellendegranulation) sowie durch die vermehrte zelluläre Energiebereitstellung (ATP u. a.), die beim Schmerzrezeptor die Reizschwelle erhöht und die spinale Schmerzmodulation stimuliert, erreicht.

## Indikationen

**Die Lasertherapie hat durch ihre weitreichenden Wirkmechanismen ein breites Anwendungsspektrum in vielen medizinischen Fachbereichen. Dazu zählen:**

- Chirurgie: Weichteilverletzungen, pyogene Infektionen, traumatische Myo- , Tendo- , Arthro- , Osteopathien
- Orthopädie: Chondropathien, Arthritiden, Arthrosis deformans, Osteo- , Podo- , Vertebropathie
- Neurologie: Periphere traumatische Neuroläsionen und Polyneuropathien, Kompressionsneuralgien, heterogene Neuralgien, Zephalgien
- Innere Medizin: Arterien-, Venen-, Lymphbahnerkrankungen, rheumatische Erkrankungen, metabolische Störungen
- HNO: Orale / pharyngeale / NNH-Erkrankungen, otogene Störungen, Kiefergelenkserkrankungen

- Dermatologie: Entzündliche, bakterielle, virale, mykotische, allergisch-toxische Dermatosen
- Urologie: Erkrankungen der Geschlechtsorgane, Lymphbahnen, traumatische Verletzungen
- Gynäkologie: Traumatische / postoperative Zustände, extravaginale / Mamma-Erkrankungen
- Sportmedizin: Präventive Maßnahmen, posttraumatische Verletzungen, rehabilitative Maßnahmen
- Stomatologie: Traumatische / postoperative Zustände, entzündliche, allergische, infektiöse Störungen, Kiefergelenkserkrankungen.

## Kontraindikationen

Hierbei unterscheidet man zwischen absoluten und relativen Kontraindikationen, die gewissenhaft Beachtung finden müssen, um Komplikationen zu vermeiden.

**Absolute Kontraindikationen:**

- Eine stark erhöhte Photosensibilität im Sinne einer Lichtdermatose.
- Exazerbation einer chronischen Hauterkrankungen im akutem Schub (Ekzem, Lupus erythematodes, Hauttuberkulose u. a.).
- Hautschäden durch UV-Strahlung (natürlich oder künstlich) oder Radiatio im Rahmen einer Strahlentherapie. Erst nach Abklingen der akuten Symptomatik ist eine Lasertherapie möglich.
- Nach einer Therapie mit Zytostatika oder nichtsteriodalen Immunsuppressiva sowie nach einer längeren systemischen Behandlung (länger als einen Monat) mit einem hochdosierten Kortikoid (ab 30 mg / Tag Prednisolon als Äquivalent). Hierbei besteht für ca. drei bis sechs Monate meist eine erhöhte photoallergische Reaktionsbereitschaft.
- Präkanzerosen und Malignome (Primärtumor, Rezidiv, Metastase, Lentigo maligna u. a.).
- Offene Fontanellen bei Kleinkindern bis zum vollendeten zweiten Lebensjahr (Gefahr für eine reaktive Hyperämie in den Hirnhäuten).
- Epiphysenfugen der langen Röhrenknochen (bis 16. bis 18.Lebensjahr).
- Unbehandelte Epilepsie (erhöhte Anfallsneigung).
- Thrombose und Thrombophlebitis (Emboliegefahr).
- Direkte Bestrahlung der Augen (Retinaschaden).
- Gravidität nach der 28. Schwangerschaftswoche post conceptionem (Wehengefahr).
- Spezielle Exantheme (Hyperpigmentierung, Chloasma gravidarum, Hypertrichose u. a.) und assoziierte Dermatosen (Porphyria cutanea tarda u. a.).

**Relative Kontraindikationen:**

- Patienten mit einem implantierten Herzschrittmacher oder Defibrillator (Gerätestörung).
- Therapeutisch eingestellte Epilepsie (nicht am Kopfbereich).
- Herzrhythmusstörung oder Koronarinsuffizienz nicht im Thoraxbereich.
- Endokrine Organe, wie Glandula thyreoidea, Testis, Ovarien (Gefahr der Fehlregulationen).
- Dysmenorrhö (nicht am Unterbauch und Lumbalbereich).
- Unbekannter Nävus (nur nach vorheriger fachärztlicher Unbedenklichkeit).
- Gravidität vor der 28. Schwangerschaftswoche post conceptionem, nicht am unteren Thorax-, Bauch- und Lumbalbereich (embryonale oder fetale Schädigung).
- Frische großflächige posttraumatische Hämatome in der Akutphase (erhöhte Blutungsneigung).
- Dermale Streptokokkeninfektionen, wie Erysipel, Phlegmone (Gefahr der verstärkten Ausbreitung).

## Therapieart

Die Laserapplikatoren sind technisch so gestaltet, dass sie für verschiedene therapeutische Anwendungsbereiche eingesetzt werden können.

Mit dem Einzelapplikator (auch Laserpen) kann man u. a. eine intraorale, intranasale, intrarektale und intravaginale Laserbehandlung durchführen. Aber auch für kleine externe Hautareale (Sehnenansätze u. a.) ist er anwendbar.

Der Einzelapplikator kann aber auch für die Laserpunktur (Akupunktur mittels Laserstrahlen) genutzt werden.

Der Mehrdiodenlaser (sog. Laserduschen), der mehrere Dioden im Abstand von 1 cm enthält, ermöglicht je nach Größe eine Flächenstrahlung, die bei einem größeren Areal zeitökonomischer ist. Eine mehrfache Punktbestrahlung ist dagegen zeitaufwendiger.

## Therapieform

Um eine effektive und erfolgreiche Laserbehandlung durchführen zu können, müssen bestimmte Behandlungsprinzipien beachtet werden. Im Einzelnen sind folgende Aspekte zu berücksichtigen:

- Entfernung von künstlichen Störfeldern (Metallteile, Uhr u. a.), da sie Laserenergie aufnehmen und damit die Energiedichte deutlich reduzieren können.
- Sorgfältige Hautvorbereitung, da Zwischenmedien (Fett, nekrotische Wundbeläge u. a.) die Laserstrahlen stärker reflektieren bzw. die Eindringtiefe verringern.
- Die Haut sollte deshalb prinzipiell vor der Behandlung mit Äther oder Alkohol entfettet bzw. mit einem milden Reinigungsmittel gesäubert werden.
- Bei der Bestrahlung ist darauf zu achten, dass der Laserstrahl senkrecht zur Hautoberfläche auftrifft, um die Reflexion so gering wie möglich zu halten. Außerdem sollte möglichst immer ein Hautkontakt mit dem Applikator angestrebt werden, weil z. B. bei dem Diodenlaser bereits ein Abstand von 15 mm die Strahlenenergie um ca. 75 % reduziert (Reflexion).
- Bei feuchten Wunden oder ekzematösen Hautstörungen kann dies durch einen dünnen Folienüberzug über der Diodenöffnung erreicht werden.
- Bei der Flächenbehandlung mittels Punktapplikator sollte in 1 cm Abstand die Fläche abgestrahlt werden, um eine flächendeckende Behandlung zu erreichen.
- Bei zu bestrahlenden Hautfalten sind diese zu spreizen, damit ganzflächig ein direkter Hautkontakt mit dem Laserstrahler besteht, um die Reflexion so gering wie möglich zu halten.
- Bei gewölbten Bestrahlungsflächen ist der Mehrdiodenlaser (Laserdusche) durch eine kontinuierliche Korrektur der Fläche anzupassen, um durch die fehlenden Randkontakte den Energieverlust zu begrenzen.
- Alle hautspezifischen Therapeutika (Tinkturen, Lösungen, Salben, Cremes, ätherische Öle etc.) dürfen, falls erforderlich, erst nach der Laserbestrahlung aufgetragen werden, weil ansonsten diese Produkte, die als Zwischenmedien wirken, die Reflexion der Laserstrahlen erhöhen, so dass die Strahlendosis zu gering wird.
- Auf die Einhaltung einer wirkungsvollen Bestrahlungsdauer pro Behandlung ist zu achten, um die notwendige Strahlendosis für den entsprechenden Behandlungsfall zu erreichen. Die Strahlendosis wird generell in Joule pro Quadratzentimeter ($J / cm^2$) angegeben. Für die praktische Anwendung wird jedoch die Behandlungszeit verwendet, die entweder in der einschlägigen Literatur direkt indikationsspezifisch entnommen werden kann oder mittels Tabellen leicht zu ermitteln ist.

- Die geringste Bestrahlungszeit (Minimaldosis) liegt bei einer Minute bzw. bei einem J / cm². Eine geringe Überdosierung (30 % über Optimaldosis) verursacht generell keine Schäden.
- Die individuelle Strahlenempfindlichkeit ist teilweise sehr unterschiedlich. Sie kann sich u. a. durch konstitutionelle, klimatische und therapeutische Faktoren zusätzlich verändern. Bei einer bekannten Überempfindlichkeit sollte bei der Erstbehandlung mit 60 %, bei der Zweitbehandlung mit 80 % und danach mit 100 % der vorgegebenen Behandlungsdosis bestrahlt werden.
- Die Bestrahlungshäufigkeit richtet sich weitgehend nach der Indikation. Dabei sind folgende durchschnittliche Applikationsfrequenzen zu beachten:
  - Akute Entzündungen (Paronychie u. a.) täglich
  - Akute traumatologische Zustände (Prellung z. B.), Schmerz (Metatarsalgie etc.) oder Hautdefekte (Druckulkus o. ä.) zwei bis drei Mal / Woche
- Chronische Störungen (diabetischer Fuß u. a.) ein Mal / Woche
- In wenigen Fällen gibt es auch Patienten, die auf die Laserbestrahlung nicht ansprechen. Die Non Responder-Rate liegt bei ca. 10 %.

## Voraussetzungen

Für die Lasertherapie eignet sich jeder Patient ohne Altersbegrenzung, wenn die Kontraindikationen und die Behandlungsprinzipien exakt eingehalten werden. Die Durchführung der Lasertherapie ist beim zuständigen Gewerbeamt bzw. beim Amt für Strahlenschutz anzumelden.

## Therapiedauer

Der Behandlungsumfang pro Behandlungsfall richtet sich nach der Indikation. Er liegt zwischen 6 (akute Störung) und 20 Behandlungen (chronische Zustände).

## Kosten und Kostenübernahme

Der Preis für die Bestrahlung liegt pro Behandlung zwischen 15,- und 50,- Euro. Der Preisunterschied ergibt sich aus territorialen Unterschieden.

**Werden die Kosten durch Krankenkassen übernommen?**
Es besteht keine Kostenübernahme seitens der gesetzlichen Krankenkassen. Die privaten Krankenkassen übernehmen nach Vorabstimmung teilweise die Kosten.

## Vorteile

Die Lasertherapie ist relativ einfach zu handhaben und darüber hinaus eine sehr patientenfreundliche Methode (schmerzlos, unkompliziert, zeitsparend, geringe Nebenwirkungen). Da sie einen komplexen Wirkungsansatz hat, kann ein breites Indikationsspektrum in die Behandlung einbezogen werden.

## Nachteile und mögliche Nebenwirkungen

Der Hauptnachteil besteht darin, dass die Anschaffung des Gerätesystems eine relativ hohe Investition darstellt (2.500,- bis 8.000,- Euro).

Die Sicherheitsmaßnahmen sind bei der Low Level Laser Therapie einfach (eigener Arbeitsplatz, Warnschild, Laserschutzbrille), da diese Systeme in die Gefahrenklasse 3B eingeordnet sind.

Bei einer fachgerechten Behandlung und indikationsgerechten Strahlendosis sind die Nebenwirkungen relativ gering und harmlos. Es ist teilweise eine leichte Hautrötung, ein geringes Schmerzempfinden, eine Gewebespannung oder ein Hautprickeln über dem Bestrahlungsfeld zu beobachten. Außerdem kann eine leichte Müdigkeit auftreten. Die Häufigkeit liegt zwischen 0,5 und 1 % pro 1.000 Behandelte. Sie verschwinden meistens nach kurzer Zeit (ca. 30 Minuten) ohne eine Nachreaktion.

Als Ursachen werden u. a. eine individuell erhöhte Strahlenempfindlichkeit, eine evtl. leichte Überdosierung oder die Nichtbeachtung von Kontraindikationen angesehen. Eine nachfolgende Laserbehandlung sollte generell erst wieder erfolgen, wenn diese Reaktionen abgeklungen sind.

## Ausbildungen und Qualifikationen

Der Behandler sollte medizinische Grundkenntnisse mit einer entsprechenden Ausbildung nachweisen können (Krankenschwester, Physiotherapeut, Podologe, Arzt, Heilpraktiker o. ä.).

Für die fachgerechte Durchführung der Lasertherapie ist eine gründliche Geräteeinweisung, die Absolvierung eines Fachseminars und die kontinuierliche Weiterbildung mittels Fachliteratur erforderlich.

## Therapeuten „Low-Level-Laser-Therapie"

**Sanisoma Ganzheitsmedizin**
Andrea Lapp Schreiber
Heilpraktikerin – Systementwicklung
Falltorstr. 2, 35586 Wetzlar
Tel.: 06441 / 3800481
info@sanisoma.de, www.sanisoma.de

**Eva-Maria Hohmann**
Heilpraktikerin
Amerikanische Chiropraktik und Osteopathie
Lyonerstr. 44-48, 60528 Frankfurt
Tel.: 069 / 67728633
info@osteopathie-chiropraxis.de
www.osteopathie-chiropraxis.de

# Magnetfeldtherapie

## Entwicklung

Es lässt sich nicht mehr feststellen, wann die Menschen auf die geheimnisvollen Effekte, die mit magnetischem Material und Magnetfeldern verbunden sind, aufmerksam wurden. Tatsache ist, dass Magnetfeldeinflüsse seit Urzeiten Dinge auf der Erde bewirken, seien es Erscheinungen wie Nordlicht, Vogelzug, Ionenbeeinflussung in strömendem Wasser (Meere) u. a. m.

Im deutschen Sprachgebiet erschien 1745 das Werk von F. Hoffmann in Halle „...Gedanken der Electricität...", in den 1750er-Jahren wurden „Electrische Kuren" Mode, und um 1775 erregte der Arzt Meßmer mit seinem „Thierischen Magnetismus-Lebensmagnetismus" großes Aufsehen – bis er durch die Entlarvung als Scharlatan in der Versenkung verschwand – und dennoch bis heute in manchen Kreisen ernsthaft zitiert wird.

Realistischere Versuche mit Magnetfeldern stellte z. B. d'Arsonval an, der um 1896 mutig seinen Kopf in eine starkstromdurchflossene Spule steckte und von Flackerlicht- und Funkenerscheinungen im Auge berichtete; lange danach führte 1934 Kowarschik die Spulenfeldmethode bei der Kurzwellenbehandlung ein. Weitere Ausgestaltungen von Applikatoren wurden durch Schliephake vorgenommen und eingesetzt. Die Liste der an Entwicklungen und Methoden Beteiligten ist lang und wird ständig fortgeschrieben.

Die Entwicklung rational bestimmter Magnetfeldanwendung in der Heilkunde konnte zwangsläufig erst beginnen, nachdem zuverlässige Stromerzeugung, -anwendung und entsprechende Messtechnik mit ihren theoretischen Grundlagen verfügbar waren. Ernstzunehmende Magnetfeldtherapieversuche sind also eng an die naturwissenschaftlich-technische Entwicklung der Elektrizitätsanwendung und insbesondere die (nicht leichte) Magnetfeldmessung gekoppelt. Damit ist der sinnvolle Betrachtungsrahmen ab etwa der zweiten Hälfte des 19. Jahrhunderts abgesteckt.

Ein weiterer wichtiger Punkt ist die Kostenseite. Die Erzeugung von Strömen mit beliebig wählbaren Frequenzen und Stromformen bedarf entsprechender Geräte, „Generatoren", das war im Röhrenzeitalter nicht gerade billig. Heute ist das kein Problem mehr. Den Anforderungen entsprechender isolierter Draht für Spulen / Applikatoren war vor hundert Jahren noch ein kostbares und nicht einfach zu erhaltendes Gut. Ja, wir vergessen schnell.

## Theoretische Grundlagen

Lange Zeit war mit dem Begriff „Leben" etwas Mystisches verknüpft, man vermutete eine geheimnisvolle Lebenskraft / Vis vitalis. Mit dem Fortschreiten von Organischer Chemie, Physiologie und Medizin musste die Vis vitalis beerdigt werden, die Frage „Was ist Leben?" feiert aber immer wieder Auferstehung und lässt sich bis heute nicht erschöpfend beantworten.

Seit das Periodensystem der Elemente entwickelt wurde und ein deutscher Forscher den Begriff der Ionen und Elektrolyte einführte und erläuterte, weiß man um die elektrische Natur biologischer Körper. In der Tat ist der Mensch ein durch und durch elektrisches Wesen. Damit kann er auch durch Magnetfelder beeinflusst werden. Lebenslänglich ruht bzw. bewegt er sich im Magnetfeld der Erde, das seinerseits von kosmischen Erscheinungen, insbesondere dem Magnetfeld der Sonne mit ihren „Magnetischen Stürmen" beeinflusst wird. Beim Ruhen treten die im Körper in Bewegung befindlichen Ionen mit dem Magnetfeld in Interaktion; bei Bewegung entsteht ein als „Induktion" bezeichneter Effekt.

Unsere gesamte elektrische Energietechnik beruht auf der Nutzung von zeitlich veränderlichen / bewegten Magnetfeldern, jeder Generator (Dynamoelektrisches Prinzip von Siemens), Transformator, Motor funktioniert auf ihrer Grundlage, der Induktion und dem zugehörigen Induktionsgesetz. Aber zwischen Induktion im Menschen und Induktion in der Technik klaffen Welten, das Induktionsgesetz gilt im Menschen nicht!

Zwischen unserer weitverbreiteten anorganischen Elektrotechnik und der „organischen Elektrizität" gibt es einen riesigen Unterschied, der auch im 21. Jahrhundert noch nicht so richtig ins Bewusstsein gedrungen ist: Hier winzige Elektronen, da z. T. vergleichsweise riesige Ionen, mit verschiedenen Ladungen, unterschiedlichen Vorzeichen von Ladungen, alles variationsreich kompartimentiert und hydratisiert und wandlungsfähig. Das hat gewaltige Konsequenzen, weil ein Großteil der in weit mehr als einem Jahrhundert in der Elektrizitätslehre zusammengetragenen Forschungsergebnisse, Formeln, Ansichten und Erfahrungen in der Biologie / Physiologie nicht gilt bzw. brauchbar ist. Da finden sich auch in Veröffentlichungen sogenannter etablierter Wissenschaftler noch haarsträubende Fehler.

Nach dem o. g. müssen viele der bisher für die Magnetfeldtherapie angeführten Argumente und Hintergründe neu durchdacht werden.

Als Brücke mag ein alter Bericht aus dem Jahr 1802 dienen: „So man Drahtenden einer größeren Batterie in die Ohren einführt, vernimmt man ein fortwährendes Geräusch...". Wieso führt eine Gleichspannung zur Wahrnehmung von „fortwährendem Geräusch"?

Die Erklärung liegt im Mikrokosmos: Der Stromtransport im Körper erfolgt in einzelnen, je nach Ladungsvorzeichen gegenläufig bewegten Ladungsportionen, quasi gequantelt, und im hochempfindlichen Gehörapparat löst dies Geräuschempfindungen aus. Das lässt Analogieschlüsse zu: Die von einer äußeren Spule im Körper induzierte Spannung veranlasst die gegenläufige Bewegung von Ionen, und damit wird natürlich massiv in das System des körpereigenen Elektrizitätskosmos und folglich seinen Stoffwechsel und seine Steuer- und Regel- sowie Informationskomplexe eingegriffen.

Das Erstaunliche ist, dass der Körper das in weiten Grenzen toleriert, er macht aus dem von außen auf ihn einwirkendem Magnetfeld zwar erzwungene, aber dennoch irgendwie harmonisch-körpereigene Vorgänge – solange die damit zugeführte Energie im Rahmen bleibt.

Mit großem Aufwand wie beim Magnet-Resonanz-Tomographen (MRT) / der Nuklear-Magnet-Resonanz (NMR) kann man sogar die Orientierung von Atomkernen beeinflussen und mittels ihres Absorptionsverhaltens bezüglich elektromagnetischer Wellen schließlich Bilder aus dem Körperinneren erhalten.

Soweit geht man im naturheilkundlichen Anwendungsbereich aus verschiedenen Gründen nicht, aber das Hintergrundwissen sollte da sein.

## Indikationen

Statische Magnetfelder: Sollen zum Ausgleich, zur Beruhigung / Dämpfung / Sedierung dienen; Nachweis z. B. auf Herzfunktion (EKG) erbracht; generelle Wirksamkeit umstritten. Unzweifelhaft ist, dass sie in bewegten leitfähigen Körperfluiden z. B. lokal Induktion bewirken; evtl. „Wirbelstrombremse-Effekt" – unter Beachtung des biologischen Leitfähigkeitsmechanismus.

Zeitlich veränderliche Magnetfelder: Schmerzlinderung durch Einwirkung auf die Impulsübertragung im Nervensystem; Stoffwechsel- / Durchblutungs-Anregung, Umstimmung des Vegetativums; Verstoffwechselung von Medikationen beschleunigt, auch durch gezielte lokale Anwendung.

## Kontraindikationen

Üblicherweise stehen Herzschrittmacher und weitere implantierte elektronische Geräte (z. B. Pumpen) auf der Liste der Kontraindikationsgründe. Physikalisch / physiologisch spricht kaum etwas gegen eine Anwendung entsprechend schwacher zeitveränderlicher Magnetfelder, aber ausschlaggebend sind hier immer Sicherheitsgründe / mögliche Rechtsfolgen mit endlosem Gutachterstreit.

Vorsicht bei Neigung zu epileptischen Anfallsformen, insbesondere wenn sie mit sensiblen oder sensorischen Symptomen einhergehen, sich durch äußere Reize auslösen lassen (siehe Einteilung nach Anfallsformen der Internationalen Liga gegen Epilepsie). Hier hängt eine Magnetfeldanwendbarkeit sehr von dem medizinischen Hintergrund der individuellen Anfallsform ab.

Bei größeren implantierten Metallteilen, insbesondere an möglicherweise kritischen Stellen (z. B. ausgedehnte Metallstrukturen wie Netze, Platten, Stents) sollte vor Therapie Rücksprache mit dem Operateur gehalten werden.

## Therapieart

Es gibt eine im wahrsten Sinn des Wortes unendliche Vielfalt von Stromstärken, Feldstärken, Feldvektorrichtungen, Frequenzen, Frequenzgemischen, Strom- und Feldverlaufsformen, Applikationsdauern, zeitlichen und funktionellen Variationsmöglichkeiten, ...

In den mitgelieferten Bedienungsvorschriften / Anwendungsunterlagen geben die Hersteller Richtlinien zur Behandlung an. Es empfiehlt sich, diese zu prüfen und mit dem Stand gesicherter medizinischer Erkenntnisse zu entsprechender physikalischer Therapie zu vergleichen; auch beim Hersteller diesbezüglich kritisch zu hinterfragen und um Quellenangabe zu ersuchen.

## Therapieform

„Sitzungen" bzw. Applikationen im Liegen sind üblich.

## Voraussetzungen

### Patient

Patient sollte keine ausgeprägte Kreislaufschwäche, massive Herzprobleme (z. B. Arrhythmien) haben oder an epileptischen Anfällen und dergleichen leiden.

### Therapeut

**Ausbildung**

Sorgfältige Einweisung zu Theorie und Praxis des angewendeten Verfahrens und Gerätes; Kenntnisse über Grenzwerte sollten vorhanden sein; Notfallverfahren muss bekannt und geübt sein.

**Staatliche Prüfung**

Wie üblich: Für Praxisbetreiber Überprüfung nach HPG oder Approbation. Behandlungsvorgang kann delegiert werden an Praxishilfe / Medizinische Fachkraft / oder Patient, wenn Überwachung gewährleistet ist oder auf Zuverlässigkeit gebaut werden kann.

Bei freiverkäuflichen Magnetfeldgeräten Herstellerhaftung in entsprechendem Rahmen, Anwender / Patient handelt eigenverantwortlich.

**Steuerbefreit gemäß welcher Grundlage**

Nicht zutreffend. Praxen können Magnetfeldgeräte steuerlich als Ausstattung / Investition behandeln.

**Kenntnisse in Traumatherapie**

Generell nicht unbedingt erforderlich, jedoch sehr zweckmäßig bzw. sogar notwendige Voraussetzung dann, wenn Schmerzlinderung beabsichtigt ist.

## Therapiedauer

Eine Pauschalaussage ist nicht möglich, denn die Behandlung ist abhängig von der Indikation und dem Gerät. Behandlungsdauer im Durchschnitt um die 20 Minuten. 5 bis 10 Behandlungen sind häufige Werte für Behandlungsserien.

## Kosten und Kostenübernahme

Stark variierend je nach Gerät, dessen Leistungsspektrum, Investitionskosten und Betreuung / Überwachung während der Behandlung. Ein verantwortungsvoller Behandler sollte auf jeden Fall ein kostenloses Erstgespräch und evtl. vielleicht eine Probebehandlung anbieten.

**Werden die Kosten durch die Krankenkassen übernommen?**
Gesetzliche Krankenversicherungen übernehmen in der Regel nicht; private Versicherungen und Beihilfe nur selten, dann ggf. in eingehend begründeten Ausnahmefällen. Hier wird in der Regel wieder behauptet, dass es sich um allgemeinmedizinisch nicht anerkannte und in ihrer Wirkung nicht bestätigte Verfahren handelt – obgleich beliebig viele konkrete und zweifelsfreie Messergebnisse zur Wirkung vorgelegt werden können / könnten.

## Vorteile

Mit einem Magnetfeld (Vektorfeld, gerichtete Größe) erreicht man jeden beliebigen Teil des Körpers, nichtinvasiv, schmerzlos und ggfs. sogar berührungslos. Lebensvorgänge können lokal oder systemisch im Status nascendi sogar richtungsorientiert beeinflusst werden. Das Energieniveau lässt sich steuern und regeln, Energie kann kontrolliert und beliebig dosiert zugeführt werden, die Einwirkung kann jederzeit vollständig beendet werden; die Wirkung z. B. auf das Vegetativum lässt sich in Echtzeit (!) beobachten (z. B. via Temperatur, Blutdruck, Puls, HRV, Bioimpedanzmessung).

Ohne hinreichende Anamnese und Diagnose sowie qualitative / quantitative Messung / Überwachung der Wirkung auf den Patienten kann der Anwurf einer „wirkungslosen" oder „Versuch- und Irrtum-Methode" nicht entkräftet werden.

**Nebenwirkungen**
Bei sachgerechter Behandlung keine (es sei denn man zählt gesteigerte Durchblutung, Wärmegefühl, mitunter Kribbeln, Jucken usw. zu den Nebenwirkungen).

## Ausbildungen und Qualifikationen

**Qualifikationen**
Eine wesentliche „Qualifikation" des Anwenders besteht darin, einen soliden Hersteller / Lieferanten auszusuchen, der ein allen Vorschriften und Sicherheitsaspekten genügendes Gerät liefert, dessen behauptete Funktion mit allen gesicherten Fakten der Elektrotechnik, Physiologie, Medizin und GMP (= Guter Medizinischer Praxis) in Einklang steht. Zuverlässige Daten aus medizinischen Anwendungen / Klinik und seriösen Veröffentlichungen sollten das untermauern.

## So sieht das in der Praxis aus

Üblicherweise umgeben Spulen (auch als Applikatoren bezeichnet) Körperteile bzw. Rumpf oder Ganzkörper, diese Spulen werden mit Wechselstrom oder Impulsstrom (= PEMF) oder speziellen zeitveränderlichen Strömen beschickt. Sie erzeugen dann ein Magnetfeld, das dem Stromverlauf entspricht. Spulen werden auch häufig in Matten, Decken, Kissen eingearbeitet, auf die man sich legen oder setzen kann.

## Therapeuten „Magnetfeldtherapie"

**Eberhard W. Eckert**
Merler Allee 70, 53125 Bonn

**Naturheilpraxis Sven Stefan Ehrich**
Carl-Oelemann-Weg 11, Im Aeskulap
61231 Bad Nauheim
Tel.: 06032 / 301223
www.naturheilpraxis-ehrich.de

**Naturheilpraxis Waltraud Altvatter**
Kapellenstr. 10, 63691 Ranstadt
Tel.: 06041 / 5356

**relax & smile**
Sanfte Kieferorthopädie
Dr. Marie-Catherine Klarkowski
Albert-Rosshaupter-Str. 73, 81369 München
Tel.: 089 / 7692398
www.relaxandsmile.de

**Dr. med. Manfred Doepp**
Integrale Medizin
Schmiedgasse 33, 9100 Herisau (CH)
„Holistic Center"

# Neuraltherapie

## Entwicklung

Die Entwicklung der Neuraltherapie (NT) ist eng mit der Einführung der Lokalanästhesie mittels Cocain verbunden.

1883 empfahl der Neurologe Dr. Sigmund Freud nach einigen Selbstversuchen mit dem Ergebnis, dass beim Einnehmen des Cocains die Zunge taub wurde, seinem Freund dem Augenarzt Dr. Koller, eine Staroperation mit einer Cocainlösung schmerzfrei durchzuführen.

Das Ergebnis war ein voller Erfolg.

Der Siegeszug der Lokalanästhesie begann jedoch mit einem hohen Preis an Opfern. Die Konzentrationen der Lösungen waren zunächst viel zu hoch. Zahlreiche Patienten starben oder wurden süchtig. Auch Ärzte, die an den Konzentrationen mit Selbstversuchen arbeiteten, wurden süchtig oder starben, z. B. der Chirurg Prof. Halstedt, der Vater der Mamma-Chirurgie starb daran. Die anfänglich 20 %igen Lösungen wurden bis auf 0,1 %ige verdünnt.

Prof. Schleich trug auf dem Deutschen Chirurgenkongress 1892 in Breslau seine beeindruckenden Ergebnisse vor: Er entdeckte gleichzeitig die schmerzheilende und antientzündliche Wirkung des Cocains bei Rheuma, Gelenkschmerzen und Lumboischialgien.

Seine Ergebnisse wurden auf dem Kongress per Abstimmung von den Anwesenden, ohne jede Erfahrung damit, abgelehnt. Erst 10 Jahre später, 1902, wurde er von Prof. Mikulicz rehabilitiert. Noch 1892 schrieb Schleich: „... dass die multiplen Injektionen meiner Infiltrationslösungen die beste antineuralgische Methode darstellen, die wir besitzen."

Wegen der hohen Toxizität des Cocains synthetisierte der deutsche Pharmakologe Einhorn nach langen Versuchen am Molekül des Cocains 1904 das neue Lokalanästhetikum Procain. Diesen Namen trägt es heute noch.

Procain ist eindeutig auch heute noch die beste lokalanästhetische Substanz für die Neuraltherapie. 1915 führte der französische Neurochirurg Leriche erstmals eine Procaininjektion an das Ganglion stellatum (Sternganglion am Hals) durch, wo er sonst bei hartnäckigen Krankheitsfällen im oberen Drittel des Körpers das Ganglion wegoperiert hatte. Das Ergebnis war überzeugend. Die Funktion des Ganglions blieb erhalten, aber die Beschwerden blieben weg.

Sein Satz: „Das Procain ist das unblutige Messer des Chirurgen.“, bezogen auf die Sympathikuschirurgie, wurde berühmt.

1925 entdeckten die Brüder Drs. Ferdinand und Walter Huneke die heilende Wirkung des Procains bei einem Migräneanfall durch eine intravenöse Injektion, die aus Versehen passierte. Procain galt bis dahin für intravenöse Injektionen als obsolet.

Nach der Beobachtung weiterer heilender Infiltrationen ohne Kenntnis der Erfahrungen von Schleich und Leriche nannten sie die Methode.

**Heilanästhesie**
Bei der Injektion an eine schmerzhafte Schienbein-Narbe durch Osteomyelitis wurde 1940 eine Patientin von den Schmerzen eines bisher therapierefraktären Zervikobrachialsyndroms in Sekundenschnelle befreit. Nach weiteren gezielten Beobachtungen dieser Art nannten sie die Stelle, von der die Störimpulse ausgehen mussten, „Störfeld“ und die rasche Heilreaktion „Sekundenphänomen“. Im gleichen Jahr gab der Berliner Arzt von Roqué der Methode den Namen.

**Neuraltherapie**
In Anlehnung der neuentwickelten Neuralpathologie des Russen Speranski, einem Schüler Pawlows, da die schnellen Reaktionen aus damaliger Sicht nur über das Nervensystem laufen konnten. Heute wissen wir, dass die Wirkungen sehr viel komplexer und komplizierter sind. Der Name Neuraltherapie, inzwischen weltweit angewandt, bleibt aber bestehen.

1952 wurde in Freudenstadt die Internationale Gesellschaft für Neuraltherapie nach Huneke gegründet. 1971 wurde in der damaligen DDR die Arbeitsgruppe Neuraltherapie, 1980 die Arbeitsgemeinschaft Neuraltherapie innerhalb der Gesellschaft für Klinische Medizin der DDR und 1990 die Deutsche Gesellschaft für Akupunktur und Neuraltherapie (DGfAN) gegründet.

## Theoretische Grundlagen

Die NT hat sich inzwischen als diagnostisch-therapeutisches Behandlungsverfahren durchgesetzt, die Stadien der Empirie hat sie lange verlassen. Zahlreiche Dissertationen und eine

Habilitation sowie hunderte Publikationen belegen das. Dennoch gibt es noch Unklarheiten über die komplizierten und komplexen Wirkungsmechanismen, auch wenn die NT in der Praxis hervorragend funktioniert. Wir schätzen die schmerzlösenden, antientzündlichen, kapillarerweiternden, das Immunsystem aktivierenden Wirkungen sowie die günstige Einflussnahme auf sympathische und parasympathische Strukturen. Es kann zu vegetativen Reflexantworten im humoralen, hormonellen und neuralen Bereich unter Einbeziehung biogener Transmitter und Neuromodulatoren führen.

Die Neuroimmunologischen Erkenntnisse sind außerordentlich vielseitig und komplex unter Einbeziehung der Zytokine, Tumornekrose-Faktor Alpha und Endocannabinoide als Entzündungshemmer etc.

All dies erklärt noch nicht endgültig die Wiederherstellung der gestörten Homöostase, dem Gleichgewicht anaboler und kataboler Stoffwechselprodukte, in der Akupunktur das Yin-Yang-Gleichgewicht.

Noch ein wichtiger Aspekt ist: Akupunktur und Neuraltherapie wirken wesentlich über die Grundsubstanz als extrazelluläre Matrix, die alle Zellen und Funktionen miteinander verbindet. Die holistische Betrachtung der Grundsubstanz als Teil moderner Systemtheorie führt vom kausal-analytischen Denken weg, hin zu funktionell-dynamischer, kybernetisch-regulativer Betrachtungsweise.

Wichtig ist bei der Neuraltherapie der Überdauerungseffekt, der Stunden, Tage, Wochen oder für immer anhalten kann und mit der Anästhesie nichts zu tun hat. Diese hat sich nach etwa 20 Minuten aufgelöst, da dann das Procain in zwei wichtige Spaltprodukte geteilt ist.

## Indikationen

Zunächst ist eine sorgfältige Anamnese zu erheben. Der Patient muss sich ausziehen, muss angesehen werden, Bewegungsmuster sind aktiv und passiv zu prüfen, er muss angefasst werden.

**Es hat sich eine dreidimensionale Diagnostik bewährt:**

- Topische Diagnose (Schmerzart und Schmerzausstrahlung)
- Strukturdiagnose (Funktion von Muskeln, Sehnen, Bindegewebe, Nerven und Gefäßsystem)

- Aktualitätsdiagnose (klinisches Führungssystem, Schmerzverlauf, Entzündungszeichen, Bewegungseinschränkungen)

Störfelder können mit großer Sicherheit kinesiologisch gefunden werden, um sie gezielt zu behandeln. Es steht auch die Frage: NT als primäre Therapie der Wahl oder in Verbindung mit anderen bewährten complementären Methoden? Häufig ist NT die Therapie der Wahl.

Neben Akutkranken suchen in großer Zahl sogenannte austherapierte chronisch Kranke den neuraltherapeutisch arbeitenden Arzt auf.

Es gibt vier Hauptindikationen in denen sich eine Vielzahl von Diagnosen einordnen lassen:

1. Alle Entzündungen und daraus resultierenden Schmerzen
2. Funktionsstörungen der glatten und Tonusstörungen der quer gestreiften Muskulatur
3. Funktionsstörungen der Sekretion und der Homöostase sowie deren reversiblen Folgen
4. Störungen, deren Ursprung im Störfeld bzw. der neurovegetativen Peripherie liegen

## Kontraindikationen

Die einzige absolute Kontraindikation ist die Hämophilie. Relative Kontraindikationen können sein:

- endogen / erbliche Geisteskrankheiten
- Neurosen
- Mangelzustände, die substituiert werden müssen
- Malignome, hier aber flankierend zur Schmerzbehandlung und Steigerung der Lebensqualität, sind sehr zu empfehlen
- narbige Endzustände wie Leberzirrhose, Schrumpfniere, Parkinson, Alzheimer
- ionisierende Bestrahlung ist als starker Regulationsblocker anzusehen.

Die relativen Kontraindikationen können dennoch die Anwendung von NT rechtfertigen, da nicht selten noch andere Probleme die Patienten belasten, die dann auf NT gut ansprechen.

Mögliche – sehr selten – Allergien auf Lokalanästhetika oder Unverträglichkeiten sind zu beachten.

## Behandlungsart bzw. Ablauf

Nach der Klärung der Diagnose und der Indikation gibt es prinzipiell zwei Ansätze zur Therapie:

1. Die Injektionsbehandlung über das Segment
2. Die Injektionsbehandlung über die Störfelder

Der erfahrene Neuraltherapeut behandelt erst die Störfelder. Was an funktionellen Störungen oder peripher sich verselbständigten Beschwerden übrig bleibt, wird in nachfolgenden Sitzungen über segmentale Strukturen behandelt.

**Die häufigsten Störfelder sind:**
- der Nasen-Rachen-Raum einschließlich Kieferhöhlen, Tonsillen und Zähnen
- störaktive Narben, d. h. Narben, die körpereigene Grundsubstanzschlacken wie Desaggregation von Polysaccharid-Komplexen, z. B. nach Sekundärheilungen, oder körperfremde Materialien wie Talkumkristalle, Metallspäne, Amalgamreste etc. enthalten.
- die Unterleibsorgane von Frau und Mann
- alle viszeralen Organe, die über die jeweiligen Nervenganglien oder segmentale Quaddeln zu erreichen sind
- Die Wirbelsäule als funktionelle Einheit mit ihren zahlreichen Blockierungsmustern.

**Segmentale Behandlungen sind im Wesentlichen Injektionen:**
- in Form intrakutaner Quaddeln
- intravenös
- in die Schilddrüse
- an Muskel- und Sehnenansätze, an Gelenkstrukturen einschließlich in Triggerpunkte oder definierte Akupunkturpunkte
- Narbeninfiltration und Unterspritzung
- an Nervenplexus
- an sympathisch-parasympathische Ganglien
- an die Unterleibsorgane, soweit nicht schon als Störfelder behandelt
- wirbelsäulennahe Injektionen (kleine Wirbelgelenke, Paravertebralblockade nach Fervers & Shaw, epidurale Sakralinfiltration und andere).

## Therapieart

Bei Anwendung der NT werden Lokalanästhetika an die im Absatz 5 beschriebenen Strukturen injiziert. Es wird vorzugsweise das estergebundene Procain wegen der besseren Verträglichkeit, des schnellen Abbaus und der kurzen Eiweißbindung im Gewebe genommen. Der Abbau erfolgt rasch über die ubiquitär im ganzen Körper vorkommende Pseudocholinesterase in zwei Spaltprodukte wie Para-Aminobenzoesäure und Diäthylaminoäthanol. Säureamidstrukturierte Lokalanästhetika werden metabolisch in einem Zeitraum von fast 10 Stunden über die Leber abgebaut. NT hat immer eine systemische Wirkung im Sinn der Holistik und Kybernetik.

## Therapieform

Vor den geplanten Injektionen erfolgt das Gespräch – die Anamnese ist bereits erhoben, wohin und weshalb gespritzt wird in Verbindung möglicher Nebenwirkungen. Die Aufklärung über mögliche starke Gegenregulationen nach Störfeldbehandlungen ist sehr wichtig. Nach einem Sekundenphänomen, welches plus / minus etwa 20 Stunden Beschwerdefreiheit bedeutet, kann diese Reaktion mit heftigeren Beschwerden als ursprünglich einsetzen und eventuell mit einem allgemeinen Krankheitsgefühl verbunden sein. Diese Reaktion kann 1–3 Tage dauern, danach kann ein Wohlbefinden einsetzen.

## Voraussetzungen

### Patient

- Der Patient muss nach gestellter Indikation mit der Behandlung einverstanden sein und sie wünschen.
- Er muss sich in einem gesunden geistigen Zustand befinden, darf nicht unter Alkohol oder Drogen stehen.
- Er darf nicht in einem übererregten agitierten Zustand sein.
- Alle vom ihm zurzeit eingenommenen Medikamente müssen bekannt sein, um mögliche schädliche Interaktionen zu vermeiden. Wichtig ist die Frage nach Blutverdünnungsmedikamenten und nach dem aktuellen Gerinnungswert, z. B. Quickwert.

### Therapeut

- Der Arzt darf nie einen Patienten zur NT überreden.
- Der Arzt sollte eine abgeschlossene zertifizierte Ausbildung in Neuraltherapie bei einer renommierten Gesellschaft nachweisen können und die Injektionstechniken beherrschen. Staatliche Prüfungen gibt es nicht.
- Der Arzt muss sich selbst in einem gesunden, leistungsfähigen Zustand befinden. Allgemeine Erschöpfung, Übermüdung, Alkohol, Drogen verbieten die Durchführung der NT, da sie eine invasive Therapie ist.
- Er muss mit einer Notfallbehandlung vertraut sein.
- Er muss Nutzen und Risiko bestimmter Techniken gut abwägen können.
- Für sein Honorar zahlt er Einkommensteuer.

## Therapiedauer

Das ist relativ. Auf alle Fälle ist die Anwendung von Neuraltherapie nicht nebenbei oder „im Vorbeigehen" möglich oder nach einer vorgegebenen Zeit zu erledigen.

Bei der ersten Behandlung sollten 30–40 Minuten eingeplant sein, bei nachfolgenden nicht unter 20 Minuten. Es ist auch eine Frage der Erfahrung des Therapeuten. Alle geplanten Injektionen sollen in Ruhe, technisch perfekt, im Liegen oder Sitzen durchgeführt werden.

Die Anzahl der Behandlungen hängt von der Indikation ab. Akute Erkrankungen können mit 1–3 Sitzungen gelöscht sein, chronische sehr viel häufiger, wobei je nach Besserung die Behandlungsabstände immer länger werden können.

## Kosten und Kostenübernahme

Das lässt sich so nicht in Zahlen ausdrücken, weil jede Injektionsart von den Kassen anders bewertet wird. Es werden von den Krankenkassen nach EBM nur sehr wenige segmentale Injektionen bezahlt.

**Werden die Kosten durch die Krankenkassen übernommen?**
Die gesamte Störfeldbehandlung muss nach der privatrechtlichen Gebührenordnung für Ärzte (GOÄ) dem Patienten in Rechnung gestellt werden. Je nach Situation, Einkommen oder auch Kompliziertheit der Injektion kann ein Multiplikationsfaktor von 1,0 bis 2,3 zur

Anwendung kommen. Für privat versicherte Patienten gilt für alle Leistungen generell die GOÄ.

## Vorteile

- Durch die Erkennung und Behandlung von Störfeldern, muskulären Dysbalancen oder Funktionsstörungen können aufwendige und teure bildgebende Verfahren eingespart werden, da sie in der Regel keinen Hinweis auf eine gezielte therapeutische Intervention geben
- Es können zahlreiche Medikamente, vor allem mit erheblichen Nebenwirkungen, eingespart werden
- Rasches Wohlbefinden gerade bei chronisch Kranken, die als austherapiert gelten
- Es gibt keine Probleme der Compliance, es sei, der Patient bricht selbst die Behandlung ab.

## Nachteile und mögliche Nebenwirkungen

Ein relativer Nachteil könnte sein, dass der Patient bei der NT eventuell unangenehme Nadeleinstiche mit Injektion eines Wirkstoffes erhält. In der Regel jedoch verschwindet der Einstichschmerz nach einigen Sekunden.

Der Patient kann einen kurzfristigen Kreislauf-Flush mit Wärmegefühl erleben. Er kann plötzlich ein Bedürfnis haben, zu erzählen oder es kommen spontan Tränen als Zeichen innerer Entspannung.

Die Fahrtüchtigkeit ist nach Procaininjektionen vom Zeitpunkt des letzten Einstiches gerechnet mindesten 30–40 Minuten beeinträchtigt. Bei säureamid-strukturierten Lokalanästhetika entsprechend länger. Darüber muss er mit Unterschrift belehrt werden.

Ein Spazierengehen an der frischen Luft ist sehr hilfreich.

Bei speziellen Injektionen an Kopfganglien (Hornersche Symptomatik) oder an Nervenplexen mit temporärer Beinmuskellähmung muss der Patient in der Praxis bleiben, bis die Reaktionen abgeklungen sind. Kreislaufüberprüfungen mit einem Pulsoxymeter sind sinnvoll.

## Ausbildungen und Qualifikationen

In der Deutschen Gesellschaft für Akupunktur und Neuraltherapie e. V. (DGfAN) beträgt die Ausbildungsdauer 120 Unterrichtsstunden. Davon sind 4 Pflichtkurse zu 15 Stunden und 4 Wahlkurse als Masterkurse zu 15 Stunden aus einem Angebot von 9 Masterkursen im Angebot. Dann erfolgt die Anmeldung zur mündlichen Prüfung einschließlich der schriftlichen Ausarbeitung von drei Behandlungsbeispielen.

Die bestandene Prüfung schließt mit dem Zertifikat DGfAN-Master-Neuraltherapie ab. Zur weiteren fortlaufenden Vertiefung des Wissens werden Erweiterungs- und Übungskurse mit fachübergreifenden Verbindungen zu anderen Reflex- und Regulationstherapien angeboten.

**Ausbildungskosten:**
- Neuraltherapie Grund- und Masterkurse für Mitglieder: 210,- EUR pro Wochenende zu 15 Unterrichtsstunden.
- Neuraltherapie Grund- und Masterkurse für Nichtmitglieder: 280,- EUR pro Wochenende zu 15 Unterrichtsstunden.
- Die Prüfungsgebühr beträgt für Mitglieder 75,- EUR
- Die Prüfungsgebühr beträgt für Nichtmitglieder 100,- EUR

Die Gebühren differieren etwas bei den einzelnen Gesellschaften.

## Therapeuten „Neuraltherapie"

## Ausbildung „Neuraltherapie"

**ACON e. V. / ACON-COLLEG**
**Arbeitsgemeinschaft für Chiropraktik/**
**Osteopathie und Neuraltherapie**
**Deutscher Heilpraktiker e. V.**
Geschäftsstelle, Schillerstr. 2, 53489 Sinzig
Tel.: 02642 / 997613
info@acon-ev.de, www.acon-ev.de

# Ohrkerzenbehandlung

## Entwicklung

Der Ursprung der Ohrkerze ist heute nicht mehr genau nachvollziehbar. Die Kerzen werden seit Jahrtausenden in Tibet, Indien, China, Ägypten und vor allem durch die Ureinwohner in Amerika angewandt. Höhlenmalereien beweisen, dass die Ohrkerzenbehandlung über die ganze Welt verbreitet war. Eine uralte, wohl die berühmteste, Felsenzeichnung darüber befindet sich im Grand Canyon.

Die Anwendung der Ohrkerze war ein weit verbreitetes Ritual, das jedoch nur wenige Heiler / Schamanen bzw. ihre Eingeweihten (die auch mit der geistigen Welt in Kontakt standen) zur Herstellung und Anwendung berechtigte. Dieses wiederentdeckte Naturheilmittel nimmt heute in der Naturheilkunde einen immer höheren Stellenwert zur Revitalisierung, Entspannung und Aktivierung der Selbstheilungskräfte ein. Die Kerzen sind ein Naturprodukt aus Baumwolle oder Leinengewebe und Bienenwachs, je nach Sorte mit Kräuterzusätzen bzw. Aromaessenzen versetzt, um die gewünschte Wirkung zu verstärken. Sie werden auch heute noch in sorgfältiger Handarbeit hergestellt.

## Theoretische Grundlagen

Der menschliche Organismus funktioniert als Einheit in voller Harmonie. Die ganzheitliche Medizin vertritt die Ansicht, dass alle Krankheiten letztlich nur aus einem gestörten Energiefluss im Körper und dem Geist eines Menschen entstehen. Ist der Energiefluss gestört, entstehen Blockaden, die sich durch Unwohlsein bzw. Krankheitssymptome bemerkbar machen.

Über das Ohr kann man den gesamten menschlichen Körper erreichen. Aus der chinesischen Medizin wissen wir, dass sich alle wichtigen Akupunkturpunkte für den ganzen Körper am oder im Ohr befinden, was beweist, dass das Ohr mit allen Organen verbunden ist.

Ohrkerzen eignen sich wunderbar, um vorhandene, teilweise tiefliegende Blockaden zu lösen und somit einen freien Energiefluss zu ermöglichen, sowie die Aura zu reinigen. Sie haben eine physikalische (grobstoffliche) und eine psychische (feinstoffliche) Wirkung.

## Indikationen

Ohrkerzen werden meistens angewendet bei Erschöpfung, Nervosität und Stress, Tinnitus, Ohrenentzündung, Nebenhöhlenentzündung, vermindertem Hörvermögen, Kopfschmerzen, Migräne, Schnupfen, Heuschnupfen, Erkältung, Stärkung des Immunsystems, zum allgemeinen Wohlbefinden oder auch allgemein revitalisierend und vorbeugend.

## Kontraindikationen

- Kinder unter 3 Jahren
- bei verletztem oder künstlichem Trommelfell
- Flüssigkeitsaustritt aus dem Ohr
- Pilzinfektion im äußeren Gehörgang
- Allergien gegen die Wirkstoffe der Ohrkerze

## Voraussetzungen

Es wird von dem Klienten keine besondere Voraussetzung erwartet. Nur der Wille zur Heilung sollte vorhanden sein.

Krankheitssymptome sind oft Ausdruck seelischer Probleme, über die unsere Seele versucht uns mitzuteilen, dass unsere innere Harmonie, unser Gleichgewicht von Körper, Geist und Seele, gestört ist. Nehmen wir diese Symptome auch als solche wahr, sind wir aufgefordert, selbst aktiv zu werden. In der heutigen, hektischen Zeit ist es besonders wichtig, unsere innere Balance zu halten. Ohrkerzenbehandlungen sind eine wunderbare Möglichkeit, unseren Körper und unsere Organe in die richtige Schwingungsenergie zurückzubringen und somit unsere eigenen Selbstheilungskräfte zu aktivieren, um wieder zu einer gesunden Lebensweise zurückzufinden.

Die Ohrkerze ist keine Arznei. Sie ersetzt nicht den Arzt oder Heilpraktiker, sondern aktiviert die Selbstheilungskräfte zur Herstellung der Harmonie von Körper, Geist und Seele. Rein theoretisch kann jeder eine Ohrkerzenbehandlung durchführen, sogar bei sich selbst. Sinnvoll ist jedoch, sich die entsprechend notwendigen Kenntnisse über dieses Naturheilverfahren durch Bücher und / oder Vorträge bzw. Seminare zu erwerben.

## Therapiedauer

Eine Behandlung dauert inklusive Nachruhezeit 50 Minuten und es werden immer beide Ohren behandelt. Die Dauer bzw. Anzahl der Behandlungen sind individuell unterschiedlich. Es ist möglich sich nur eine einzelne Behandlung zur Vorbeugung und Entspannung zu gönnen. Bei individuellen Problemen kann eine längere, evtl. mehrwöchige Kur notwendig und sinnvoll sein. Ich arbeite an der Ursachenebene, dort, wo die Blockaden, die den gestörten Energiefluss verursachen, entstehen. Die Mitarbeit vom Klienten ist dabei stets erforderlich und entscheidet daher mit über den Erfolg.

## Kosten und Kostenübernahme

Eine Sitzung kostet ca. 50,- EUR. Die erste Sitzung beinhaltet ein Anamnesegespräch.

**Werden die Kosten durch die Krankenkassen übernommen?**
Die Kosten für Behandlungen werden i. d. R. nicht von gesetzlichen oder privaten Krankenkassen übernommen.

## Vorteile

Man kann in einer angenehmen, entspannenden Behandlung Körper, Geist und Seele erreichen, also einen Menschen wirklich ganzheitlich behandeln.

## Nachteile und mögliche Nebenwirkungen

Es gibt keine Nachteile, man muss allerdings mindestens einen Tag auf Schwimmen und Fliegen verzichten.

Bei Ohrkerzenbehandlung sind keine Nebenwirkungen bekannt. Es könnte evtl. ein leichtes Ohrjucken im äußeren Gehörgang auftreten. Die Nachruhezeit muss unbedingt eingehalten werden, da der Blutdruck sich nach der entspannenden Behandlung wieder stabilisieren muss.

## Ausbildungen und Qualifikationen

**Dauer der Ausbildung**
Ohrkerzen-Tagesseminar (Theorie und Praxis).

**Kosten**
Ein Ohrkerzen-Tagesseminar kostet ca. 150,- EUR.

## So sieht das in der Praxis aus

Ohren werden immer paarweise behandelt. Die Ohrkerze wird in den äußeren Gehörgang eingesetzt. Das obere Ende der Kerze wird angezündet, wodurch ein Kamineffekt entsteht. Durch die Bewegung der Flamme, welche Vibrationswellen auslöst, bzw. durch den entstehenden Unterdruck wird das Trommelfell physikalisch in Schwingung versetzt (massiert), was heilsam auf das gesamte Hals-Nasen-Ohren-Gebiet wirkt. Außerdem werden so die Ohrakupunkturpunkte stimuliert.

Bei dem Abbrennvorgang entsteht – durch die verwendeten Kräuter bzw. Gewürze – Weihrauch, der das Ohr in eine hohe, feinstoffliche Schwingung bringt, wodurch sowohl die Nerven als auch die Seele stark positiv beeinflusst werden.

Die nach und nach entstehende milde Wärme beeinflusst außerdem wohltuend die Blutzirkulation. Das blockierte Höhlensystem wird befreit, was als sehr angenehm empfunden wird. Es kann spontan zu freier Nasenatmung und verbessertem Geruchsempfinden kommen. Eine Ohrkerzenbehandlung ist sehr entspannend, man fühlt sich wunderbar geborgen.

## Therapeuten „Ohrkerzenbehandlung"

**Artemisia Heilkunde –**
**Praxis für Naturheilkunde**
Susanne Stierling, Heilpraktikerin
Langemarckstr. 179, 28199 Bremen
Tel.: 0421 / 8005362, Fax: 0421 / 8005361
info@artemisia-heilkunde.de
www.artemisia-heilkunde.de

**Tibetan Healing Center GbR**
Anita Thinlay
Grandmaster Jorden Thinlay
Edelweißstr. 33, 82377 Penzberg
Tel.: 08856 / 8030544
tibetanhealing@t-online.de

**Viktoria Hertel-Sipos**
Waldstromerstr. 10, 90453 Nürnberg
Tel.: 0911 / 3681356, Mobil 0178 / 2091605
info@perfekte-balance.de
www.perfekte-balance.de

# Orthomolekulare Medizin

## Entwicklung

Als Entwickler der Orthomolekularmedizin können zunächst die Entdecker der verschiedenen Mikronährstoffe (insbesondere der Vitamine) gelten, die diese Stoffe häufig im Zusammenhang mit Mangelkrankheiten gefunden haben und nachgewiesen haben, dass eine ausreichende Gabe der jeweils beteiligten Mikronährstoffe die jeweilige Krankheit heilt.

Hierzu zählen z. B. Jansen, Donath und Williams (Vitamin B1 und Beri Beri), Snell, Pfiffner und Stokstad (Folsäure und megaloblastäre Anämie) oder MacCollum (Vitamin D und Rachitis), aber auch James Lind, der lange vor dem Primat der Evidenz in einer Studie festgestellt hat, dass Skorbut durch Sauerkraut oder Zitronen vermeidbar und heilbar wird.

Im letzten Jahrhundert waren es dann Amerikaner wie Linus Paulig, Afram Hoffer und Carl C. Pfeiffer sowie ihre Nachfolger, die die Orthomolekularmedizin als eigenständige Richtung der Medizin weiterentwickelt und etabliert haben.

## Theoretische Grundlagen

Mikronährstoffe sind essenziell und werden im gesamten Stoffwechsel und in allen Funktionskreisläufen benötigt. Ohne sie ist Leben nicht möglich. Sie können vom Körper nicht oder häufig nicht in ausreichender Menge gebildet werden. Sie müssen deshalb grundsätzlich in optimierter Menge und Zusammensetzung über die Nahrung und / oder über Präparate zugeführt werden.

## Indikationen

Zunächst alle Bereiche der Förderung von Stoffwechsel, Funktionskreisläufen, Leistungsfähigkeit, Gesundheit und Lebensqualität sowie die Prävention nahezu aller Krankheiten (z. B. Krebs, Herz-Kreislauferkrankungen, Infektionen, Multifunktionskrankheiten). Hinzu kommt die Vermeidung und Behandlung von primären und sekundären Mikronährstoffmangelkrankheiten (z. B. Jodmangelstruma, Skorbut, Perniziosa, Eisenmangelanämie oder

Osteoporose) und die begleitende Behandlung einer Vielzahl sonstiger akuter und chronischer Krankheiten (z. B. Infekte, Krebs, Herz-Kreislauferkrankungen, Multifunktionskrankheiten).

## Kontraindikationen

Im präventiven Bereich bei Zufuhr über die Nahrung gibt es üblicherweise keine Nebenwirkungen und keine Kontraindikationen (Cave Allergien und Unverträglichkeiten gegenüber Nahrungsmittel). Bei Zufuhr von Mikronährstoffen über Präparate ist auf eine indikationsabhängige individuelle Dosierung sowie die Vermeidung von Überdosierung zu achten. Überdosierungen insbesondere bei pharmakologisch wirksamer Therapie können verschiedene Nebenwirkungen hervorrufen und sind (wie stets in wissenschaftlicher Medizin) zu verhindern. Weitere Kontraindikationen ergeben sich aus evtl. Interaktionen einzelner Mikronährstoffe mit andern Therapiemaßnahmen. Die potentiellen Nebenwirkungen und Kontraindikationen sind für jeden einzelnen Stoff beschrieben und treten bei korrekter Anwendung üblicherweise nicht auf.

## Therapieart

Zufuhr von Mikronährstoffen über die Ernährung bzw. über orale und parenterale Präparate als Einzelsubstanzen oder in Komplexpräparaten in angepasster Dosierung. Zusätzlich Betreuung bzgl. eines gesunden Lebensstils, der eine Unterversorgung an Mikronährstoffen oder einen überhöhten Bedarf vermeiden hilft.

## Voraussetzungen

### Patient

Alle Gesunden und üblicherweise auch alle Menschen mit Lifestyle- oder genetischen Risiken profitieren von einer optimierten Mikronährstoffversorgung und sollten diesbezüglich kompetent beraten werden. Auch die meisten akut und chronisch Kranken haben einen Nutzen von der alleinigen (insbesondere bei Mikronährstoffmangelkrankheiten) oder begleitenden Gabe von Mikronährstoffen – jeweils in adäquater Dosierung und Zusammensetzung.

**Therapeut**
Der betreuende Therapeut muss über fundiertes Wissen verfügen.

## Therapiedauer

Je nach Indikation und Anwendungsform: In der Prävention muss auf eine dauerhafte (lebenslange) Optimierung der Mikronährstoffspiegel geachtet werden. Bei akuten Erkrankungen und Mikronährstoffmangelkrankheiten wird bis zum Abklingen der Symptome bzw. bis Speicher wieder aufgefüllt sind, behandelt, bei chronischen Krankheiten werden Mikronährstoffe je nach Indikation als Bolusgabe, als Dauertherapie oder als kurmäßige Anwendung (z. B. synergistisch zu anderen Therapiemaßnahmen) eingesetzt.

## Kosten und Kostenübernahme

Bei Zufuhr der Mikronährstoffe über die Ernährung entstehen keine direkten Kosten. Der ergänzende Einsatz von Präparaten in der Prävention muss vom Klienten finanziert werden. Die Kosten sind meist gering. In der Therapie werden zusätzlich einzelne hochdosierte Mikronährstoffe oral und parenteral genutzt, die Kosten sind abhängig von Substanz, Anwendungsform, Dosierung und Einsatzdauer.

**Werden die Kosten durch die Krankenkassen übernommen?**
Bei Mangelerkrankungen zahlen die Krankenkassen die Kosten. Beim begleitenden therapeutischen Einsatz übernehmen insbesondere private Kassen zunehmend bei korrekter Anwendung und sachlicher Begründung für den Einsatz hochdosierter Mikronährstoffe die Kosten ganz oder teilweise.

## Vorteile

Kombination aus Wissenschaftlichkeit (Grundlage sind Funktionskreisläufe, Stoffwechsel und Essentialität der Mikronährstoffe für das Leben sowie eine wachsende Zahl evidenter Studien) und ganzheitlicher Sichtweise (Verwendung von Substanzen, die in der Natur und im Körper vorhanden sind).

## Nachteile und mögliche Nebenwirkungen

Keine, wenn richtig eingesetzt

## Ausbildungen und Qualifikationen

Wir treten dafür ein, dass Therapeuten und Apotheker, die mit Mikronährstoffen arbeiten (insbesondere bei der Verwendung höherer und pharmakologischer Dosierungen) eine fundierte Grundausbildung erhalten müssen. Zusätzliche laufende Vertiefung des Wissens erscheint notwendig.

Das Forum Orthomolekulare Medizin bietet dementsprechend eine Basisfortbildung an vier Wochenenden zum A-Diplom Orthomolekularmedizin sowie regelmäßig Vertiefungsseminare zu wichtigen Themen an.

Das Forum Orthomolekulare Medizin FOM ist gegen die unkontrollierte Selbstmedikation durch Patienten und unausgebildete „Heiler" ohne ausreichende Aufklärung über Nutzen und Risiken des Mikronährstoffeinsatzes.

## So sieht das in der Praxis aus

Basis aller Maßnahmen ist die Optimierung der Ernährung (z. B. im Sinne einer traditionellen mediterranen Kost) und des Lebensstils. Bei Bedarf werden Mikronährstoffe zusätzlich niedrig dosiert oral (vor allem in der Prävention) oder (abhängig von individuellen Risiken, Krankheitsstadium und weiteren Maßnahmen) höher dosiert oral bzw. parenteral gegeben.

## Therapeuten „Orthomolekulare Medizin"

**Dr. rer. nat. Susanne Pedersen**
Heilpraktikerin
Quellental 2, 26340 Zetel-Neuenburg
Tel.: 04452 / 1299
www.drpedersen.de

**Eva-Maria Hohmann**
Heilpraktikerin
Amerikanische Chiropraktik und Osteopathie
Lyonerstr. 44-48, 60528 Frankfurt
Tel.: 069 / 67728633
info@osteopathie-chiropraxis.de
www.osteopathie-chiropraxis.de

**Petra Del Monego**
Dipl.-Psychologin, Psychotherapeutin, Heilpraktikerin
Praxis für Psychotherapie, Familientherapie und Traumatherapie
Schulstr. 2, 84518 Garching an der Alz
Tel.: 08634 / 986226, Fax: 08634 / 986897
info@del-monego.de, www.del-monego.de

**Dr. med. Manfred Doepp**
Integrale Medizin
Schmiedgasse 33, 9100 Herisau (CH)
„Holistic Center"

## Ausbildung „Orthomolekulare Medizin"

**FOM-Sekretariat**
Kruchenhausen 35, 83246 Unterwoessen
Fax: 08641 / 698939
info@f-o-m.de, www.f-o-m.de

# Osteopathie

## Entwicklung

Schon seit Jahrhunderten hat es weltweit Versuche gegeben, körperliche Beschwerden mit verschiedenen Techniken „von Hand" zu lindern. Aufgrund dieser langen Tradition sind diese Techniken zunächst mündlich an die nächste Generation weitergegeben worden. In Amerika entwickelte sich hieraus die Osteopathie und Chiropraktik. Andrew Taylor Still (1828–1917) ging davon aus, dass z. B. Zirkulationsstörungen (Lymphe, Blut) durch anatomische Dysfunktionen hervorgerufen werden und entsprechend behandelt werden können. Er nannte seine Methode Osteopathie. Begründer der Chiropraktik war Daniel David Palmer (1845–1913). Wo die amerikanische Chiropraktik sich hauptsächlich auf die Behandlung der Wirbelsäule konzentrierte, behandelte die Osteopathie schon damals auch die Gelenke der Extremitäten und Weichteilgewebe.

Für den deutschsprachigen Raum sind im Zusammenhang mit der Chiropraktik und Osteopathie u. a. zwei Personen zu nennen. Über Pastor Gustav A. Zimmer kam die Chiropraktik und Osteopathie nach Deutschland. Gustav A. Zimmer, der 1869 in Schlesien (Krachen) geboren wurde, lebte eine Zeit lang in den USA. Nach Deutschland zurückgekehrt eröffnete er eine Einrichtung für die Chiropraktik- und Osteopathieausbildung in Dresden. Teilnehmer waren vorwiegend Heilpraktiker. Die Integration von amerikanischen und europäischen Techniken war geboren. 1939 verstarb Gustav A. Zimmer. Er war wahrscheinlich der Erste, der über die chiropraktische und osteopathische Arbeit in deutscher Sprache schrieb. Es liegen zahlreiche Veröffentlichungen vor. Einige Titel wurden im Dritten Reich von den Nationalsozialisten verboten.

Der Nürnberger Willi Schmidt, der als Heilpraktiker schon 1938 Fachfortbildungen für Kollegen anbot, nahm nach dem 2. Weltkrieg den Lehrbetrieb für Chiropraktik und Osteopathie (1951) wieder auf. Die Arbeitsgemeinschaft Deutscher Chiropraktoren und Osteopathen (ACON) in der Deutschen Heilpraktikerschaft (DH) leitete Willi Schmidt ab 1959. Dazu gehörten auch Arbeitskreise in den Landesverbänden und ein jährlich stattfindender Kongress zur Fachfortbildung in Bad Homburg. Von 1959 bis 1971 sind zahlreiche Schriften zur Fortbildung erschienen, u. a. ein Referat zum Thema "Osteopathie in ganzheitlicher Schau".

Auch heute ist die ACON e. V. bundesweit über Arbeitskreise organisiert und führt eine eigene Ausbildungseinrichtung, das ACON-COLLEG. In Bad Kissingen findet jährlich der Fachfortbildungskongress statt.

Diese Vereinigung für Chiropraktik und Osteopathie besteht somit schon seit über 50 Jahren.

## Theoretische Grundlagen

Die Osteopathie beinhaltet verschiedene Prinzipien, die es dem Behandler ermöglichen, den Menschen in seiner Gesamtheit zu verstehen und wesentlich für die Behandlungsansätze daraus zu entwickeln.

1. Wechselwirkung: Struktur und Funktion bedingen sich gegenseitig.
2. Aktivierung der Selbstheilungskräfte
3. Der menschliche Organismus ist eine Einheit
4. Wesentlich ist die Zirkulation
5. Es wird der Mensch behandelt, nicht seine Pathologie

Die Osteopathie baut auf den Grundlagen der Anatomie, Physiologie und Pathologie auf.

**Abhängig von den betrachteten anatomischen Strukturen kann die Osteopathie in drei Bereiche eingeteilt werden:**
1. Bindegewebe, Muskulatur und Gelenke: Parietale Osteopathie
2. Innere Organe und deren bindegewebige Aufhängung: Viszerale Osteopathie
3. Das Cranium mit den Schädelnähten, den faszialen Strukturen des intracraniellen Systems, das Zusammenspiel von Cranium und Sakrum und dem Bewegungsrhythmus des Liquors: Craniosakrale Osteopathie

Umfassende medizinische Kenntnisse zu den Funktionen des Körpers sind Voraussetzung, um eine Dysfunktion differenzialdiagnostisch richtig zu beurteilen und anschließend behandeln zu können.

## Indikationen

- Bewegungsapparat: Gelenkbeschwerden, Wirbelsäulenbeschwerden, Nackenverspannungen, Schulter-Arm-Schmerzen, Unfallfolgen (wie z. B. Schleudertrauma), Haltungsstörungen, Störungen des Kiefergelenkes etc.
- Innere Medizin: Verdauungsbeschwerden, Schluckbeschwerden, Magen-Darmbeschwerden, Sodbrennen, Atembeschwerden, funktionelle Kreislaufbeschwerden, lymphatische Beschwerden in den Extremitäten (venöse Insuffizienz), Nachsorge von Operationsnarben etc.
- Kinderheilkunde: Entwicklungsstörungen bei Kindern, Asymmetrie des Schädels, Drei-Monatskoliken, Spuck- und Speikinder, Schreikinder etc.
- Neurologie: Kopfschmerzen, Migräne, Missempfindungen, Konzentrationsstörungen, Nervosität, neuro-vegetative Störungen etc.
- Frauenheilkunde: Menstruationsbeschwerden, Schwangerschaftsbegleitung, unterstützende Behandlung für die Geburt und Nachsorge (insbesondere nach Kaiserschnitt) etc.
- Psychosomatik: Erschöpfungszustände, Schlafstörungen, begleitend bei depressiven Verstimmungen etc.
- Hals-Nasen-Ohren: Ohrgeräusche, bei Problemen der Nasennebenhöhlen, Schwindel etc.

## Kontraindikationen

Vom Ansatz der Osteopathie her und bei sachgerechter Anwendung der Behandlungstechniken gibt es keine absolute Kontraindikation. Die Grenzen für die Behandlung werden durch das Heilpraktikergesetz beschrieben. Darüberhinaus bedürfen Behandlungen, denen ein Krebsgeschehen, eine schwere Infektionskrankheit oder eine Autoimmunkrankheit zugrunde liegt, der schulmedizinischen Abklärung.

## Therapieart

Zuerst wird in einem Gespräch die Anamnese erhoben. Hier können auch scheinbar unwichtige Dinge aus der Vergangenheit eine entscheidende Rolle spielen. Ein Sturz auf das Steißbein beispielsweise kann auch erst Jahre später zu erheblichen Problemen im cranio-sakralen System führen. Dann erfolgt eine Untersuchung des Bewegungsapparates, der inneren Organe und Kopfgelenke / Cranium. Das Augenmerk liegt dabei auf dem systemischen Wirkungskomplex von parietalem, faszialem, viszeralem und cranio-sakralem

System. Untersucht werden u. a. Beweglichkeit, myofasziale Ketten, fasziale Spannungen, craniale Dysfunktion, Wechselspiel der Organe und des Bewegungsapparates, Organdysfunktionen etc. Wird eine Störung entdeckt, therapiert der Behandler mittels osteopathischer Techniken, um die Beschwerden zu beheben oder, wenn es sich um strukturelle Veränderungen handelt, Linderung zu erreichen. In einer Heilpraktikerpraxis kann die Behandlung noch durch z. B. Naturheilmittel, Neuraltherapie, Akupunktur o. ä. ergänzt werden.

## Voraussetzungen

### Patient

Die Osteopathie ist bei fast jedem Menschen anzuwenden. Je aktiver der Patient die Therapie unterstützt, desto mehr und schneller ist ein dauerhafter Erfolg zu erwarten. Daher werden vor allem in einer Heilpraktikerpraxis oft weitere Informationen bezüglich Ernährung, Alltagsverhalten etc. gegeben.

### Therapeut

In Deutschland ist die Osteopathie eine Weiterbildung für Heilberufe, das sind Ärzte und Heilpraktiker. Heilhilfsberufe (wie Physiotherapeuten) bedürfen der gesonderten Erlaubnis. Sie dürfen nicht eigenständig diagnostizieren.

## Therapiedauer

Eine osteopathische Behandlung dauert in der Regel 0,5–1 Stunde. Je nach Beschwerde unterscheidet sich die Behandlungsanzahl. Idealerweise sollte mit drei bis vier Behandlungen eine signifikante Verbesserung erzielt worden sein. Es sind ggf. mehr Behandlungen nötig, wenn die Grundursache eine irreparable strukturelle Störung ist (degenerative Veränderungen, chronifizierte Erkrankungen, Zustand nach Traumen, Operationen etc.).

## Kosten und Kostenübernahme

Grundsätzlich orientieren sich die Behandlungskosten nach der Gebührenordnung für Heilpraktiker (GebüH). Individuell sind aber auch Sätze zwischen 50–100 EUR üblich.

**Werden die Kosten durch Krankenkassen übernommen?**
Osteopathie ist keine Krankenkassenleistung der gesetzlichen Kassen. Privatkassen und Zusatzversicherungen übernehmen die Behandlung nach GebüH oder GOÄ, wenn der Behandler nach diesen Sätzen abrechnen darf.

## Vorteile

Der Vorteil der Osteopathie liegt in ihrem tatsächlich holistischen Gesamtkonzept. Der Osteopath denkt und behandelt auf mehreren Ebenen. Er arbeitet auf der Ebene der Wirbelsäulensegmente, auf der Ebene des cranio-sakralen Systems, sowie auf der Ebene der Organe und ihrer Beziehung zueinander. „Bewegung ist Leben" – dieser Kernsatz der Osteopathie von A. T. Still beschreibt das Denken des Osteopathen. Hier ist nicht nur die Beweglichkeit der Gelenke gemeint, sondern auch die zirkulatorische Bewegung der Lymphe, des Blutflusses (Zirkulation), der Organe und die Bewegungen des cranialen Systems.

## Nachteile und mögliche Nebenwirkungen

Bei verantwortungsvoller Nutzung der Möglichkeiten der Osteopathie und Berücksichtigung der Kontraindikationen sind keine Nachteile bekannt.

Nebenwirkungen sind bei einer fachgerechten Behandlung nur selten zu erwarten. Es kann von Fall zu Fall kurzfristig zu verstärkten Reaktionen des Binde- und Muskelgewebes führen, dass sich dann wie Muskelkater anfühlen kann.

## Therapeuten „Osteopathie"

**ACON e. V. / ACON-COLLEG**
Arbeitsgemeinschaft für
Chiropraktik / Osteopathie und Neuraltherapie
Deutscher Heilpraktiker e. V.
Karin Lill, Geschäftsstelle
Schillerstr. 2, 53489 Sinzig
Tel.: 02642 / 997613
info@acon-ev.de, www.acon-ev.de

**Heilpraktiker Benno Niehaus**
Chiropraktik und Osteopathie
Schliemannstr. 17, 10437 Berlin
Tel.: 030 / 92258410, Fax: 030 / 92258448
info@chiropraktik-niehaus.de
www.chiropraktik-niehaus.de

## Therapeuten „Osteopathie"

**Praxis für Naturheilverfahren**
**Lars Utermark**
Harksheider Str. 6a, 22399 Hamburg
Tel.: 040 / 88174772
www.naturheilverfahren-utermark.de

**Chiropraxis Leuffen**
Sascha Leuffen und Kathrin Bajer
Dorfstr. 7b, 40667 Meerbusch-Büderich
Tel.: 02132 / 599748
kontakt@chiropraxis-leuffen.de
www.chiropraxis-leuffen.de

**Eva-Maria Hohmann**
Heilpraktikerin
Amerikanische Chiropraktik und Osteopathie
Lyonerstr. 44-48, 60528 Frankfurt
Tel.: 069 / 67728633
info@osteopathie-chiropraxis.de
www.osteopathie-chiropraxis.de

**Praxis für Osteopathie und Naturheilkunde**
**Dirk Kaiser & Kollegen, Heilpraktiker**
Königsteiner Str. 4, 61350 Bad Homburg
Tel.: 06172 / 928310, Fax: 06172 / 928373
info@praxiskaiser.de, www.praxiskaiser.de

**Dr. med. Manfred Doepp**
Integrale Medizin
Schmiedgasse 33, 9100 Herisau (CH)
„Holistic Center"

## Ausbildung „Osteopathie"

**ACON e. V. / ACON-COLLEG**
Arbeitsgemeinschaft für
Chiropraktik/Osteopathie und Neuraltherapie
Deutscher Heilpraktiker e. V.
Karin Lill, Geschäftsstelle
Schillerstr. 2, 53489 Sinzig
Tel. 02642 997613
info@acon-ev.de, www.acon-ev.de

# Psychosomatische Energetik

## Entwicklung

Die Psychosomatische Energetik (PSE) wurde Mitte der 1990er-Jahre vom deutschen Allgemeinmediziner Dr. med. Reimar Banis entwickelt. Es handelt sich um ein diagnostisches und therapeutisches Verfahren der Complementär-Medizin, das insbesondere bei psychosomatischen und therapieresistenten Krankheitsbildern eingesetzt wird. Seinen Vorläufer hat die Methode in der Blütentherapie des englischen Homöopathen Dr. Edward Bach, der erstmals negative Emotionen (Konflikte) durch Energiemedikamente auflösen wollte. Die Bachblüten führen dem Patienten sanfte, positive Schwingungen zu. Im Unterschied zu Bach verwendet die Psychosomatische Energetik negative Schwingungen der Homöopathie, weil sie nach den Erfahrungen der PSE wesentlich effektiver wirken.

Ein weiterer historischer Vorläufer findet sich im Schamanismus, der Konflikte als vampirhaft wirkende Fremdenergie ansieht, was sich mit den Erfahrungen der PSE deckt. Weitere historische Verbindungen bestehen zur Körperpsychotherapie, insbesondere der Core-Energetik nach John Pierrakos und der Biodynamischen Psychologie nach Gerda Boyesen. Frau Boyesen hat seelische Konflikte erstmals auf intuitivem Weg in der Aura lokalisiert, was Dr. Banis später dazu angeregt hat, nach solchen Konflikten zu suchen. Im Unterschied zu Frau Boyesen war das Bestreben von Dr. Banis, Konflikte auf möglichst reproduzierbare Weise testbar zu machen. Dr. Banis fand in jahrelanger Forschung spezielle homöopathische Mischungen, mit denen unbewusste seelische Konflikte im Rahmen des Medikamententests aufgespürt und abschließend behandelt werden können, die sogenannten „Emotionalmittel". Die Praxiserfahrung mit der Psychosomatischen Energetik zeigt, dass gut geschulte und erfahrene Tester meist zu vergleichbaren Testresultaten kommen.

In der Psychosomatischen Energetik gelten seelische Konflikte als Energieblockaden, die mit energetischen Testverfahren wie Elektroakupunktur (Vegatest-Methode) oder Kinesiologie getestet werden können. Weitere Vorläufer der Methode sind die traditionelle Psychoanalyse, nach denen traumatische seelische Erlebnisse ins Unbewusste verdrängt werden, sowie die Persönlichkeitspsychologie nach Fritz Riemann, da besonders große Konflikte mit den Charaktertypen in Verbindung gebracht werden.

Das zweite Fundament der Psychosomatischen Energetik – neben der energetisch ausgerichteten Psychotherapie – ist die quantitative Testung des menschlichen Energiefeldes. Im

Rahmen der Energiemedizin ist das erstmals mit der PSE möglich geworden. Der Deutsche Biophysiker und Laseringenieur Dieter Jossner hat Mitte der Neunziger Jahre auf Anregung von Dr. Banis ein spezielles Testgerät entwickelt (Reba®-Testgerät). Mit ihm können die verschiedenen Felder der menschlichen Aura getestet werden. Es handelt sich dabei genau genommen um einen Belastungstest, bei dem die verschiedenen Auraschichten durch bestimmte definierte Frequenzen gestresst werden. Man erhält als Testergebnis vier verschiedene Testergebnisse in Prozent. Die Reba®-Testwerte erweisen sich über lange Zeiträume normalerweise als sehr stabil und werden vor allem durch feinstoffliche Energieblockaden (insbesondere unbewusste seelische Konflikte) stark abgesenkt.

Gesunde erreichen einen Maximalwert von 100 %, während energetisch geschwächte Menschen schon bei deutlich niedrigeren Werten von beispielsweise 20 % Stress-Reaktionen zeigen. Diese Reaktionen werden durch kinesiologische oder durch andere energetische Testverfahren sichtbar gemacht. Die erhaltenen vier Testwerte der Vital-, Emotional-, Mental- und Kausalenergie entsprechen erfahrungsgemäß der Befindlichkeit einer Testperson, aber auch klinischen Diagnosen. Der Normwert eines Gesunden liegt bei 100% vital, 100 % emotional, 100% mental und 40% kausal. Patienten mit einer Depression zeigen stattdessen typischerweise sehr tiefe Emotionalwerte.

## Theoretische Grundlagen

Aus naturwissenschaftlicher Sichtweise sind die theoretischen Annahmen der Psychosomatischen Energetik bislang weitgehend unerforscht, da Konzepte der PSE wie „Unbewusstes, Aura, Konflikt" bis heute rein empirischen Charakter haben und deshalb nicht objektiv nachgewiesen werden können. Die wesentliche Grundannahme der Psychosomatischen Energetik ist die Erfahrung, dass seelische Konflikte nicht nur ins Unbewusste verdrängt werden, was dem Modell der klassischen Psychoanalyse zugrunde liegt, sondern auch im feinstofflichen Energiefeld ausgelagert werden. Was der Schamanismus seit jeher behauptet hat, kann durch die Psychosomatische Energetik bestätigt werden, nämlich dass Konflikte als Fremdenergie Teile der Energie einer Person absorbieren und diesen dadurch schwächen. Löst man Konflikte auf, erhält der Patient die im Konflikt gespeicherte Energie zurück. Die Auflösung seelischer Konflikte führt daher häufig zu deutlichem Energiezuwachs.

In der PSE können mit bestimmten Pflanzentinkturen Konflikte energetisch virtuell vergrößert und damit energetisch testbar gemacht werden. Der Heilverlauf der Konfliktabschmelzung kann dadurch mit dem Reba®-Testgerät verfolgt und prozentual festgestellt werden.

# Psychosomatische Energetik

## Emotionale Konflikte und zugehörige Energiezentren

nach Dr. med. Reimar Banis

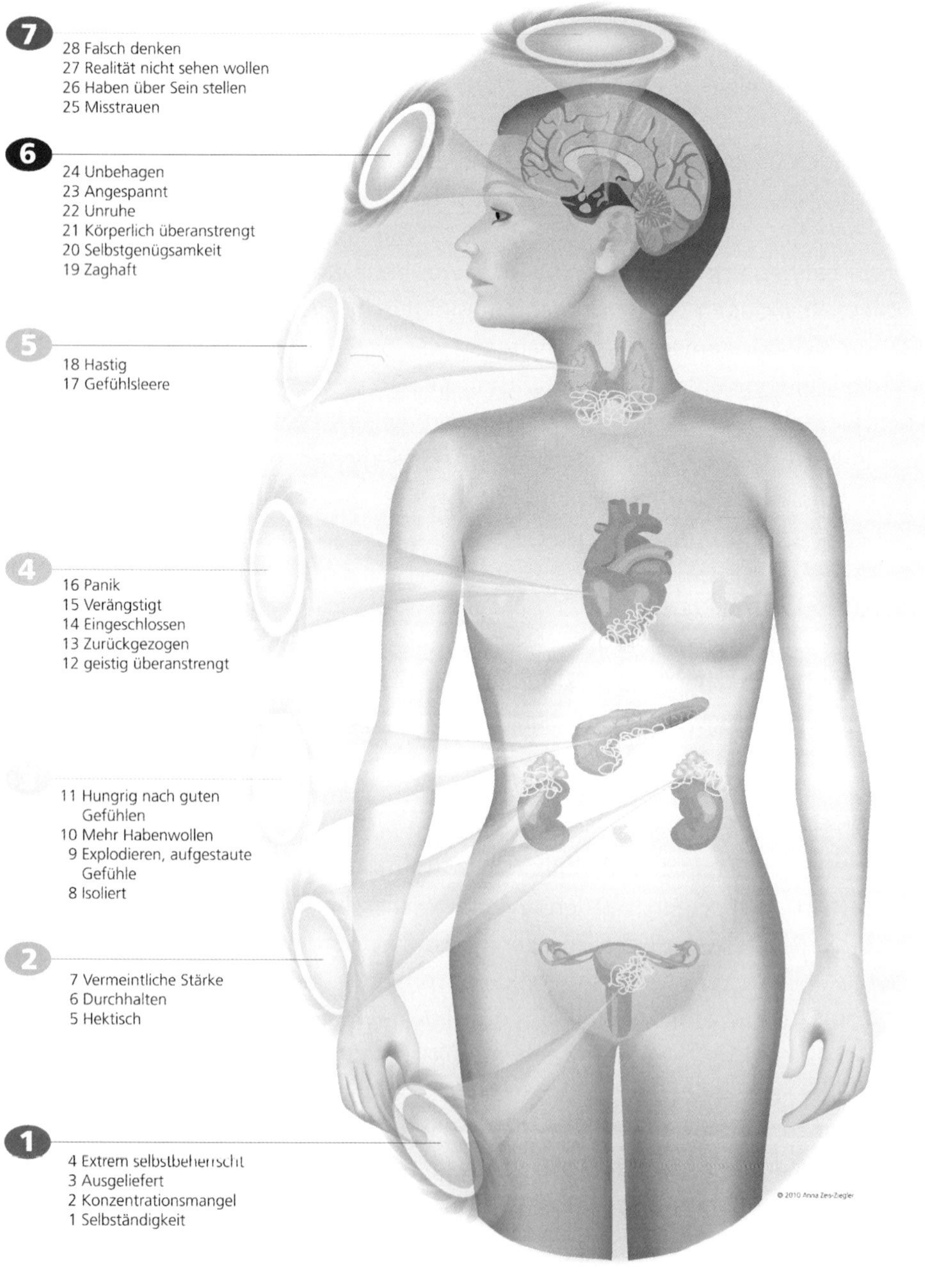

Große Konflikte haben vitale und emotionale Werte von 70–80 % und mehr, deren Energie wiederum fehlt. Wenn seelische Konflikte energetisch kleiner werden, steigen entsprechend die Energiewerte des Patienten. Die Konfliktabschmelzung selbst erfolgt durch homöopathische Resonanzphänomene, indem sich ähnliche Schwingungen gegenseitig auslöschen. Im Lauf der Konfliktheilung setzen darüber hinaus Reaktionen des Unbewussten ein, die auch in der herkömmlichen psychotherapeutischen Arbeit beobachtet werden. Die Aktivierung des Unbewussten zeigt sich beispielsweise häufig in Form verstärkter nächtlicher Traumtätigkeit, in einer vermehrten Selbstreflexion und einem Erstarken der persönlichen Autonomie.

## Indikationen

Typische Indikationen der PSE sind psychosomatische Beschwerden, Burnout-Syndrom, Angsterkrankungen, kindliche Verhaltensstörungen, Lebenskrisen, therapieresistente und langwierige chronische Krankheiten wie beispielsweise chronische Schmerzzustände. Etliche Therapeuten setzen die Psychosomatische Energetik als Basistherapie bei der Mehrzahl allgemeinmedizinischer Krankheiten ein. Auch Fachärzte wie Psychiater, Neurologen, Orthopäden berichten über ähnliche gute Erfahrungen. Eine spezifische Indikation für die PSE kann nicht angegeben werden, da sich die Methode bei unterschiedlichsten Störungen und Krankheitsbildern als alleinige oder auch als complementäre (ergänzende) Therapie zur Schulmedizin bewährt hat. Eine notwendige schulmedizinische Diagnose und Behandlung kann und soll durch die PSE nicht ersetzt werden. Die Methode sieht sich als Ergänzung und Hilfe zu herkömmlichen Therapieverfahren, aber nicht als Konkurrenz.

## Kontraindikationen

Wie jede medikamentöse Therapie sollte die Psychosomatische Energetik nicht in den ersten drei Schwangerschaftsmonaten eingesetzt werden.

## Therapieart

Die Psychosomatische Energetik verwendet Energietestungen wie etwa die Kinesiologie, Elektroakupunktur, RAC nach Nogier, um mit einem speziellen Reba®-Testgerät zunächst das feinstoffliche Energiefeld zu belasten und dabei dessen quantitativen Ladung zu bestimmen. Anschließend werden Energieblockaden gesucht, die das Energiefeld schwächen. In der Regel handelt es sich um unbewusste seelische Konflikte, chronische Entzündungsherde, Belastungen durch störende nächtliche Erdstrahlen und ähnliche versteckte Ursachen.

## Therapieform

In der Psychosomatischen Energetik liegt der Schwerpunkt auf der Beseitigung von Energieblockaden. Erfahrungsgemäß handelt es sich insbesondere um unbewusste seelische Konflikte. Diese werden mit vorher ausgetesteten homöopathischen Komplexmitteln behandelt, die einem bestimmten, gerade aktiven Konflikt entsprechen. Meist findet man nur einen aktiven Konflikt. Die Therapiedauer richtet sich nach der Größe eines Konflikts. Ein durchschnittlich großer Konflikt wird meist über 3–4 Monate behandelt und dabei langsam energetisch aufgelöst. Der Patient nimmt dazu bestimmte homöopathische Komplexmittel ein. Die Konfliktinhalte werden üblicherweise nach der Testung in Form einer Kurz-Psychotherapie besprochen, was sich aber für den Heilverlauf nicht als Bedingung herausgestellt hat, denn die Methode funktioniert auch wortlos. Manche Therapeuten setzen zusätzlich positive Lösungssätze ein (entwickelt von Dr. med. Ulrike Banis), die sich der Patient tagsüber imaginieren soll, um die Behandlung durch autosuggestive Techniken zu verstärken.

## Voraussetzungen

### Patient

Patienten sollten der Therapieform grundsätzlich positiv oder zu mindestens mit einer neutralen Einstellung begegnen und bereit sein, die Anweisungen des Therapeuten zu befolgen. Insbesondere die regelmäßige Einnahme der Medikamente über mehrere Monate sollte sichergestellt sein. Schulmedizinische Medikamente sind meist keine Kontraindikation, sondern können weiter eingenommen werden. Die PSE verträgt sich darüber hinaus mit nahezu allen Therapieverfahren, wobei schnell wirksame Methoden wie Energy Psychology, Psychokinesiologie, Hypnose usw. oft begleitend eingesetzt werden, während der Effekt der PSE meist langsam, aber dafür langwirkend einsetzt.

### Therapeut

Therapeuten sollten ihre eigenen Energieblockaden behandelt haben. Der Testplatz sollte energetisch neutral sein. Fremde Personen im Raum können die Testung stören. Die Testung sollte in einer ruhigen, entspannten Atmosphäre durchgeführt werden. Der Tester sollte sich von allen inneren Vorstellungen freimachen. Um gute Testergebnisse zu erzielen, sind eine gewisse Begabung sowie eine spezielle Ausbildung notwendig.

## Therapiedauer

Eine einzelne Sitzung dauert in der Regel 40–60 Minuten, wobei die Testung selbst in der Regel nur 15–20 Minuten beansprucht. Meist sind zur Erzielung eines befriedigenden bis guten Therapieerfolges 3–4 Sitzungen im Abstand von jeweils 3–4 Monaten notwendig.

## Kosten und Kostenübernahme

Die Kosten liegen in der Regel je nach Therapeut (Heilpraktiker, Arzt) zwischen 80,- und 150,- EUR. Die notwendigen Medikamente liegen etwa im selben Preisrahmen.

**Werden die Kosten durch die Krankenkassen übernommen?**
Die Kosten werden teilweise von einigen privaten Krankenkassen übernommen.

## Vorteile

Seelische Konflikte können aufgedeckt werden, ohne dass dazu eine Psychotherapie oder andere seelische Exploration notwendig ist. Die Methode funktioniert auch wortlos, etwa bei Menschen, die eine Psychotherapie ablehnen, keinen leichten Zugang zu ihrem Unbewussten finden können, bei Kindern und bei Tieren. Aufgelöste Konflikte kommen in der Regel nicht wieder, und die Therapieergebnisse erscheinen sehr stabil und langanhaltend (bei einer Nachbeobachtungszeit von bisher rund 15 Jahren).

## Nachteile und mögliche Nebenwirkungen

Die Methode erfordert die Anwendung alternativmedizinischer Methoden, die nicht von allen Patienten akzeptiert werden. Die Testung erfordert eine große Sorgfalt. Die Behandlung dauert oft 1–2 Jahre, bis ein befriedigender bis guter Erfolg erzielt worden ist.

**Nebenwirkungen**
Häufig berichten Patienten über besonders lebhafte nächtliche Träume. In der Anfangsphase der Behandlung können bestimmte Beschwerden kurzfristig verstärkt werden.

## Ausbildungen und Qualifikationen

Die Ausbildung wird von der Internationalen Gesellschaft für Psychosomatische Energetik geleitet (www.igpse.ch). Sie erfolgt in der Regel berufsbegleitend mit Wochenend-Seminaren (Basisseminar, Fortgeschrittenenseminar). Eine bestimmte Anzahl von Testungen (Supervision) sowie eine Eigentherapie sind zwingend vorgeschrieben. Während der Ausbildung können in kleinen Ausbildungsgruppen Nachschulungen erfolgen. Den Abschluss der Ausbildung zum „zertifizierten Energietherapeuten" bildet ein viertägiges Intensivseminar mit schriftlicher und mündlicher Prüfung. Der Erhalt der Qualifikation setzt eine regelmäßige Weiterbildung (Besuch der jährlichen Expertentreffen) voraus. Die Kosten der Ausbildung belaufen sich auf ca. 1.000,- EUR.

**Qualifikationen**
Die Ausbildung setzt eine medizinische oder psychologische Qualifikation voraus (Arzt, Zahnarzt, Heilpraktiker, Naturarzt, Psychologe).

## Therapeuten „Psychosomatische Energetik"

**Berliner Therapeuten für Psychosomatische Energetik**
PSE-Therapeuten verschiedener Fachrichtungen in ganz Berlin und Potsdam
www.pse-in-berlin.de

**Naturheilpraxis Frank Heck**
Olbersstr. 8, 10589 Berlin
Tel.: 030 / 30112527

**Dr. med. dent. Jürgen Pedersen**
Quellental 2, 26340 Zetel-Neuenburg
Tel.: 04452 / 8344
www.drpedersen.de

**Naturheilpraxis Waltraud Altvatter**
Kapellenstr. 10, 63691 Ranstadt
Tel.: 06041 / 5356

**Praxis für Naturheilkunde Carola Deiß HP**
Schweizenhofweg 1e, 88131 Lindau
Tel.: 08382 / 2750355,
info@naturheilpraxis-deiss.de

## Therapeuten „Psychosomatische Energetik"

**Dr. Irene Hontschik**
Belgradstr. 5, 80796 München
Tel.: 089 / 30002502

**Praxis für Psychotherapie HPG**
**Elvira Margarete Jung**
Heilpraktikerin für Psychotherapie
Parkweg 4, 97944 Boxberg
Tel.: 07930 / 8130, Fax: 07930 / 1320
elvira@jung-boxberg.de
www.psychotherapie-jung.de

## Ausbildung „Psychosomatische Energetik"

**Internationale Gesellschaft für Psychosomatische Energetik® (IGPSE)**
Schlierenhölzlistr. 8, 6056 Kägiswil(CH)
Tel. +41 / 41 / 6300888
www.igpse.ch
seminare@rubimed.com
Aktuelle Seminardaten: www.rubimed.com

**Rubimed AG**
Grossmatt 3, 6052 Hergiswil (CH)
Tel.: +41 / 41 / 6300888
Fax. +41 / 41 / 6300887
info@rubimed.com
www.rubimed.com

# Reflexzonentherapie am Fuß (RZF)

## Entwicklung

Die Ursprünge der Reflexzonentherapie am Fuß (RZF) könnten in der fernen Frühzeit der Menschheitsgeschichte liegen. Bildliche Darstellungen legen nahe, dass die Methode schon im alten Ägypten durchgeführt wurde. Gesichert ist ihre Geschichte allerdings erst ab dem 19. Jahrhundert, an dessen Beginn ein Dr. William Fitzgerald bei Indianern im mittleren Südwesten der USA das Behandeln an den Füßen gesehen hat, es aufgriff und weiter entwickelte. Durch ein Büchlein seiner Schülerin Eunice Ingham lernte Hanne Marquardt die Methode 1958 als Laienbehandlung kennen.

Sie hat die RZF in den vergangenen 50 Jahren auf Grund ihrer Erfahrungen zu einer effektiven modernen Therapie weiter entwickelt und in Europa bekannt gemacht. 1967 begann sie mit dem Unterricht für medizinische Fachpersonen und hat seitdem 16 Lehrstätten gegründet, acht in Deutschland und acht in anderen europäischen Ländern. Ihr in zwölf Sprachen übersetztes Fachbuch („Praktisches Lehrbuch für Reflexzonentherapie am Fuß") gilt weltweit als das Standartwerk. Die Entwicklung der RZF ist allerdings noch nicht abgeschlossen. Weitere Zonen wurden in den letzten Jahren gefunden und immer differenziertere Behandlungsformen entstehen.

## Theoretische Grundlagen

Die RZF geht von der Erfahrung aus, dass der ganze Mensch in den Füßen abgebildet ist, wie es die Formenähnlichkeit zwischen einem sitzenden Menschen und den Füßen sinnfällig zeigt: Der Kopf ist an den Zehen zu finden, die Wirbelsäule im Längsgewölbe und das Becken an der Ferse. Das Große spiegelt sich im Kleinen und beides wirkt aufeinander. Die Füße weisen also auf die Verfassung des jeweiligen Menschen hin und diese lässt sich über die Füße verändern.

Irrtümlicher Weise wird manchmal behauptet, und der Begriff Reflexzonentherapie legt es ja auch nahe, dass die Wirkung von den Füßen auf den ganzen Menschen über die Nervenbahnen vermittelt wird. Die Erfahrung hat jedoch gezeigt, dass die Methode auch bei Patienten mit einem kompletten Querschnitt wirkt, oder wenn die sensorische Wahrnehmung an den Füße zerstört ist, z. B. bei Diabetikern. Der Name der Methode darf also nicht als Nervenreflex verstanden werden, sondern als ein Reflektieren, ein Wiederspiegeln des Ganzen in seinem Teil. Solche Somatotopien haben wir nicht nur in den Füßen, sondern auch das Ohr, die Iris oder die Zunge sind bekannte und wirkungsvolle „Reflexfelder".

## Indikationen

Da der ganze Mensch, auch die seelische Ebene, als „Mikroformat" in den Füßen abgebildet ist, ergibt sich ein breiter, fast unbegrenzter Therapieeinsatz für die Methode. Die große Indikationsbreite reicht von allen Belastungen des Bewegungsapparates über funktionelle Organerkrankungen und Allergien bis hin zu psychosomatischen Störungen, wie z. B. ein Burnout-Syndrom. Sehr gut spricht auf die Methode der Verdauungstrakt an und der ganze Bereich des weiblichen Zyklus, mit allen vorkommenden funktionellen Störungen. Aber auch in der Schmerztherapie lässt sich die RZF mit guten Erfolgen einsetzen.

Da man alle Organe, Systeme und Ebenen des Menschen über die Reflexzonen an den Füßen therapeutisch erreichen kann und nicht die Symptomatik allein im Mittelpunkt steht, sondern der Befund an den Füßen, hat sich die Methode besonders gut bewährt, wenn bei einem Patienten mehrere Faktoren gemeinsam zu seinen Beschwerden beitragen.

## Kontraindikationen

Nicht durchgeführt werden sollte die Methode bei Infektionserkrankungen und an Patienten mit schweren psychotischen Störungen, wobei dies auch vom Behandlungsrahmen abhängig ist. Generell gilt die Regel, je schwerer ein Mensch erkrankt ist, desto vorsichtiger und weicher muss er behandelt werden, in der Hospiz-Arbeit werden nur noch Ausgleichsgriffe durchgeführt. Bei schweren Erkrankungen der Füße, z. B. aus dem rheumatischen Formenkreis, werden diese nur achtsam und sehr vorsichtig berührt.

Kontraindiziert sind auch Patienten mit Transplantaten, Aneurysmen und Fremdkörpern in der Nähe von lebenswichtigen Organen.

## Therapieart

Die RZF gehört in den Bereich der Ordnungstherapien, die mit den Eigenheilkräften der Menschen arbeitet, diese anregt und unterstützt. Sie wird daher nicht krankheits- und symptombezogen durchgeführt, sondern orientiert sich an der Gesamtverfassung eines Menschen und stellt den Befund am Fuß in den Mittelpunkt. Dieser lässt zwar mit Vorsicht diagnostische Rückschlüsse zu, besagt aber in erster Linie und vor allem, welche Zonen behandlungsbedürftig sind.

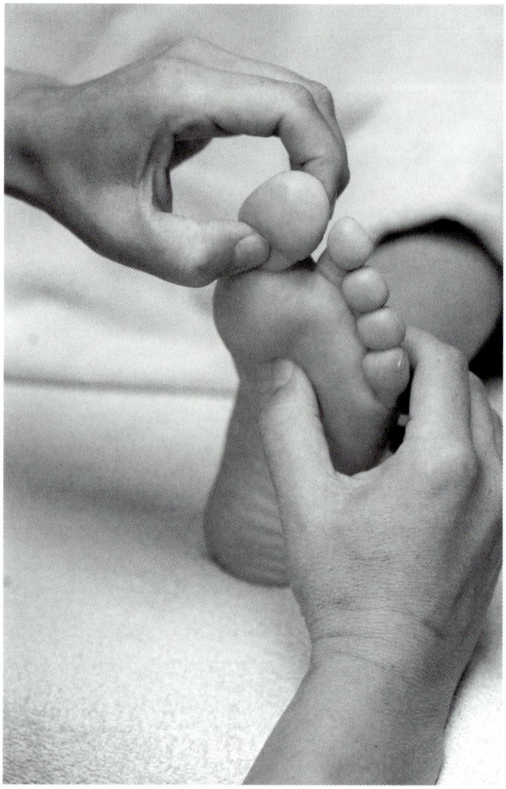

## Therapieform

Die RZF ist eine Reiztherapie, Impulse werden am Fuß gesetzt und lösen eine Heilreaktion aus. Vor allem aber gehört die Methode zu den manuellen Therapieformen, und zwar im wörtlichen Sinne, da sie am sinnvollsten direkt mit den Händen durchzuführen ist. Die Arbeit mit Hilfsmitteln hat sich nicht bewährt, da die Wahrnehmung unmittelbar am Fuß verloren geht. Stäbchen oder andere Gegenständen sind auch nicht nötig, vorausgesetzt die Methode wird mit einer guten, handschonenden Grifftechnik durchgeführt. Sie ist dann für den Therapeuten nicht belastend und kann auch über längere Zeiträume ohne Probleme durchgeführt werden. Nicht zuletzt ist der direkte Haut- und Gewebekontakt aber auch deshalb sehr wichtig, weil Berührung die Menschen öffnet: Wer berührt wird, ist berührt. Eine Qualität, die in unserer modernen Medizin immer mehr verloren geht.

## Voraussetzungen

### Patient

Der Patient muss keine besondere Voraussetzung erfüllen, abgesehen davon, dass er die Berührung an den Füßen wünscht und zulassen kann. Füße sind intim und für erstaunlich viele Patienten ist es nicht ganz einfach, ihre Füße einem anderen Menschen zu überlassen. Was nicht wundert, wenn man sich klar macht, dass er als ganzer Mensch in den Füßen abgebildet sich daher auch einem anderen ganz in die Hände gibt.

## Therapeut

### Ausbildung

Der Therapeut sollte eine gute RZF-Ausbildung haben und die juristischen Voraussetzungen zum Behandeln kranker Menschen erfüllen. Das heißt, entweder Arzt oder Heilpraktiker sein, oder auf deren Anweisung arbeiten als Physiotherapeut, Masseur, Ergotherapeut etc.

### Staatliche Prüfung

Die Methode ist eine Spezialisierung innerhalb eines gegebenen therapeutischen Berufsbildes. Daher gibt es keine staatliche Anerkennung oder Prüfung, wobei eine interne von den Marquardt-Lehrstätten zur Qualitätssicherung angeboten wird.

### Steuerbefreit gemäß welcher Grundlage

Einnahmen, die durch die RZF erzielt werden, unterliegen wie alle Therapiehonorare nur der Einkommenssteuer. Wird die Methode allerdings als Wellness-Behandlung angeboten, muss Umsatz- und Gewerbesteuer entrichtet werden.

## Therapiedauer

Die Länge einer Behandlungsserie kann sehr verschieden gestaltet werden. Gelegentlich reichen zwei bis drei Behandlungen, z. B. bei akuten Schmerzsituationen. Ganze Serien bewegen sich zwischen sechs und zwölf Sitzungen. In der Begleitung schwer erkrankter Menschen und auch in der Palliativ-Medizin können Behandlungen auch über einen längeren Zeitraum sehr sinnvoll sein.

Eine Behandlung dauert verschieden, je nach Anlass zwischen 25 und 35 Minuten, die erste Sitzung meist noch länger, da eine ausführliche Anamnese und der Tastbefund an den Füßen erstellt werden. Der Patient sollte nach jeder Behandlung eine ausführliche Nachruhe (mindestens 10 Minuten) haben, was die Wirkung der Methode deutlich unterstützt.

## Kosten und Kostenübernahme

Die Preise für die RZF sind nicht eindeutig festzulegen, da die Behandlungen verschieden lang gestaltet werden können und ein auffälliges Preisgefälle in der Bundesrepublik zwischen Ost und West, Nord und Süd, Stadt und Land existiert, je nach Lebensstandard und Akzeptanz complementär-therapeutischer Methoden. In vielen Therapiemethoden sieht man zurzeit eine Entlohnung in Höhe von 1,- EUR pro Behandlungsminute als angemessen.

**Werden die Kosten durch die Krankenkassen übernommen?**
Die Kosten für die RZF werden von den gesetzlichen Krankenkassen nicht übernommen, von den privaten Versicherungen in der Regel schon, wobei das Kleingedruckte in den Verträgen zu beachten ist.

## Vorteile

Da immer mehr Menschen von komplexen Krankheitsbildern betroffenen sind, zu denen verschiedene Ursachen beitragen, ist es ein großer Vorteil der RZF, dass der ganze Mensch mit allen Organen, Körperteilen und Systemen bis hin zur seelischen Ebene im Fuß zu finden und zu behandeln ist. Vielfältige Zusammenhänge lassen sich so erkennen und nutzen, Zusammenhänge innerhalb eines Systems, z. B. innerhalb der Statik, aber auch zwischen den Systemen, also z. B. zwischen Statik und Organen und umgekehrt.

## Nachteile und mögliche Nebenwirkungen

Ein Nachteil der Methode könnte, wie bei den meisten manuellen Therapieformen, der relativ große Zeitaufwand sein, wenn man es mit einer medikamentösen Behandlung vergleicht. Das wird aber durch die sehr angenehme und wohltuende Form der Berührung reichlich entschädigt und in unserer gestressten Welt ist es für viele Menschen sehr wichtig, Zeit nur für sich zu haben und ganz bei sich zu sein.

Nach den Behandlungen können Reaktionen auftreten. In gewissem Sinne sind diese sogar erwünscht, da sie zeigen, dass die Methode bei einem Patienten ankommt und etwas bewirkt. Vor allem verdeutlichen sie dem Therapeuten, wo und wie in den weiteren Behandlungen zusätzlich Schwerpunkte einzubauen sind. Reagiert z. B. die Ausscheidung eines Patienten durch einen dunkleren und schärfer riechenden Urin, so müssen seine Harnwege gut unterstützt werden.

Neben den Ausscheidungen reagieren häufig auch Haut und Schleimhäute, z. B. durch mehr Sekretabsonderung, der Bewegungsapparat, z. B. durch Muskelkater ähnliche Erscheinungen, und bei Frauen sind gehäuft Zyklusverschiebungen und Zwischenblutungen zu beobachten. Natürlich zeigen sich oft Veränderungen in der seelischen Ebene, was sich über Träume, veränderte Gefühle und Selbstwahrnehmungen bemerkbar machen kann.

## Ausbildungen und Qualifikationen

**Dauer**

Die von den Hanne Marquardt-Schulen in allen Lehrstätten gleich aufgebaute Ausbildung erstreckt sich über drei 4-Tages-Kurse, in denen die Methode sehr kompakt unterrichtet werden kann, da ein therapeutischer Beruf voraus gesetzt wird und daher keine medizinischen Grundlagen vermittelt werden müssen. Da der erste Kurs die Basis der Methode vermittelt, kann die RZF bereits nach diesem in der Praxis eingesetzt werden. Zwischen den Kursen sollten Abstände von mindestens drei Monaten liegen, damit die Teilnehmer genügend Zeit haben, das Erlernte zu üben. Drei dokumentierte Behandlungsserien sind Voraussetzung für den jeweils nächsten Kurs.

Die Weiterbildung kann mit einer Prüfung abgeschlossen werden, der ein zweitägiger Vorbereitungskurs vorangeht. Insgesamt sollte man also ca. 1,5 Jahre für die ganze Methode einplanen.

**Kosten**

Kurs I bis III kosten jeweils ca. 420,- EUR, die Prüfung einschließlich Vorbereitungskurs 460,- EUR. Die Kosten der gesamten Weiterbildung belaufen sich also auf etwa 1.720,- EUR.

**Qualifikationen**

Da in Deutschland der Gesundheitsbereich durch das Heilpraktiker-Gesetz klar geregelt ist, nehmen die Marquardt-Schulen nur die Berufe auf, die juristisch zum Therapieren befähigt sind. Das sind Ärzte und Heilpraktiker, welche die Methode auch diagnostisch einsetzen dürfen, und alle nichtärztlichen Heilberufe, die auf Verordnung arbeiten, also Physiotherapeuten, Masseure, Krankenschwestern, Ergotherapeuten, Podologen usw. Alle diese Berufsbilder können schon im letzten Ausbildungsjahr mit Kurs I anfangen.

Es werden allerdings auch kurze Einführungen für Laien angeboten, in denen unterrichtet wird, wie die Methode als Hausmittel privat genutzt werden kann.

## So sieht das in der Praxis aus

Die Methode kennt keinen starren Behandlungsablauf, da jeder Patient die zu ihm passende Therapie benötigt. Bei längeren Serien steht am Anfang ein Sicht- und Tastbefund. Die dabei als belastet erkannten Zonen kommen neben den Zonen, die sich durch das Krankheitsbild ergeben, in den Mittelpunkt der weiteren Sitzungen. Die RZF kann allein oder auch zum jeweiligen Patienten und seinem Beschwerdebild passend kombiniert mit anderen Therapieformen durchgeführt werden. Die Methode kann u. a. sehr gut mit allen manuellen Therapieformen, z. B. chiropraktischen Behandlungen ergänzt werden, aber auch mit Schüßler-Salzen, Phytotherapeutika usw.

## Sonstiges

Nicht zuletzt sollte darauf hingewiesen werden, dass die Methode auch im Grenzbereich zwischen Therapie und Wellness angewandt wird. Die Behandlungen an den Füßen werden dann sehr angenehm und entspannend durchgeführt und können wunderbar mit allem Angenehmen ergänzt werden, mit Düften, Aromen, Wärme und Musik.

## Therapeuten „Reflexzonentherapie am Fuß (RZF)"

**Hanne Marquardt GmbH**
Lehrstätte für Reflexzonentherapie am Fuß
Prof.-Domagk-Weg 15
78126 Königsfeld-Burgberg
Tel.: 07725 / 7117
www.marquardt-fussreflex.de
www.fussreflex.de

**Tibetan Healing Center GbR**
Anita Thinlay
Grandmaster Jorden Thinlay
Edelweißstr. 33, 82377 Penzberg
Tel.: 08856 / 8030544
tibetanhealing@t-online.de

## Ausbildung „Reflexzonentherapie am Fuß (RZF)"

**Hanne Marquardt GmbH**
Lehrstätte für Reflexzonentherapie am Fuß
Prof.-Domagk-Weg 15
78126 Königsfeld-Burgberg
Tel.: 07725 / 7117
www.marquardt-fussreflex.de
www.fussreflex.de

# Reiki (nach Mikao Usui)

## Entwicklung

Reiki: japanisch Rei = universell, universal; Ki = Energie, Kraft, Lebenskraft

Der Begründer dieser Methode ist der Japaner Mikao Usui, (1865–1926). Er studierte in vielen Ländern und übte verschiedene Berufe aus. Um 1900 entwickelte er die Reiki-Methode. Den Impuls zur Recherche und Entwicklung des Systems soll er durch die Fragestellung von Studenten erhalten haben, wie geschichtliche Personen durch Handauflegen geheilt haben. In den vier Jahren seiner Reiki-Tätigkeit wurden von Mikao Usui 21 Reiki-Meister ausgebildet. Darunter war auch Chujiro Hayashi (1879–1940) der wiederum Hawayo Takata (1900–1980) ausbildete, wodurch Reiki über Hawaii und die USA in den Westen gelangte.

Im Vordergrund steht zunächst die Anwendung bei sich selbst, zur Eigenheilung. Danach auch als unterstützende Anwendung bei Anderen. Es gibt inzwischen vielfältige Entwicklungen zu Reiki. Diese Diversität drückt sich in Ausbildungslinien, entsprechend benannten Systemvarianten und in Reiki-Vereinigungen aus.

## Theoretische Grundlagen

Jeder Mensch besitzt von Natur aus ein körpereigenes Energiesystem (Aura, Meridiane, Chakren usw.), welches mit der universellen Energie in Resonanz oder Dissonanz sein kann. Dadurch besitzt jeder Mensch von Natur aus die Fähigkeit, die universelle Lebensenergie Reiki zu nutzen. Durch Prägungen in unserer Erziehung und modernen Lebensweise, wird diese Fähigkeit jedoch in der Regel nicht ausgebildet und steht deshalb zumeist nicht mehr zur Verfügung. Diese Fähigkeit zur Resonanz kann in Workshops, Kursen oder Seminaren, unterstützt durch Rituale und entsprechende Übungen wieder aktiviert bzw. „erinnert" werden und durch häufige Praxis, insbesondere bei sich selbst, wieder ausgebildet werden. Ein wesentlicher Inhalt ist auch die Förderung der geistigen Einstellung in Form von Leitsätzen und Leitgedanken (englisch = principles). Für die Anwendung bei Klienten wirkt der gebende Reiki-Praktizierende als Kanal für die Energie an den Reiki-Empfänger. Die eigene Kraft des Reiki-Gebers wird dabei nicht erschöpft. Der Reiki-Anwender ermüdet und erschöpft sich dabei nicht.

Reiki unterstützt die Selbstheilungskräfte, stärkt das Immunsystem und wirkt auf Körper Geist und Seele. Der Mensch wird so ganzheitlich in seiner Entwicklung unterstützt.

## Indikationen

Reiki kann bei allen körperlichen und seelischen Erkrankungen zur Unterstützung der Selbstheilungskräfte eingesetzt werden. Ebenso einfach nur zur Entspannung und zum persönlichen Wohlbefinden, sowie zur Unterstützung von medizinischen Therapien, Behandlungen und Maßnahmen.

## Kontraindikationen

Ausschlusskriterien für eine Reiki-Anwendung sind Klienten, die alkoholisiert bzw. unter Drogen stehend zu einer Anwendung kommen. Ebenso ist Vorsicht geboten bei psychischen Erkrankungen, wenn Psychopharmaka eingenommen werden bzw. eingenommen wurden. Hier sollte eine Reiki-Gabe nur in Abstimmung mit dem Arzt bzw. Therapeuten gegeben werden, weil beobachtet wurde, dass psychische Prozesse dadurch sehr beschleunigt werden können. Das Selbe gilt für Menschen, bei denen das Immunsystem künstlich (z. B. durch Medikamente nach Organtransplantation oder bei Autoimmunerkrankungen) unterdrückt wird.

## Therapieart

Reiki wirkt ganzheitlich auf Körper, Geist und Seele, reguliert und harmonisiert somit ganzheitlich physische, psychische und mentale Prozesse. Reiki kann ergänzend zur schulmedizinischen und heilpraktischen Therapie eingesetzt werden.

## Voraussetzungen

### Klient

Das Einverständnis des Klienten ist wichtig. Ansonsten sind keine Voraussetzungen notwendig.

## Therapeut

### Ausbildung

Reiki-Anwendungen können bereits nach der Ausbildung in den 1. Reiki-Grad gegeben werden; zumeist beschränkt sich dies aber auf Freunde und Familienmitglieder.

Für die berufsmäßige Ausübung an Klienten sollte eine Ausbildung zum 2. Grad absolviert sein mit mindestens 2 Jahren praktischer Erfahrung. Eine Ausbildung als Heilpraktiker, Therapeut oder in sonstigen medizinischen Fachberufen stellt derzeit oftmals die Grundlage für das Arbeiten am Patienten dar, ist aber nicht zwingend, da Reiki-Anwendungen zu den geistig-energetischen Anwendungsmethoden gehören, die sich auf den BVerfG-Beschluss AZ: 1 BvR 784/03 berufen.

Jemand, der als Reiki-Lehrer integer und verantwortungsbewusst Reiki-Anwendungen und Ausbildungen anbietet, sollte eine große Anzahl von Reiki-Anwendungen nachweisen können. Ebenso sollte eine regelmäßige Selbstanwendung freiwillige Pflicht sein.

Derjenige, der sich für eine Reiki-Anwendung interessiert, sollte sich die Ausbildungszertifikate des Reiki-Lehrers vorlegen lassen.

### Staatliche Prüfung

Eine staatliche Prüfung für Reiki-Lehrer gibt es in Deutschland derzeit noch nicht; zukünftig ist eine Zertifizierung durch einen Berufsverband vorstellbar.

## Therapiedauer

Empfohlen wird, dass der Klient zu Beginn von Reiki-Anwendungen mindestens an vier aufeinander folgenden Tagen eine Ganzkörperanwendung erhält, um damit die Selbstheilungskräfte anzuregen. Nach einer Anwendungsserie, sind in Abstimmung mit dem Klienten, weitere Ganzkörperanwendungen in bestimmten zeitlichen Abständen, sowie auch Teilkörperanwendungen, über einen längeren Zeitraum möglich.

## Kosten und Kostenübernahme

Eine Ganzkörperanwendung dauert im Allgemeinen 1–1,5 Std. und kostet bei freien Reiki-Praktizierenden zumeist ca. 20,- bis 80,- EUR. Es gibt deutschlandweit keine festen Vorgaben; empfohlen wird allerdings den Höchstsatz von 80,- EUR pro Std. nicht zu überschreiten.

**Werden die Kosten durch die Krankenkassen übernommen?**
Nein

## Vorteile

Reiki ist einfach für jeden zu erlernen, ist sowohl in der Gesundheitsprävention, als auch in der Therapie einsetzbar und auch zur Unterstützung von schulmedizinischen Behandlungen anwendbar. Reiki ist zur Eigenanwendung und Anwendung an Klienten geeignet.

## Nachteile und mögliche Nebenwirkungen

Es sind keine Nachteile zu dieser Methode bekannt. Eine Erstverschlimmerung kann auftreten. Klienten berichten oft über ein frieren oder schwitzen, vermehrtes Wasserlassen oder auch Durchfall. Diese Anzeichen werden im Allgemeinen als Entgiftung des Körpers angesehen und verschwinden innerhalb kürzester Zeit.

## Ausbildungen und Qualifikationen

Eine Reiki-Ausbildung unterteilt sich hier in den 1. Grad, 2. Grad, 3. Grad / Reiki-Meister Grad, wobei eine Reiki-Lehrer-Ausbildung entweder im Meister-Grad inkludiert ist oder an die Meister-Ausbildung angeschlossen wird.

**Eine typische Ausbildung könnte so aussehen:**

1. Grad, 16 Stunden verteilt auf 2 Tage: 150,- bis 200,- EUR
2. Grad, 16 Stunden verteilt auf 2 Tage: 300,- bis 500,- EUR
3. Grad, 8 Stunden (Tagesseminar) bzw. Kombination mit Lehrer-Grad: 500,- bis 1.000,- EUR
4. Grad, Lehrerausbildung: Dem Wissensstand des Schülers angemessen, zumeist 1 Jahr: Kosten nach Vereinbarung

Ab dem 1. Grad ist man in der Lage Reiki sich selbst und anderen Menschen zu geben.

Es gibt keinerlei Voraussetzungen die Methode Reiki erlernen zu können. Allein die Bereitschaft Reiki für sich selbst und ggf. andere anwenden zu wollen, qualifiziert Menschen diese Methode zu erlernen.

**Dauer und Kosten im Usui Shiki Ryoho:**

1. Grad, 2 Tage oder 4 Abende mit ca. 14–16 Unterrichtsstunden: 150,- bis 220,- EUR
2. Grad, 2 Tage oder 4 Abende mit ca. 14–16 Unterrichtsstunden: 500,- bis 620,- EUR
3. Meister- / Lehrerausbildung mindestens 1 Jahr bis mehrere Jahre: 10.000,- EUR

Mehrjährige Praxis im 1. und 2. Grad. Insgesamt mindestens 3 Jahre Reiki-Praxis vor Beginn einer Meisterausbildung; der 2. Grad sollte wenigstens 2 Jahre praktiziert worden sein.

## So sieht das in der Praxis aus

Reiki wird durch Handauflegen auf den bekleideten und ggf. mit einer Decke bedeckten Körper in bestimmter, auch intuitiver Reihenfolge und nach Wunsch des Klienten übertragen. Die jeweilige Handposition wird einige Minuten beibehalten, bevor zur nächsten Position gewechselt wird. Bei berührungsempfindlichen Verletzungen oder Berührungsängsten können die Hände auch in geringem Abstand über dem Körper in den Positionen gehalten werden. Zusätzlich gibt es Formen der geistigen Anwendung. Die Anwendung kann durch eine oder auch mehrere Personen erfolgen (sogenannte Gruppenanwendung).

## Therapeuten „Reiki (nach Mikao Usui)"

**Reiki-Sonne-Hitzhusen**
**Regina Zipfl**
Forellenweg 17, 24576 Hitzhusen
Tel.: 04192 / 889776, Fax: 04192 / 889919
Reiki-Sonne-Hitzhusen@web.de
www.reiki-sonne.de
www.reiki-verband-deutschland.de

**Tibetan Healing Center GbR**
Anita Thinlay
Grandmaster Jorden Thinlay
Edelweißstr. 33, 82377 Penzberg
Tel.: 08856 / 8030544
tibetanhealing@t-online.de

## Ausbildung „Reiki (nach Mikao Usui)"

**Reiki-Sonne-Hitzhusen**
**Regina Zipfl**
Forellenweg 17, 24576 Hitzhusen
Tel.: 04192 / 889776, Fax: 04192 / 889919
Reiki-Sonne-Hitzhusen@web.de
www.reiki-sonne.de
www.reiki-verband-deutschland.de

**Petra Rogal**
Heilpraktikerin für Psychotherapie
Im Gäßle 4, 71134 Aidlingen
Tel.: 07034 / 647444
info@noch-besser-leben.de
www.noch-besser-leben.de

# Rolfing® – Strukturelle Integration

## Entwicklung

In den 1940er-Jahren begann die US-amerikanische Biochemikerin Dr. Ida P. Rolf, eine ganzheitliche Methode der manuellen Körperarbeit zu entwickeln, die auf das Fasziennetz wirkt und den Menschen als Körper in der Schwerkraft betrachtet – sie nannte ihre Arbeit „Strukturelle Integration". Ida Rolf postulierte: Je näher die einzelnen Körperteile dem Ideal einer senkrechten Linie kommen, desto weniger Energie ist für eine aufrechte Haltung nötig. Dann unterstützt die Schwerkraft den Körper dabei, mühelos und elastisch aufrecht zu sein.

Aus ihren langjährigen Erfahrungen mit Osteopathie und Yoga entwickelte Ida Rolf ihr eigenes Behandlungskonzept. Sie war überzeugt, durch die Behandlung des zähen Bindegewebes, der so genannten Faszien, den Schlüssel zur Verbesserung der Körperhaltung gefunden zu haben. Ida Rolf hat das Netzwerk der Faszien als „Organ der Form" bezeichnet. Die aktuelle Faszienforschung bestätigt ihre pionierhaften Denkansätze.

Heute gibt es verschiedene Schulen der Strukturellen Integration. Rolfing® bezeichnet die Marke der Strukturellen Integration, die an Ida Rolfs ursprünglicher Schule, dem Rolf Institute in Boulder / USA, sowie an deren Tochterinstituten unterrichtet wird. Rolfing® Strukturelle Integration darf nur von lizenzierten Rolferinnen und Rolfern praktiziert werden.[1]

## Theoretische Grundlagen

Der Körper passt sich Belastungssituationen des Alltags an und verändert entsprechend seine Struktur. Das macht sich besonders an den Faszien bemerkbar. Diese Gewebefasern umschließen und verbinden Knochen, Organe und Muskeln in vielen Hüllen, Bändern, Sehnen und faserigen Kleinstrukturen. Sie bilden ein dreidimensionales Netz, das dem Körper elastischen Halt gibt.

Durch lang anhaltende, gleichförmige Belastungen oder Folgen von Unfällen und Verletzungen verstärken sich die Faszien. Die Verstärkung unterstützt den Körper in Belastungssituationen. Solche verhärteten Strukturen bleiben jedoch oft auch dann zurück, wenn die

[1] Der Begriff Rolfing® ist eine eingetragene Dienstleistungsmarke des Rolf Institute of Structural Integration, Boulder, Colorado, USA

Belastung aussetzt, und fixieren eine einmal erworbene Körperhaltung. Solche erworbenen Haltungen können durch Rolfing nachhaltig verändert werden.

Faszien reagieren auf die spezifischen Rolfing-Berührungen nicht nur temporär, sondern mit einer anhaltenden plastischen Formveränderung. Das Fasziennetz ist das „größte Sinnesorgan" des Körpers – die zähen Bindegewebsschichten sind mit unzähligen Rezeptoren des Nervensystems durchsetzt, die auf Druck, Zug oder Scherbewegungen reagieren. Gut hydrierte und nicht verhärtete Faszien sind für ökonomische, mühelose Bewegungen wichtig, ein elastischer Jojo-Effekt ermöglicht federnde Bewegungen. Neuere Forschungen zeigen zudem, dass die Kraftübertragung bei Bewegungen zu einem großen Teil über die intra- und extramuskulären Faszienschichten stattfindet. Studien weisen nach, dass Menschen, deren Ausrichtung näher der vertikalen Linie ist, seltener unter Rückenproblemen leiden. Und die aktuelle Faszienforschung zeigt, dass viele Muskelschmerzen durch fasziale Irritationen ausgelöst oder zumindest verstärkt werden. Diese Resultate stützen die frühen Postulate von Ida Rolf.

## Indikationen

Spannungsverhältnisse und Verhärtungen in der Faszienstruktur können zu chronischen Haltungsabweichungen führen. Rolfing zielt nicht in erster Linie auf die Behandlung medizinischer Probleme, sondern ist ein ganzheitlicher Prozess, der den Körper in der Schwerkraft neu ausrichtet. Dies kann zahlreichen Beschwerden die Grundlage entziehen. Ärzte und HeilpraktikerInnen wenden Rolfing therapeutisch an, insbesondere bei myofaszialen Dysfunktionen: unter anderem bei Rundrücken, hochgezogenen Schultern, Kopf-Vorhaltung, Nackenverspannung, eingeschränkter Kopfdrehung, Fehlstellungen der Beine und Füße, überstreckten Knien, Beckenkippung, Hyperlordosierung, eingeschränkter Atmung, Kieferproblemen, Verhärtungen durch stereotype Bewegungen am Arbeitsplatz etc. Bei verschiedenen akuten und chronischen Schmerzprozessen, z. B. Rückenschmerzen, Frozen Shoulder, Tennisellbogen oder Kompartmentsyndrom, wird Rolfing im klinischen Alltag hilfreich eingesetzt. Auch manche Formen von Skoliosen, diffuse Folgen von Schleudertraumata sowie Folgen von Verletzungen und Unfällen können mit Rolfing behandelt werden.

Neben der therapeutischen Anwendung wird Rolfing im Bereich der Gesundheitsvorsorge eingesetzt. Hier geht es unter anderem um Körperhaltung und natürliches Selbstbewusstsein, um Ausdrucksmöglichkeiten und Beweglichkeit.

## Kontraindikationen

Kontraindikationen sind akute entzündliche muskuloskeletale Erkrankungen, bekanntes Aneurysma, akute Phlebitis sowie Manipulation im Körpergebiet von noch nicht komplett verheilten Wunden. Erhöhte Vorsicht gilt bei Osteoporose, Schwangerschaft, Krebserkrankungen, Arteriosklerose, psychischen Krankheiten sowie bei langfristiger Cortison-Einnahme.

## Therapieart

Rolfing ist eine ganzheitliche Methode der manuellen Körperarbeit, die auf das Fasziennetz wirkt und den Körper am Ideal der senkrechten Linie in der Schwerkraft ausrichtet. Rolfing dient nicht in erster Linie der Behandlung von einzelnen Symptomen, sondern arbeitet mit dem gesamten Körper. In die Sitzungen mit einbezogen werden Bewegungselemente, sensorische Faktoren der Wahrnehmung und der Orientierung in der Schwerkraft, sowie psychosoziale Faktoren.

## Therapieform

Rolferinnen und Rolfer üben meist einen langsamen Druck auf das zähe Bindegewebe aus. Je nach Körperregion und Tiefenschicht geschieht dies mit den Fingerkuppen, Knöcheln, Handflächen oder einem Ellenbogen. Es wird fast immer mit Scherungskräften gearbeitet. Das typische „Release"-Gefühl ist meist sowohl für den Rolfer als auch für die Klienten als ein langsames weiches Schmelzen erlebbar.

In einer Serie von in der Regel zehn Sitzungen spricht Rolfing das Fasziennetz des Körpers als Ganzes an. Diese 10er-Serie ist kein starres Rezept, sondern verfolgt eine Reihe von Teil-Zielen, die dem spezifischen Bedarf angepasst werden. Dadurch gleicht keine Rolfing-Sitzung der anderen. In jeder der zehn Sitzungen analysiert der Rolfer die Körperhaltung und entwickelt daraus eine individuelle Behandlung. Nach der visuellen Analyse der Struktur im Stehen und Gehen folgt die manuelle Arbeit auf der Liege. Meist schließen sich manuelle Behandlungselemente im Sitzen an, manchmal auch im Stehen oder in der Bewegung. Alltagspositionen und neue ökonomischere Bewegungsoptionen runden die Sitzungen ab.

## Voraussetzungen

### Patient

Menschen jeden Alters können durch Rolfing eine Verbesserung ihrer Haltung und Beweglichkeit erfahren. Besonders angesprochen fühlen sich oft Menschen mit Schmerzen und Einschränkungen oder Berufsgruppen, die Koordination und Ausdruck ihres Körpers professionell einsetzen. Kinder reagieren offen und spontan auf Rolfing. Auch ältere Menschen sowie Klienten, die unter Einschränkungen infolge von Verletzungen und Trauma leiden, profitieren von Rolfing.

### Therapeut

Rolfing® ist eine Marke der von Dr. Ida P. Rolf begründeten Methode der Strukturellen Integration. Nur Absolventen der Rolfing-Ausbildung am Rolf Institute of Structural Integration in Boulder, Colorado, USA oder einer seiner Partnerorganisationen sind berechtigt, den Titel Rolfer™ / Rolferin™ zu führen. Sie verpflichten sich zur internationalen oder europäischen Verbandsmitgliedschaft sowie zu regelmäßiger Fortbildung. Der Rolfing-Verband unterstützt Quereinsteiger, dennoch erleichtern anatomische Kenntnisse, Erfahrung mit manueller Körperarbeit sowie ein Hintergrund im Bereich Psychologie und / oder Persönlichkeitsentwicklung den Einstieg.

## Therapiedauer

Rolfing arbeitet in der Regel mit einer Serie von zehn aufeinander aufbauenden Sitzungen von jeweils 60–90 Minuten. Kürzere Serien können zur Linderung von Symptomen führen, haben jedoch oft weniger dauerhafte Resultate. Bei langen Vorgeschichten von Verletzungen, Schmerzen oder Trauma sind manchmal zusätzliche Sitzungen innerhalb der 10er-Serie oder einige vorbereitende Sitzungen zu empfehlen. Nach einiger Zeit kann eine Auffrischung sinnvoll sein, in einer Einzelsitzung oder einer kürzeren Serie von drei bis fünf Sitzungen.

## Kosten und Kostenübernahme

Die Kosten für eine Rolfing-Sitzung liegen je nach Region, Erfahrung des Rolfers und Dauer der Sitzung zwischen 80,- und 150,- EUR.

**Werden die Kosten durch die Krankenkassen übernommen?**
Rolfing ist in Deutschland keine Heilmethode und wird von den gesetzlichen Krankenkassen nicht übernommen (anders als zum Beispiel in der Schweiz). Heilpraktikerinnen und Heilpraktiker unter den Rolfern können einzelne Leistungen innerhalb von Rolfing-Behandlungen nach dem Gebührenverzeichnis für Heilpraktiker abrechnen.

## Vorteile

Lokale Verhärtungen und Adhäsionen in der Faszienstruktur können mit Rolfing-Techniken oft binnen weniger Minuten spürbar verringert werden. Wenn in einer 10er-Serie der gesamte Körper in eine neue aufrechtere Körperausrichtung gebracht wird, ist der Effekt in der Regel nachhaltig. Erfahrungswerte zeigen, dass sich der Körper nach der Behandlung weiter in Richtung hin zu einer ökonomischeren Haltung und Bewegung verändert.

Die geschützten Begriffe Rolfing und Rolfer / Rolferin sichern den internationalen Qualitätsstandard der Rolfing-Marke, der Ausbildung und der Anwendung. Die moderne Faszienforschung stärkt die frühen Hypothesen der Pionierin Ida Rolf.

## Nachteile und mögliche Nebenwirkungen

Rolfing wird oft erst spät als Behandlungsmöglichkeit in Betracht gezogen, da Rolfing kein Heilverfahren ist und in der Regel nicht über Krankenkassen abgerechnet werden kann. Viele Klientinnen und Klienten kommen daher erst nach einer Reihe von konventionellen und alternativen Therapien zum Rolfing.

Viele Klientinnen und Klienten berichten, dass die Rolfing-Behandlung auch psychosoziale Veränderungen in ihrem Leben, z. B. im privaten oder beruflichen Bereich, angestoßen habe. Im Rückblick werden solche Veränderungen meistens sehr positiv bewertet.

## Ausbildungen und Qualifikationen

Certified Rolfer™, Certified Advanced Rolfer™: In den 1970er-Jahren gründete Ida Rolf das Rolf Institute in Boulder (Colorado). Heute gibt es weitere Zentren in Deutschland, Italien, England und Spanien sowie in Australien und Brasilien. Die zweistufige Ausbildung zum

Certified Rolfer und in der Meisterstufe zum Certified Advanced Rolfer dauert insgesamt rund fünf Jahre. Rolfer darf sich nur nennen, wer die Qualifizierung an einem der offiziellen Ausbildungsinstitute erworben hat.

**Voraussetzungen für den Beginn der Ausbildung sind:**

- Abitur oder nachweislicher beruflicher Erfolg
- Mindestalter 25 Jahre
- Abschluss einer 10er-Behandlungsserie und Absolvierung von fünf Rolf Movement™ Sitzungen
- Körperliche und gesundheitliche Voraussetzungen, um diese Arbeit regelmäßig ausüben zu können
- Kenntnisse und Erfahrungen in manuellen Verfahren
- Gute Kenntnisse der Anatomie und Physiologie des Bewegungsapparates
- Die Fähigkeit und notwendige Aufgeschlossenheit, um eine therapeutische Beziehung zum Klienten aufbauen und diesen bei seinen Fortschritten begleiten zu können (Erfahrungen mit Ansätzen oder Methoden zur persönlichen Weiterentwicklung können dabei von Vorteil sein).

Die Grundausbildung zum Certified Rolfer erfolgt in Vollzeit-Ausbildungsblöcken über ein bis drei Jahre oder im modularen, berufsbegleitenden Format über drei Jahre. Sie kostet rund 12.000,- EUR, hinzu kommen ca. 3.000,- EUR für Tutorsitzungen zwischen den Ausbildungsblöcken und eine Supervisionswoche nach dem ersten Praxisjahr. Zertifizierte Rolferinnen und Rolfer arbeiten bereits in selbständiger Berufspraxis, während sie mit der Ausbildung fortfahren. In den ersten drei bis fünf Jahren werden mindestens achtzehn Tage Fortbildung besucht, danach folgt die Ausbildung zum Advanced Rolfer. Weitere Qualifikationen zum Rolf Movement Practitioner sind möglich.

Alle Rolferinnen und Rolfer sind Mitglieder des internationalen und / oder des europäischen Rolfing-Verbandes. Es wird erwartet, dass alle zwei Jahre mindestens drei Fortbildungstage absolviert werden, um über die neuesten Techniken und Konzepte auf dem Laufenden zu sein.

## Therapeuten „Rolfing®"

**European Rolfing® Association e. V.**
Komplettes Verzeichnis aller lizenzierten Rolferinnen und Rolfer in Europa – bestellen oder online abfragen:
Tel.: 089 / 543 709 40
info@rolfing.org, www.rolfing.org

**theres grau. Rolfing®**
Straßburger Str. 11, 10405 Berlin
Deutschland
Tel.: 030 / 23180189
rolfing@theres-grau.net
www.theres-grau.net

## Ausbildung „Rolfing®"

**European Rolfing® Association e. V.**
Saarstr. 5, 80797 München
Deutschland
Tel.: 089 / 543 709 40, Fax: 089 / 543 709 42
info@rolfing.org, www.rolfing.org

**Rolf Institute® of Structural Integration**
5055 Chaparral Ct. Suite 103
Boulder, Co 80301 / USA
Tel.: +1 / 800 / 530-8875
www.rolf.org

# Schröpfen

## Entwicklung

Das Schröpfen ist eines der ältesten humoral-therapeutischen Verfahren. Erste Aufzeichnungen gab es bereits 3.300 v. Chr. in Verbindung mit dem mesopotamischen Arztsiegel. In der chinesischen Medizin wird die Schröpfbehandlung bereits seit 5.000 Jahren angewendet. Bei den alten Griechen gab es einen Gott des Schröpfens (Telesphorus).

## Theoretische Grundlagen

Beim Schröpfen wird zwischen dem trockenen und dem blutigen Schröpfen sowie der Schröpfkopfmassage (zählt zum unblutigen Schröpfen) unterschieden.

Das angesetzte Schröpfglas erzeugt einen Unterdruck und es entsteht ein Sog auf die Haut und die Unterhaut. Der physikalische Effekt bewirkt eine Mehrdurchblutung und somit eine verbesserte Sauerstoffversorgung.

- beim Aufsetzen der Gläser auf Head'sche Zonen (Hautreflexzonen) können Organe über den cutiviszeralen Reflexbogen angeregt werden
- löst Myogelosen und Verspannungen
- regt besonders im Bereich der Nieren die Ausscheidungsfunktion an
- wirkt besonders auswurffördernd bei Bronchitis.

Das blutige Schröpfen wirkt ausleitend und hat einen antiphlogistischen Effekt. Vor dem Beginn einer Schröpfbehandlung sollte der ganze Rücken palpiert werden. Ein geübter Therapeut kann dabei eingesunkenes, sogenanntes sulziges oder erhabenes gelotisches Gewebe ertasten. Sulzige Stellen sollten in der Regel unblutig geschröpft werden, weil hier eine Unterversorgung vermutet wird. Erhabende, gelotische Stellen zeigen eine Fülle an und sind möglicherweise eine Indikation für das blutige Schröpfen um zu entstauen und entlasten. Bei den gelotischen Veränderungen wird zwischen kalten, blassen Gelosen und rote heiße Gelosen Unterschieden. Erstere stellen eine blutarme Verhärtung im Bindegewebe dar. Sie sollten unblutig geschröpft werden. Die roten oder heißen Gelosen sind Zonen mit angestauten Blut und sollten blutig geschröpft werden um zu entlasten.

## Indikationen

- alle Myogelosen
- Gelenkserkrankungen
- Kopfschmerzen, Migräne
- Neuralgien
- Rheuma
- Ischias
- Lebererkrankungen
- Bronchitis
- Lungenentzündung
- Hypertonie
- Klimakterische Beschwerden

Die meisten Erkrankungen können unterstützend mit Schröpfkopfbehandlungen behandelt werden.

## Kontraindikationen

- nicht auf Varizen und Venenentzündungen
- Bluter und medikamentöser Bluter
- offene Verletzungen
- Neurodermitisgebiete
- Muttermale und Warzen
- Schleimhäute
- akute Entzündung des entsprechenden Hautareals
- Sonnenbrand
- Schwangerschaft

## Behandlungsart bzw. -ablauf

### Trockenes Schröpfen

- Schröpfglas mit etwas Spiritus ausschwenken
- Schröpfglas mit der Öffnung nach unten drehen, damit der Spiritus ablaufen kann.
- Dann den Rand gründlich mit Haushaltsrolle abwischen, damit es beim Anzünden nicht zu Verbrennungen kommt.

- Stabfeuerzeug ins Glas halten und zünden. Beim Zünden hält man das Glas parallel zum angezeigten Hautareal. Wenn der Spiritus brennt, wird das Glas aufgesetzt.

Wenn das Glas sich nicht nach 10–15 Minuten von alleine löst, kann der Therapeut sanft mit dem Finger das Vakuum lösen.

### Schröpfkopfmassage

Der zu bearbeitende Bereich wird mit körperwarmem Öl eingerieben. Dann wir das Schröpfglas auf die Haut aufgesetzt und ein Vakuum erzeugt (am besten sind dafür die Schröpfgläser mit Ball geeignet). Das Glas wird langsam über das Areal geführt, um die Durchblutung anzuregen und damit die Verspannungen zu lösen.

### Blutiges Schröpfen

- Haut lege artis desinfizieren
- das betroffene Areal mit einer Blutlanzette 8–10 Mal leicht einstechen
- den Schröpfkopf wie oben beschrieben aufsetzen und ca. 10–15 Minuten auf der Haut lassen
- im Schröpfglas wird sich durch das Anritzen etwas Blut ansammeln
- Wunde versorgen und verbinden
- Schröpfköpfe desinfizieren und sterilisieren.

## Voraussetzungen

### Patient

Das Schröpfen ist für fast alle Patienten geeignet. Sollte aber nicht bei Patienten, die o. g. Kontraindikationen aufweisen, angewandt werden.

#### Therapeut

Darf nur von einem Arzt oder Heilpraktiker durchgeführt werden.

## Therapiedauer

Vor dem Beginn einer Behandlung wird ein Anamnesegespräch geführt. Die Anzahl der Behandlungen hängt vom Beschwerdebild ab.

## Kosten und Kostenübernahme

Die Behandlung kann nach der GebüH abgerechnet werden.

**Werden die Kosten durch die Krankenkassen übernommen?**
Manche privaten Versicherungen übernehmen die Kosten, die gesetzlichen Kassen nicht.

## Vorteile

Lässt sich schnell erlernen und die Beschwerden werden häufig schon nach wenigen Behandlungen besser.

## Nachteile und mögliche Nebenwirkungen

Bei sehr starken Muskelverspannungen kann die Behandlung schmerzhaft sein. Es kann ein Bluterguss entstehen, der sich aber nach ein paar Tagen wieder auflöst.

## Ausbildungen und Qualifikationen

Die Methode lässt sich relativ schnell erlernen und wird häufig im Rahmen einer Heilpraktikerausbildung gelehrt. Grundkenntnisse in Anatomie / Physiologie und der Head'schen Zonen sind Voraussetzung.

## Therapeuten „Schröpfen"

Naturheilpraxis
**Heike Friedrich, Heilpraktikerin**
Bachgartenstr. 9, 64572 Büttelborn
Tel.: 01520 / 2720044
www.heilpraktiker-buettelborn.de

# Shiatsu

## Entwicklung

Shiatsu hat sich – ursprünglich in Japan beheimatet – seit über 40 Jahren im Westen verbreitet und etabliert. Es ist eine Körper, Geist und Seele gleichermaßen ansprechende Behandlungsmethode mit Wurzeln in der Traditionellen Chinesischen Philosophie und Gesundheitslehre und in frühen Formen von Körperbehandlungen. Die Methode Shiatsu wurde erstmalig 1919 als solche benannt von dem Japaner Tenpeki Tamai.

Zwei bedeutende japanische Lehrer in der Geschichte des Shiatsu sind Tokujiro Namikoshi und Shizuto Masunaga. Namikoshi war der Gründer der ersten Shiatsuschule in Japan. Er erreichte die staatliche Anerkennung von Shiatsu als eigenständige Behandlungsmethode. Masunaga war einer von Namikoshis Schülern und begründete seinen eigenen Stil, Zen Shiatsu. Durch ihn fand Shiatsu auch im Westen Anerkennung und weite Verbreitung. Ein Schüler Masunagas ist Wataru Ohashi. Auf die Lehrtätigkeit Masunagas und Ohashis beziehen sich viele Shiatsuschulen in Europa. Diese Schulen haben den Stil vielfach weiterentwickelt und an die europäischen Verhältnisse angepasst.

## Theoretische Grundlagen

Wörtlich übersetzt bedeutet Shiatsu „Fingerdruck". Damit wird allerdings nur ein Aspekt erfasst, denn Shiatsu-Praktiker arbeiten zusätzlich mit Handballen und -flächen, Ellbogen, Unterarmen und Knien. Darüber hinaus setzen sie bei Bedarf und wohldosiert auch ihre Füße ein.

Sie tun all dies entlang der Meridiane, jenen zwölf Leitbahnen, die nach fernöstlichem Gesundheitsverständnis unseren Körper durchziehen und in denen das Ki fließt, die Lebensenergie (japanisch: Ki = der „Lebenshauch"). Diese gerät leicht aus dem Gleichgewicht: Entweder fließt sie zu schnell, oder, was häufiger vorkommt, sie staut sich. Ki ist der Motor des Lebens. Shiatsu berührt und unterstützt die Anbindung an diesen Lebensstrom.

Gefühle von Unglück oder Krankheit haben ihren Ursprung in Unregelmäßigkeiten im Energiefluss. Durch Shiatsu kann das Gefühl von Wohlsein und Ganzheit sowohl auf der körperlichen als auch auf der emotionalen Ebene erfahrbar werden. So wirkt die regelmäßige

Anwendung nicht allein entspannend sondern auch gesundheitsfördernd: Shiatsu stärkt das Immunsystem und fördert die Wahrnehmungsfähigkeit sowie das Selbst-Bewusst-Sein.

## Indikationen

Shiatsu ist ein eigenständiges System energetischer Körperarbeit und Lebenskunde. Shiatsu berührt und bewegt den ganzen Menschen und kann ihn in unterschiedlichen Lebenssituationen begleiten.

Durch den Ursprung in der fernöstlichen Tradition ist Shiatsu eine ganzheitliche Methode. Die besondere Kunst besteht darin, die Berührung individuell auf den Menschen mit seinen augenblicklichen Bedürfnissen einzustellen.

**Shiatsu...**
- dient der Entspannung und regt die Lebensenergie an
- wirkt gegen Alltagsstress und hilft in Krisen
- unterstützt die Selbstheilungskräfte
- kann bei vielen Beschwerden und Symptomen eine Hilfe sein

Es werden viele Indikationen für die Wirksamkeit von Shiatsu genannt. Der erfahrenen Shiatsu-Praktikerin dient allerdings eher die jeder Behandlung vorausgehende energetische Befunderhebung als richtungsweisend für seine aktuelle Behandlung.

Streng wissenschaftlich bewiesen ist dieser Denkansatz bis heute nicht. Festgestellt wurde jedoch, dass durch die Shiatsu-Berührungen Vermittlersubstanzen ausgeschüttet werden, die an Nervenzellen schmerzhemmend wirken und Stresshormone mindern können.

Neben der Schmerzbehandlung kann die „Medizin mit den Händen" unter anderem auch bei Schlafstörungen, Verdauungsproblemen oder Erschöpfungszuständen eingesetzt werden.

## Kontraindikationen

Es gibt bestimmte Punkte, die z. B. während einer Schwangerschaft nicht stimuliert werden sollen. Generell ist Shiatsu frei von unerwünschten Risiken und Nebenwirkungen. Offene Wunden schließen eine Shiatsubehandlung in diesem Bereich aus.

## Therapieart

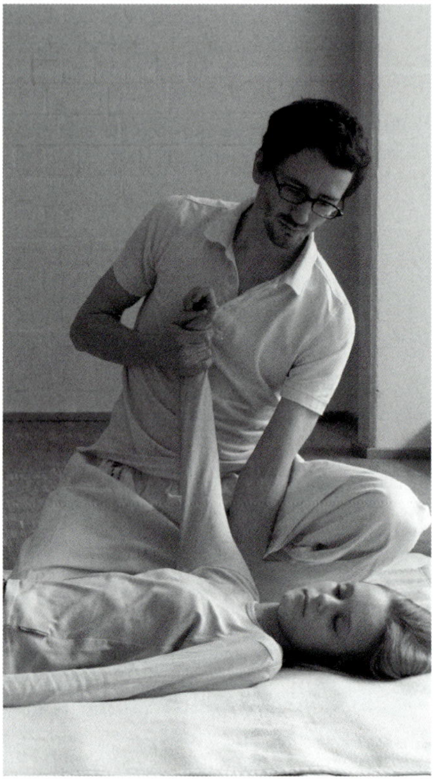

Obwohl Shiatsu mit der Ausrichtung offener Absichtslosigkeit ausgeübt wird, ist eine Absicht von Shiatsu das Wahrnehmen und Sich-lösen-lassen von Verspannungen, Verstimmungen oder Schmerzen. Durch Berührungen und sanften Druck versucht Shiatsu den Energiefluss anzuregen und auszugleichen.

## Therapieform

Shiatsu ist Berührung, die bewegt und Bewegung, die berührt.

## Voraussetzungen

### Patient

Der Klient braucht eine Offenheit für Berührungen. Die Bereitschaft, sich – achtsam vom Behandler begleitet – dem eigenen Schmerz zu nähern, kann hilfreich sein. Darüber hinaus sind generell keine Voraussetzungen zu erfüllen, um in den Genuss einer Shiatsu-Behandlung zu kommen.

### Therapeut

Ein Bewusstsein über die Grenzen des eigenen Tuns: Der Shiatsu-Praktiker, der als Arzt oder Heilpraktiker ausgebildet ist oder in einem Heilhilfsberuf wie der Physiotherapie oder der Krankenpflege unter ärztlicher Leitung arbeitet, kann Shiatsu neben dem Fokus der Gesundheitsförderung, therapeutisch fokussiert einsetzen. Shiatsu-Praktiker, die keinen der o. g. medizinischen Grundberufe ausüben, bieten Shiatsu ausschließlich in der Gesundheitsförderung an. Sie weisen darauf hin, dass die Behandlung keine Alternative zu einer medizinisch notwendigen Behandlung darstellt, klären Klienten hierüber auf und verweisen im Zweifelsfall an qualifizierte Kollegen aus den Heilberufen.

## Therapiedauer

Es ist sinnvoll, sich eine Serie von 6–10 Behandlungen geben zu lassen, damit sich die Wirkung von Shiatsu aufbauen kann und dann umso nachhaltiger ist. Die Behandlungsdauer mit Vor- und Nachgespräch beträgt ca. 60 Minuten. Bei Bedarf kann die Erstbehandlung länger sein.

## Kosten und Kostenübernahme

Eine 1-stündige Sitzung kostet, je nach Ausbildungsstand des Behandlers 40–90 EUR.

**Werden die Kosten durch Krankenkassen übernommen?**
Gesetzliche Kassen übernehmen die Kosten nicht, es gibt eine Zusatzversicherung, die Shiatsu bezahlt, einige Privatkassen zahlen Shiatsu. Die Höhe der Erstattung ist meist individuell zu vereinbaren, da die vorgegebenen Sätze die Behandlungskosten oft nicht abdecken.

## Vorteile

Die besondere Kunst des Shiatsu besteht darin, sich ganz auf jeden Menschen und seinen jeweiligen energetischen Zustand einzustellen. Hilft die klassische Schulmedizin allein nicht mehr weiter, kann Shiatsu – eventuell sinnvoll mit anderen Heilmethoden kombiniert – unter anderem auch bei chronisch Kranken gute Erfolge vorweisen. Diese Art der Behandlung unterscheidet sich deutlich von der westlichen Medizin, weil dabei nicht die Symptome einer Krankheit im Vordergrund stehen.

Je nach körperlichem und seelischem Zustand werden unterschiedliche Meridiane (Energieleitbahnen des Ki) behandelt. Wenn drei Klienten mit dem scheinbar gleichen Problem kommen, etwa chronische Rückenschmerzen, können bei jedem von ihnen unterschiedliche Leitbahnen betroffen sein. Welche das sind, findet ein erfahrener Shiatsu-Praktiker heraus. Durch die Shiatsu-Berührung bekommt der Mensch ein intensives Körpererleben. Dazu kann auch gehören, dass der Klient sich z. B. seiner Anspannung auf körperlicher und / oder seelischer Ebene während oder nach der Shiatsu-Behandlung bewusst wird.

Bei vielen Menschen, die Shiatsubehandlungen in Anspruch nehmen, bilden sich sehr unterschiedliche, als negativ beurteilte Befindlichkeiten deutlich zurück. Zudem verändern nicht wenige der Klienten ihren Lebensstil. Durch ein gewandeltes Körperbewusstsein stellen sie unter anderem ihre Ernährung um, nehmen sich mehr Zeit für Muße und machen Übungen, die ihnen der Shiatsu-Praktiker für die Eigenbehandlung gezeigt hat, um bestimmte Meridiane gezielt zu dehnen.

Auch die Einnahme herkömmlicher Medikamente und die Häufigkeit von Arztbesuchen können sich, bei regelmäßig ausgeübter Eigenverantwortung für die persönliche Gesundheit, reduzieren.

Shiatsu ist in der Anwendung sehr vielseitig und wird sowohl als eigenständige Methode praktiziert als auch in diverse Angebote auf dem stark wachsenden Gesundheitsmarkt und in viele andere Lebensfelder integriert.

**In diesen Bereichen ist Shiatsu vertreten:**

- Gesundheitsförderung und Salutogenese: In freiberuflicher Tätigkeit, in Reha-Kliniken, in der Geburtsvorbereitung und in Betrieben am Arbeitsplatz
- Heilpraxis und Therapie: In der Arztpraxis, Heilpraktikerpraxis, in der Physiotherapie, in Krankenhäusern und Sozialstationen
- Entspannung, Stressabbau und Wellness: In Hotels, Ferienclubs, Sport- und Fitness-Studios sowie Kosmetikinstituten
- Persönlichkeitsentwicklung und spirituelles Wachstum: In selbständiger, freiberuflicher Tätigkeit
- Bildung und Erziehung: In Vereinen, Bildungswerken, Volkshochschulen, Kindergärten und Schulen
- Soziale Begleitung und Unterstützung: In Beratungsstellen, Alten- und Pflegeheimen und im Hospiz.

## Nachteile und mögliche Nebenwirkungen

Wissenschaftlich noch nicht ausreichend bewiesen, sonst keine. Einige Stellen können kurzzeitig schmerzen. Es können emotionale Reaktionen auftreten. Eine seriöse Shiatsu-Begleitung macht ein – zumindest telefonisches – Angebot, um auch eventuell zwischen den Behandlungen auftretende Fragen zu beantworten.

## Ausbildungen und Qualifikationen

Die minimale Dauer einer GSD-anerkannten Ausbildung (GSD = Gesellschaft für Shiatsu Deutschland) beträgt 3 Jahre mit insgesamt 500 Unterrichtsstunden. Diese Ausbildung kann an GSD-anerkannten privaten Shiatsu-Schulen absolviert werden. Die Ausbildung ist so angelegt, dass sie berufsbegleitend zumeist in den Abendstunden bzw. an Wochenenden stattfindet.

**Kosten**
Die Gesamtkosten einer Shiatsu-Ausbildung sind je nach Schule und Umfang der Ausbildung unterschiedlich. Zwischen 6.000,- und 8.000,- EUR lagen die Kosten im Jahr 2010 bei GSD-anerkannten Ausbildungsinstituten.

**Qualifikationen**
Teilnehmer einer Shiatsu-Ausbildung brauchen keine besondere Vorbildung. In der Ausbildung ist persönliches Engagement und die Bereitschaft zur Selbstreflexion hilfreich. Notwendiges Spezialwissen auf dem Gebiet der Anatomie wird von Angehörigen nicht-medizinischer Berufe obligatorisch während der Ausbildung erworben.

## So sieht das in der Praxis aus

Jeder Behandlung geht ein Gespräch über Anliegen und Befinden voraus. In der energetischen Befundung wird der Shiatsu-Praktiker sich der körperlichen und emotionalen Bedürfnisse des Partners gewahr. Die shiatsu-spezifische Berührung ist ein tiefer achtsamer Austausch, mit und ohne Worte, zwischen Gebendem und Nehmendem.

Shiatsu findet in bequemer Kleidung meist auf einer weichen Matte, dem Futon, am Boden statt. Ein ergänzendes Angebot ist mobiles Shiatsu auf einer Behandlungsliege oder einem speziellen Stuhl.

Das Besondere am Shiatsu ist das entspannte Lehnen aus der Körpermitte des Praktikers, dem Hara. Viel Muskelkraft wird bei den verschiedenen Berührungen nicht eingesetzt. Es wird genau so viel Gewicht abgegeben, wie die jeweilige Stelle benötigt. Setzt man dabei zum Beispiel die Fingerkuppen ein, entsteht ein punktueller, sanfter Druck, mit dem Ellbogen gerät er intensiver, und kommt das Knie zum Einsatz, führt das zu einer großflächigen Berührung. Diese Art sich zu bewegen, kombiniert mit unterschiedlichen Berührungen, einschließlich Rotationen der Gelenke, gibt dem Liegenden das Gefühl, entspannt und gedehnt zu werden. So lassen sich Blockaden an- oder auflösen. Zudem wirkt die Behandlung auf Körper und Psyche ausgleichend. Sie regt unter anderem die Durchblutung und den Lymphfluss an und beeinflusst harmonisierend die Emotionen.

## Therapeuten „Shiatsu"

**Tibetan Healing Center GbR**
Anita Thinlay
Grandmaster Jorden Thinlay
Edelweißstr. 33, 82377 Penzberg
Tel.: 08856 / 8030544
tibetanhealing@t-online.de

**Naturheilpraxis**
**Heike Friedrich, Heilpraktikerin**
Bachgartenstr. 9, 64572 Büttelborn
Tel.: 01520 / 2720044
www.heilpraktiker-buettelborn.de

# Traditionelle Chinesische Medizin

Die Traditionelle Chinesische Medizin (TCM) ist eine Heilkunst, die sich vor über 2.000 Jahren in China herausbildete und über die Jahrhunderte hinweg weiterentwickelte. Sie umfasst verschiedene therapeutische Verfahren, die auch als Säulen der Traditionellen Chinesischen Medizin bezeichnet werden.

## Akupunktur und Moxibustion

Durch die Nadelung (bzw. Erwärmung) bestimmter Punkte auf der Körperoberfläche wird der Fluss der Lebensenergie reguliert. Diese Energie bezeichnen die Chinesen mit Qi (sprich „Tschi"). Qi fließt in einem energetischen Netzwerk von Kanälen durch den Körper. Es verbindet nicht nur die Akupunkturpunkte, sondern über innere Verläufe auch die Organe miteinander und beeinflusst sie.

Die Weltgesundheitsorganisation (WHO) hat eine Liste von Erkrankungen veröffentlicht, die erfolgreich mit der Akupunktur behandelt werden können.

## Arzneimitteltherapie

Die Chinesische Arzneimitteltherapie verwendet vorwiegend Pflanzenteile, daneben auch Mineralien und einige Tierprodukte. Sie alle haben in über zweitausendjähriger Anwendung ihre heilende Wirkung erwiesen. Ein Grundsatz der Chinesischen Medizin ist die Erkenntnis, dass das Ganze mehr ist als die Summe seiner Teile. Deshalb werden einzelne Kräuter und Substanzen in der Regel miteinander kombiniert. Jeder Patient und jede Patientin erhält so ein individuell auf sich und die Krankheitssituation abgestimmtes Rezept. Damit können sowohl akute als auch chronische Krankheiten behandelt werden.

## Tuina Anmo (Massage)

Die Akupunktur setzt die Reize durch Nadeln, die Tuina-Massage durch unterschiedliche manuelle Techniken. Tuina ist eine der ältesten manuellen Therapien. Die Behandlung erfolgt auf dem Hintergrund der Leitbahntheorie und bezieht die Akupunkturpunkte mit ein. Dadurch wird der gesamte Organismus beeinflusst, um das gestörte Gleichgewicht zwischen Yin und Yang wiederherzustellen und Schmerzzustände zu lindern.

## Diätetik bzw. Ernährungslehre

„Erst wenn die Ernährungstherapie keine Heilung bringt, sind Arzneimittel einzusetzen", heißt es bei dem berühmten chinesischen Arzt Sun Simiao. Und: „Ein guter Behandler muss kochen können!" Seit alters her haben die Chinesen die Nahrungsmittel nach ihrer energetischen Heilwirkung auf den Menschen untersucht. So ist es heute möglich, die verschiedensten Erkrankungen auch – und manche vor allem – mit bestimmten Nahrungsmitteln und Speisen zu behandeln und zu heilen.

## Qi Gong und Tai Ji Quan

Ursprünglich stammen die fließend anmutenden Übungen aus meditativen Praktiken und sind damit seit vielen Jahrhunderten erprobt. Im modernen China sind diese Übungen zu einem Bestandteil der traditionellen Medizin geworden. Es handelt sich dabei um Bewegungsabläufe und Atemkoordinationsübungen, mit denen Krankheiten unterstützend therapiert werden. Qi Gong und Tai Ji reinigen und stärken unsere Kräfte. Darüber hinaus vermitteln sie Entspannung und innere Ruhe. Besonders Qi Gong kann auch im Westen von jedermann bis ins hohe Alter erlernt und praktiziert werden.

## Akupunktur

Akupunktur als Teil der Traditionellen Chinesischen Medizin (TCM) ist eine seit mehr als 2.000 Jahren bewährte medizinische Heilweise, die durch das Nadeln spezifischer Punkte die körpereigenen Heilungskräfte aktiviert und die Gesundheit erhält oder wiederherstellt. Durch die Nadelung oder Erwärmung (Moxibustion) dieser Punkte wird der Organismus gezielt dazu angeregt, sich selbst wieder ins Gleichgewicht zu bringen.

**Behandlung**

Traditionell versteht man unter Akupunktur die Regelung des Flusses der Lebensenergie, die in China Qi genannt wird. Dieses Fließsystem ist ein energetisches Netzwerk von Kanälen, das nicht nur die Akupunkturpunkte, sondern – über innere Verläufe – auch die inneren Organe miteinander verbindet und beeinflusst.

Zur Akupunkturbehandlung werden sehr dünne Nadeln in ausgewählte Punkte eingestochen, um das zuvor festgestellte Ungleichgewicht zu korrigieren. Der Einstich ist nicht schmerzhaft, aber intensiv. In der Regel verbleiben diese 20–30 Minuten. Bei Kindern genügen kürzere Zeiten. Ein weiteres Behandlungsverfahren, das zusammen mit der Akupunktur oder auch getrennt für sich durchgeführt werden kann, ist die Moxibustion. Hierbei wird die Wolle aus den Blättern des Beifußes (Artemisia vulgaris) auf den Nadeln oder auf einer Unterlage (Knoblauch- oder Ingwerscheibe) über Akupunkturpunkten verglüht. Diese besonders heilsame Wärme stärkt den Organismus.

**Die Möglichkeiten der Akupunktur**

Zwar ist die Akupunktur im Westen durchaus zu Recht durch die Behandlung von Nikotinsucht oder von schmerzhaften Zuständen wie Arthritis sowie durch die Akupunkturanästhesie bei Operationen bekannt geworden, aber ihre Möglichkeiten sind viel umfassender und reichen von den akuten und infektiösen Krankheiten bis hin zu chronischen und inneren Krankheiten wie Kopfschmerzen, menstruellen Störungen, Atembeschwerden, Depressionen und hormonellen Erkrankungen. Grundsätzlich lässt sich aber sagen, dass der Behandlungsschwerpunkt der Chinesischen Medizin bei chronischen und funktionellen Störungen liegt. Die Stärke der Chinesischen Medizin liegt in der diagnostischen Möglichkeit, bereits sich anbahnende Krankheitszustände festzustellen. Eine Aufzählung der vielen Krankheiten, die durch Akupunktur geheilt werden können, wäre jedoch irreführend, da Akupunktur den ganzen Menschen behandelt und nicht eine lokale Störung, deren Ursache möglicherweise ganz woanders als am Ort des Erscheinens zu behandeln ist.

Auch wenn zwei Menschen mit der gleichen Krankheit zur Behandlung kommen, werden sie, wenn die Ursachen verschieden sind, unterschiedlich behandelt. Die Akupunktur versucht, Ursache und Muster, die hinter einer Krankheit liegen, zu beheben.

**Welche Krankheiten kann Akupunktur behandeln?**

Das Ziel einer Behandlung durch Chinesische Medizin ist es, den ganzen Menschen zu behandeln und nicht eine lokale Krankheit, denn auch sie ist eingebunden in den ganzen Organismus. Jede Störung hat eine individuelle Entwicklung und hat sich mit der individuellen Geschichte eines Menschen entfaltet. Auch wenn sich wichtige Symptome wie z. B. Migräne ähneln, so sind die Ursachen doch meist vielfältig und unterschiedlich. Deshalb muss auch die Therapie unterschiedlich sein.

Im allgemeinen hat sich gezeigt, dass Störungen wie Schlaflosigkeit, Stresserscheinungen, Energielosigkeit, Schmerzzustände (akute und chronische), hormonelle Störungen, funktionelle Erkrankungen, chronische Rhinitis, Allergien, Heuschnupfen, Autoimmunkrankheiten, Unfruchtbarkeit, Alterserscheinungen sowie Kindererkrankungen sehr gut auf die Akupunktur ansprechen. Die Weltgesundheitsorganisation (WHO) hat eine Liste von Erkrankungen veröffentlicht, die erfolgreich mit der Akupunktur behandelt werden können; hier einige Beispiele: Erkältungen, Asthma, Sinusitis, Kopfschmerzen, Migräne, Trigeminusneuralgie, Arthritis, Tennisellenbogen, Ischialgie, Magenschleimhautentzündung, Colitis, Verstopfung, Durchfall.

## Chinesische Arzneimitteltherapie

### Diagnose

Die Diagnose wird durch die vier Untersuchungsmethoden der TCM erstellt:

- Sehen: Hier spielt vor allem die Zungendiagnose eine wichtige Rolle, aber auch der Teint und die gesamte körperliche Erscheinung des Patienten werden einbezogen.
- Hören: Die Befragung des Patienten nach Symptomen und der Vorgeschichte der Erkrankung sind ausschlaggebend für die Diagnose der Ursache und der aktuellen Manifestation der Erkrankung. In die Diagnose fließt auch z. B. der Klang der Stimme des Patienten ein.
- Fühlen: Hier ist die Pulsdiagnose ein wichtiges diagnostisches Mittel. Auch schmerzhafte Punkte oder Verspannungen sind hier wichtig.
- Riechen: Der Körpergeruch wird ebenfalls diagnostisch verwertet.

Aus der Vielzahl der diagnostischen Schritte setzt sich nun ein Bild über die Erkrankungen zusammen, z. B.: Was ist die Ursache, was sind lediglich neuere Symptome? Wie tief sitzt die Erkrankung, welche Meridiane und Organe sind betroffen?

### Wie wirken die Arzneimittel?

Jedes chinesische Arzneimittel hat unverkennbare Charakteristika. Diese setzen sich aus seiner Geschmacksrichtung, der Leitbahn, auf die es wirkt und seinem Temperaturverhalten zusammen.Geschmacksrichtungen: süß, scharf, salzig, sauer, bitter, neutral, aromatisch (im Sinne von duftend) und adstringierend. Jedes Arzneimittel hat mindestens eines dieser Geschmacksrichtungen, meist aber zwei oder mehrere. Die Geschmacksrichtungen sind nicht nur sinnlich wahrnehmbar, sondern haben auch bekannte Wirkungen im Körper: Salziges z. B. trocknet, Scharfes öffnet die Oberfläche (dies zeigt sich im verstärkten Schwitzen nach dem Genuss von z. B. Chilisauce).

Jedes Arzneimittel wirkt in bestimmten Leitbahnen oder Organen. So kann die Heilkraft gezielt lokal genutzt werden. Weiter ist das Temperaturverhalten wichtig: Bei einer Erkältung wirken wärmende, evtl. heiße, auf keinen Fall aber kühle oder kalte Arzneimittel lindernd.

Wichtig hierbei ist, dass das Temperaturverhalten sich nicht auf eine in °C messbare Temperatur bezieht. Vielmehr beschreibt es die Wirkung auf den Körper, die auch oft direkt wahrgenommen werden kann: Ingwertee z. B. verbreitet im Körper unmittelbar nach Genuss ein wärmendes Gefühl.

Zudem behandeln die Arzneimittel bestimmte Syndrome der chinesischen Medizin mit den dafür typischen Symptomen. Bei dem Syndrom „Magenhitze" z. B. mit den Symptomen Sodbrennen und Schluckauf wird eine Rezeptur verabreicht, die den Magen kühlt, dabei das Magen-Qi absenkt (um den Schluckauf zu beruhigen) und auch die Ursache der Magenhitze behandelt, z. B. emotionalen Stress.

Jede Rezeptur wird also individuell auf den Patienten oder die Patientin abgestimmt. Die kombinierten Arzneimittel ergänzen und unterstützen sich dabei in ihrer Wirkung. Nur selten werden einzelne Arzneimittel eingesetzt.

**Zubereitung und Einnahme**

Chinesische Arzneimittel werden traditionell in Form von Tees oder Dekokten eingenommen. Hierzu wird die fertige Rezeptur 30 Minuten oder länger in Wasser gekocht. Sie können auch in Form von konzentrierten Extrakten, Instantpulvern und Pillen verschrieben werden, die die Zubereitungsdauer erheblich verkürzen. Der Patient bekommt dazu vom Behandelnden detaillierte Anweisungen zur Zubereitung und Einnahme. Meist werden die Arzneimittel zwei- bis dreimal täglich eingenommen. Wird einmal die Einnahme vergessen, sollte sie nicht durch eine zusätzliche spätere Einnahme ersetzt werden. Chinesische Arzneimittel werden auch in Form von Granulaten, Pulvern, Tinkturen und Pillen und Salben zur äußerlichen Anwendung verschrieben.

**Behandlungsdauer und -prozess**

Meist erstreckt sich die Behandlung von einer Woche bis zu mehreren Monaten, abhängig von der Schwere und Dauer der Erkrankung. Während der Behandlung wird der Patient regelmäßig untersucht, um sicherzustellen, dass die gewählte Rezeptur wirksam bleibt, und um die Zusammenstellung der Rezeptur dem Gesundungsprozess anzupassen. Verschwindet z. B. in unserem o. g. Beispiel der Schluckauf vor dem Sodbrennen, kann die Rezeptur entsprechend angepasst und die Wirkung auf andere Symptome fokussiert werden.

**Indikation**

Sowohl akute als auch chronische Krankheiten können mit chinesischen Arzneimitteln behandelt werden. Grundsätzlich besteht keine Einschränkung der Anwendbarkeit der Chinesischen Arzneimitteltherapie auf bestimmte Erkrankungen.

Es hängt allerdings von der Schwere und Chronizität der Erkrankung ab, wie schnell chinesische Arzneimittel für den Patienten spürbare Besserung oder Heilung bewirken. Die folgende Liste nennt häufig vorkommende Erkrankungen, die nach der Erfahrung vieler Praktizierender sehr gut auf eine chinesische Arzneimitteltherapie ansprechen. Diese Liste erhebt keinen Anspruch auf Vollständigkeit, auch hier nicht genannte Krankheitsbilder können mit chinesischen Arzneimitteln behandelt werden. Im speziellen Fall fragen Sie bitte Ihren Therapeuten oder Ihre Therapeutin.

- Magen- und Darmerkrankungen: Reizmagen, Reizdarm, Gastritis, Colitis, Morbus Crohn
- Atemwegserkrankungen: Asthma, Sinusitis, Bronchitis
- Hauterkrankungen: Ekzeme, Psoriasis, Neurodermitis, Akne, Herpes Zoster
- Gynäkologische Erkrankungen: Menstruationsprobleme, Unfruchtbarkeit, Zysten, Myome, Schwangerschaftsprobleme, klimakterische Beschwerden
- Urogenitale Erkrankungen: Impotenz, Prostatitis, Unfruchtbarkeit
- Kinderheilkunde: Hauterkrankungen, Bettnässen, Hyperaktivität, Krankheiten des Verdauungssystems
- Infektiöse Erkrankungen: Erkältungen, Bronchitis, Durchfälle, akute und chronische Blasenentzündungen, chronisches Ermüdungssyndrom, HIV-Begleitsymptome, Hepatitis
- Herzerkrankungen: Hypertonie, Hypotonie, Herzrhythmusstörungen
- Weitere Krankheiten: Schlaflosigkeit, Migräne, Schwindel, Tinnitus, stressbedingte Beschwerden, Depressionen, Rheuma, Konjunktivitis, alle Arten von Allergien, Durchblutungsstörungen, Verletzungen, Schwindel, Erkrankungen der Schilddrüse

Insgesamt verbessern die Arzneimittel die Lebensqualität. Viele Patienten berichten, dass sich bereits zu Beginn der Behandlung ihre Energie steigert und ihre Stimmung verbessert.

**Wer kann chinesische Arzneimittel nehmen?**

Chinesische Kräuter können in jedem Alter genommen werden. Die Therapeuten passen die Dosis der Rezeptur dem Alter und den Lebensgewohnheiten des Patienten an. Kinder erhalten wegen der leichteren Verabreichung oftmals Konzentratpulver oder Tinktur. Die Dosierung richtet sich nach dem Körpergewicht.

**Was müssen Sie vor einer Behandlung beachten?**

Vor der Konsultation sollten Sie keine große Mahlzeit zu sich nehmen, aber auch nicht hungrig sein. Da die Zunge eine wichtige Rolle in der Diagnostik spielt, sollte auf eine Reinigung der Zunge vorher verzichtet werden. Auf den Genuss von Kaffee, schwarzen Tee oder Alkohol sollte verzichtet werden, ebenso auf anstrengende Tätigkeiten und Sport.

**Was werden Sie nach der Behandlung bemerken?**
In der Regel wird der Patient nach dem Beginn der Einnahme der chinesischen Arzneimittel eine Linderung seiner Beschwerden bemerken. In Einzelfällen kann es jedoch zu Reaktionen kommen, die dem Patienten zunächst als Verschlimmerung seiner Beschwerden erscheinen.In einigen Fällen wird eine Ausleitung über Stuhl oder Urin angestrebt. Dabei kann es zu vermehrtem Wasserlassen oder Stuhlgang kommen. Dies geschieht im Sinne der Therapie. Am Anfang der Behandlung können vereinzelt auch Übelkeit, vermehrte Darmgeräusche und Blähungen auftreten. Sollten diese länger anhalten, nehmen Sie bitte Kontakt mit Ihrem Therapeuten auf.

Bitte bedenken Sie, dass eine angestrebte Besserung besonders bei chronischen, also lange bestehenden Leiden, seine Zeit braucht.

**Sollten Sie Ihren behandelnden Arzt informieren?**
Es ist zu empfehlen, den behandelnden Arzt davon in Kenntnis zu setzen, dass Sie chinesische Arzneimittel verordnet bekommen haben. Ihr Therapeut der Chinesischen Medizin wird Sie seinerseits detailliert nach allen Medikamenten fragen, die Sie gegenwärtig einnehmen. Gegebenenfalls wird er Ihnen empfehlen, westliche Medikamente und chinesische Arzneimittel mit zeitlichem Abstand einzunehmen.

Sie sollten nie die von Ihrem Arzt verschriebene Medikation eigenmächtig absetzen, sondern stets Rücksprache mit ihrem Therapeuten halten.

**Was kostet eine Behandlung mit chinesischen Arzneimitteln?**
Neben den Kosten für die Konsultation müssen Sie ungefähr mit 50,- EUR bis 80,- EUR für die chinesischen Arzneimittel im Monat rechnen. Dies ist abhängig von der Dosierung und Zusammenstellung der Rezeptur. Der Therapeut wird Ihnen vor Behandlungsbeginn die ungefähre monatliche Belastung nennen können.

**Sicherheit und Artenschutz**
Chinesische Arzneimittel sind ein möglicher Weg aus der Krankheit, wenn Ihre Verordnung in den Händen kompetenter Behandler liegt. Nur sie können nach genauer Diagnose die richtige Rezeptur zusammenstellen. Sie kennen die verschiedenen Arzneimittel und Fertigpräparate, die es auf dem Markt gibt, und sie sind durch ihre qualifizierte Ausbildung in der Lage, eine gute Auswahl zu treffen.

Von einer Selbstmedikation ist dringend abzuraten. Dies gilt selbst für mittlerweile so populäre Kräuter wie Ginseng. Zur Ausübung der Chinesischen Arzneimitteltherapie bedarf es eines intensiven Studiums und Erfahrung. Eine fundierte Ausbildung in der chinesischen Arzneimitteltherapie dauert bei der AGTCM e. V. zwei Jahre.

Da chinesische Arzneimittel zum größten Teil frei verkäuflich sind und es keine Regelungen gibt, unqualifizierte Behandler von der Verordnung auszuschließen, sollten Sie sich über die Qualifikation Ihres Therapeuten informieren.

In Deutschland wie auch in anderen europäischen Ländern werden die chinesischen Arzneimittel vorwiegend über Apotheken und Großhändler gehandelt. Diesen obliegt die Verantwortung über die Reinheit der Mittel. Die Identität und Reinheit der Rohdrogen wird nach EU-Richtlinien regelmäßig geprüft und durch Zertifikate belegt. Daher empfiehlt sich der Kauf von chinesischen Arzneimitteln nur über die in Deutschland zugelassenen und auf chinesische Arzneimittel spezialisierten Apotheken.

Heute wird bei der Wahl der Arzneimittel natürlich dem Artenschutz Rechnung getragen. Geschützte Arten aus dem Tier- und Pflanzenreich werden nicht mehr eingesetzt.

## Voraussetzung

**Therapeut**
Um TCM auszuüben ist eine fundierte Aus-und-Weiterbildung in Akupunktur bzw. Arzneimitteltherapie unerlässlich. Die AGTCM bietet in Zusammenarbeit mit ihre Kooperationsschulen entsprechenden Aus- und Weiterbildungen an.

## Therapeuten „Traditionelle Chinesische Medizin"

**Artemisia Heilkunde –**
**Praxis für Naturheilkunde**
Susanne Stierling, Heilpraktikerin
Langemarckstr. 179, 28199 Bremen
Tel.: 0421 / 8005362, Fax: 0421 / 8005361
info@artemisia-heilkunde.de
www.artemisia-heilkunde.de

**Drs. med. Gesine Korts und Arne Ströhlein**
Bürgerstrs. 46, 37073 Göttingen
Tel.: 0551 / 703770
www.drkorts.de, www.dr-stroehlein.de

**Dr. med. Martin Wörffel**
Facharzt für Allgemeinmedizin
und chinesische Medizin
Bienroder Str. 8
38110 Braunschweig (Weggum)
Tel.: 05307 / 6025
praxis@woerffel.de, www.akupunktur-bs.de

## Therapeuten „Traditionelle Chinesische Medizin"

**Zentrum der interaktiven Medizin**
Kommunikative Hypnose nach Susan Fischer
Praxis Susan Fischer
Tel.: 0711 / 732421
**Heilkundliche GmbH**
Tel.: 0711 / 7355133
Am Wallgraben 99, 70565 Stuttgart
info@interaktive-medizin.de
www.interaktive-medizin.de

**Qi-Praxis Maria Meßmer**
Heilpraktikerin
Ignaz-Kögler-Str. 41, 86899 Landsberg
Tel.: 08191 / 943726, Fax: 08191 / 944128
info@Qi-Praxis.de, www.Qi-Praxis.de

**Naturheilpraxis**
**Susanne Wüstner, Heilpraktikerin**
Planegger Str. 18, 82110 Germering
Tel.: 089 / 998299-131
www.praxiswuestner.de

**Dr. med. Manfred Doepp**
Integrale Medizin
Schmiedgasse 33, 9100 Herisau (CH)
„Holistic Center"

## Ausbildung „Traditionelle Chinesische Medizin"

**AGTCM e. V.**
Geschäftsstelle
Jägersberg 18, 24103 Kiel
Tel.: 069 / 53056630, Fax: 069 / 53054361
sekretariat@agtcm.de
www.agtcm.de

**Dr. med. Martin Wörffel**
Facharzt für Allgemeinmedizin
und chinesische Medizin
Bienroder Str. 8
38110 Braunschweig (Weggum)
Tel.: 05307 / 6025
praxis@woerffel.de
www.akupunktur-bs.de

**Zentrum der interaktiven Medizin**
Kommunikative Hypnose nach Susan Fischer
Praxis Susan Fischer
Tel.: 0711 / 732421
**Heilkundliche GmbH**
Tel.: 0711 / 7355133
Am Wallgraben 99 , 70565 Stuttgart
info@interaktive-medizin.de
www.interaktive-medizin.de

**Naturheilpraxis**
**Susanne Wüstner, Heilpraktikerin**
Planegger Str. 18, 82110 Germering
Tel.: 089 / 998299-131
www.praxiswuestner.de

# Weitere Therapeuten

## Therapeuten „Colon-Hydro-Therapie"

**Naturheilpraxis**
**Christine Mandt**
Kottenforststr. 50, 53347 Alfter
Tel.: 0228 / 746224
cm@hpmandt.de, www.hpmandt.de

**Zentrum der interaktiven Medizin**
Kommunikative Hypnose nach Susan Fischer
Praxis Susan Fischer
Tel.: 0711 / 732421
**Heilkundliche GmbH**
Tel.: 0711 / 7355133
Am Wallgraben 99, 70565 Stuttgart
info@interaktive-medizin.de
www.interaktive-medizin.de

## Therapeuten „Ozontherapie"

**Praxis für Naturheilverfahren**
**Lars Utermark**
Harksheider Str. 6a, 22399 Hamburg
Tel.: 040 / 88174772
www.naturheilverfahren-utermark.de

## Therapeuten „Familienstellen / systemische Arbeit"

**Petra Del Monego**
Dipl.-Psychologin, Psychotherapeutin,
Heilpraktikerin
Praxis für Psychotherapie, Familientherapie und
Traumatherapie
Schulstr. 2, 84518 Garching an der Alz
Tel.: 08634 / 986226, Fax: 08634 / 986897
info@del-monego.de, www.del-monego.de

## Therapeuten „Verhaltenstherapie"

**Praxis für Psychotherapie HPG**
**Elvira Margarete Jung**
Heilpraktikerin für Psychotherapie
Parkweg 4, 97944 Boxberg
Tel.: 07930 / 8130, Fax: 07930 / 1230
elvira@jung-boxberg.de
www.psychotherapie-jung.de

# Weitere Ausbildungsinstitute

## Ausbildung „Brainlog®"

**Brainlog®-Akademie**
**Ulrike Pape**
Bajuwarenstr. 53, 94060 Pocking
Tel.: 08531 / 9149155, Fax: 08531 / 9149156
info@ulrike-pape.de
www.brainlog-akademie.de

## Ausbildung „Colon-Hydro-Therapie"

**Zentrum der interaktiven Medizin**
Kommunikative Hypnose nach Susan Fischer
Praxis Susan Fischer
Tel.: 0711 / 732421

**Heilkundliche GmbH**
Tel.: 0711 / 7355133
Am Wallgraben 99, 70565 Stuttgart
info@interaktive-medizin.de
www.interaktive-medizin.de

## Ausbildung „Neue Homöopathie"

**Altkemper-Akademie für bewusstes Leben**
**Regina Altkemper**
Auguststr. 19, 38100 Braunschweig
Tel.: 0531 / 6183009, Fax: 0531 / 2872445
info@altkemper-akademie.de
www.altkemper-akademie.de

## Ausbildung „Postgraduale Ausbildung"

**Master für komplementäre Medizin – Kulturwissenschaften – Heilkunde**
**Institut für transkulturelle Gesundheitswissenschaften**
**Europa-Universität Viadrina**
Prof. Dr. Dr. phil. Harald Walach
Postfach: 1788, 15207 Frankfurt (Oder)
Große Scharrnstr. 59, 15230 Frankfurt (Oder)
Walach@europa-uni.de
http://master-kmkh.eu

## „Heilpraktikerschulen"

**eos Institut für naturnahe Medizin, Heilpraktikerschule**
Paul Inama
Schwachhauser Heerstr. 55, 28211 Bremen
www.eos-institut.de

**Heilpraktikerschule Wegwarte**
Rudolf-Bultmann-Str. 2, 35039 Marburg
Tel.: 06422 / 938844, Tel.: 06422 / 938897
www.heilpraktikerschule-wegwarte.de

**Heilpraktikerschule Düsseldorf GbR**
Heide Pohle & Reinhard F. Sproß
Kurfürstenstr. 14, 40211 Düsseldorf
Tel.: 0211 / 5008780, Fax: 0211 / 5008782
info@heilpraktikerschule-duesseldorf.de
www.heilpraktikerschule-duesseldorf.de

**Akademie für klassische Homöopathie Heilpraktikerschule arunamed**
Inhaberin Adelheid Hein
Haibacher Str. 125
63768 Hösbach-Winzenhohl
Tel.: 06021 / 452200, Fax: 06021 / 452202
Mobil: 0176 / 20501928
info@arunamed.de, hpschule@gmx.de
www.arunamed.de

**Hessische Heilpraktikerschule Rhein-Main**
Frankfurter Str. 13 a, 65239 Hochheim
Tel.: 06146 / 7121
info@heilpraktiker-hessen.de
www.heilpraktiker-hessen.de

**Akademie für Ganzheitsmedizin Heidelberg**
Ärztl. Leiter: Gert Dorschner
Kohlhof 3, 69117 Heidelberg
Tel.: 06221 / 404507, Fax: 06221/404508
info@a-f-g.de, www.a-f-g.de

**Verimeer Heilpraktiker- und Naturarztschule**
Scheffelstr. 14, 79650 Schopfheim
Tel.: 07622 / 7604
info@verimeer.com
www.verimeer-heilpraktikerschule.de

**Ars Venia**
Privates Ausbildungsinstitut zum Heilpraktiker und Ausbildung in klassischer Homöopathie
Siedlerweg 35a, 86169 Augsburg
Tel.: 0821 / 7482057, Fax: 0821 / 56998994
www.ars-venia.org

**Schule für Biologische Medizin**
Rudolf Schweitzer
Facharzt für Allgemeinmedizin, Chirotherapie, Apotheker
Ellwanger Str. 17, 88410 Bad Wurzach
Tel.: 07564 / 91003
www.heilpraktikerschule-schweitzer.de

**Akademie für klassische Homöopathie Heilpraktikerschule arunamed**
Inhaberin Adelheid Hein
Untere Marktstr. 26
92318 Neumarkt / Oberpfalz
Tel.: 09181 / 512438, Fax: 09181 / 512459
Mobil: 0176 / 20501928
info@arunamed.de, hpschule@gmx.de
www.arunamed.de

Angelika Gräfin Wolffskeel von Reichenberg, Heilpraktikerin
**SURYA – Schule des Lebens – Heilpraktikerschule**
Zertifizierte Heilpraktikerschule durch den Freien Verband Deutscher Heilpraktiker
Schulbüro:
Eichenweg 4, 97950 Gerchsheim
Tel.: 09344 / 928880, Fax: 09344 / 928881
praxis@graefin-wolffskeel.de
www.graefin-wolffskeel.de
Schulort:
Kirchgasse 9
97234 Reichenberg bei Würzburg

**Institut für Naturheilkunde**
Heilpraktikerausbildung, Gartentherapeutenausbildung, Heilpraktikerausbildung-Powerkurs für Physiotherapeuten und andere Heilberufe
Maren Schmidt, Heilpraktikerin
Kleine Arche 1, 99084 Erfurt
Tel.: 0361 / 2115288
maren@heilpraktikerin-schmidt.de
www.heilpraktikerin-schmidt.de

# Psychotherapeutische Verfahren

# Was ist Psychotherapie?

Der Begriff lässt sich aus dem altgriechischen Psycho (= Seele) und Therapia (= heilen) ableiten. Es soll dabei durch den gezielten Einfluss auf seelische Prozesse eine heilende Wirkung erzielt werden. Bei den verschiedensten psychosomatischen Krankheiten, seelischen Leidenszuständen und Verhaltensstörung wird demnach, ohne den Einsatz von Medikamenten, ein spezifisches, psychotherapeutisches Verfahren angewendet.

Eine, heute noch gültige Definition stammt von dem Wiener Psychotherapeuten Hans Strotzka: „Psychotherapie ist ein bewusster und geplanter interaktioneller Prozess zur Beeinflussung von Verhaltensstörungen und Leidenszuständen, die in einem Konsensus (möglichst zwischen Patient, Therapeut und Bezugsgruppe) für behandlungsbedürftig gehalten werden, mit psychologischen Mitteln (durch Kommunikation) meist verbal aber auch averbal, in Richtung auf ein definiertes, nach Möglichkeit gemeinsam erarbeitetes Ziel (Symptomminimalisierung und / oder Strukturänderung der Persönlichkeit) mittels lehrbarer Techniken auf der Basis einer Theorie des normalen und pathologischen Verhaltens."

## Merkmale professioneller Psychotherapie sind:

- Vorliegen einer gem. ICD diagnostizierbaren psychischen Störungen bzw. als psychosomatische einzustufende Krankheit (eindeutige Abgrenzung zu Beratungsthemen bzw. Coaching erforderlich).
- Es wird eine Methode bzw. Verfahren angewendet, das wissenschaftlich fundiert ist bzw. auf konkreten, nachvollziehbaren Grundlagen fundiert, die in Form von anerkannten Ausbildungen lernbar sind.
- Es gibt zwischen Patient und Therapeut eine schriftliche / mündliche Therapievereinbarung in der die wichtigsten Eckdaten (Zeit, Kosten, Dauer, Nebenwirkungen usw.) geregelt sind.
- Der Therapeut hat eine Berechtigung zur Ausübung von Psychotherapie.

## Was ist Psychosomatik?

Unter Psychosomatik sind die gegenseitigen Wechselwirkungen von Körper, Geist und Seele zu verstehen (griech. Psycho = Seele, Soma = Körper). Da auch diese Definitionen einen großen Spielraum bieten, könnte eine einfach Erklärung folgendermaßen sein: Psychosomatische Krankheiten sind alle Symptome, für die es keine, relativ eindeutige, andere Ursache gibt. Eine Verletzung aufgrund eines Unfalls zählt somit eindeutig nicht dazu. Bekommt ein starker Raucher Lungenkrebs, so sind auch hier Zweifel an der Psychosomatik angebracht, denn der Lungenkrebs ist sicherlich stark vom Suchtverhalten beeinflusst.

## Berufsbilder der Psychotherapeutischen Verfahren

### Psychotherapeut

Ein Psychotherapeut übt Psychotherapie aus. Das kann ein Psychologe („Psychologischer Psychotherapeut"), oder ein Mediziner („Ärztlicher Psychotherapeut") sein – beide dürfen Kinder, Jugendliche und Erwachsene behandeln – oder ein Pädagoge oder Psychologe, der nur für die Therapie von Kindern und Jugendlichen ausgebildet ist („Kinder- und Jugendlichenpsychotherapeut"). Alle drei haben zusätzlich zu ihrem „Grundberuf" eine psychotherapeutische Zusatzausbildung abgeschlossen.

Der Beruf des Psychologischen Psychotherapeuten ist seit dem 1. Januar 1999 durch das Psychotherapeutengesetz geregelt. Das Gesetz schützt zugleich die Berufsbezeichnung „Psychotherapeut" strafrechtlich für diejenigen, die eine Approbation (Berufszulassung) aufgrund des Psychotherapeutengesetzes oder als Arzt mit entsprechender Zusatzausbildung besitzen.

### Psychiater

Facharzt für seelische Erkrankungen oder Störungen. Psychiater gehen von der körperlichen Seite an psychische Probleme heran.

Der Psychiater hat Medizin studiert. In seinem Studium hat er sich in erster Linie mit der Funktionsweise und den Erkrankungen des menschlichen Körpers – kaum mit der Psyche des Menschen – beschäftigt und gelernt, diese Krankheiten hauptsächlich mit Medikamenten zu behandeln.

Nach Abschluss des Medizinstudiums hat er in medizinischen Einrichtungen eine mehrjährige Facharztausbildung zum Psychiater absolviert. In dieser Ausbildung hat er spezielle Kenntnisse über Entstehung und Verlaufsformen von Krankheiten des Geistes und der Seele erworben und gelernt, diese Krankheiten zu erkennen und zu behandeln, zumeist mit Medikamenten, den sogenannten Psychopharmaka. Erst eine psychotherapeutische Zusatzausbildung berechtigt einen Psychiater (oder einen anderen Arzt), auch Psychotherapie auszuüben und neben der Facharztbezeichnung (hier: Psychiater) die Zusatzbezeichnung „Psychotherapie" oder „Psychoanalyse" zu führen. Neuere Facharztausbildungen führen zu den Titeln „Facharzt für Psychiatrie und Psychotherapie" oder „Facharzt für Psychotherapeutische Medizin". So ausgebildete Ärzte werden zusammenfassend als „Ärztliche Psychotherapeuten" bezeichnet.

**Psychologe**
Hochschulabsolvent, der das Fach Psychologie studiert hat. Psychologen beschäftigen sich damit, menschliches Erleben (z. B. Gedanken und Gefühle) und Verhalten zu beschreiben, zu erklären, vorherzusagen und zu ändern. Psychologen gehen von der psychischen Seite an psychische Probleme heran.

Die Berufsbezeichnung „Psychologe" darf nur von Personen geführt werden, die über den Abschluss eines Hochschulstudiums im Fach Psychologie verfügen. Durch das akademische Studium, das mit dem Diplom abgeschlossen wird (Diplom-Psychologe), erwirbt der Psychologe in den verschiedenen Gebieten der Psychologie wissenschaftlich gesicherte Erkenntnisse und ein umfangreiches Wissen über menschliches Denken und Fühlen, Lernen und Verhalten und auch darüber, wie man menschliches Verhalten beeinflussen kann.

Im Hauptstudium kann sich der Psychologe auf die Schwerpunkte Klinische Psychologie und psychologische Behandlungsmethoden spezialisieren. Dabei erarbeitet sich der angehende Psychologe umfassende Kenntnisse über die seelisch-körperliche Gesundheit und Krankheit sowie die Grundlagen der wissenschaftlichen Psychotherapie. Nach Abschluss des Psychologiestudiums kann der Psychologe eine mindestens dreijährige psychotherapeutische Ausbildung absolvieren, die ihn für die eigenverantwortliche Ausübung der Psychotherapie qualifiziert. Der so ausgebildete Psychologe wird „Psychologischer Psychotherapeut" genannt.

Ein Psychologischer Psychotherapeut verwendet keine Medikamente. Sein Behandlungsansatz ist ein anderer. Er unterstützt den Patienten mit psychologischen Mitteln dabei, die psychische Erkrankung durch eine bewusste Auseinandersetzung mit ihren Ursachen und / oder durch gezieltes Einüben neuer Verhaltensweisen zu überwinden. Falls eine organische Erkrankung mitbehandelt werden muss, oder wenn bei einer psychischen Erkrankung eine Kombination von psychologischer und medikamentöser Therapie notwendig ist, arbeitet der Psychologische Psychotherapeut mit Ärzten zusammen.

*(Quelle: BdP)*

**Heilpraktiker für Psychotherapie (HP PSY)**

Er unterliegt dem Heilpraktikergesetz und hat nach Bestehen der amtsärztlichen Prüfung die Berechtigung Psychotherapie auszuüben und abzurechnen. Die Ausbildung kann bis zu drei Jahre dauern und befasst sich ausschließlich mit der Erkennung, Diagnose und Behandlung psychischer und seelischer Krankheiten. Der HP PSY wendet in der Regel anerkannte, psychotherapeutische Verfahren zur Wiederherstellung der psychischen bzw. seelischen Gesundheit an. Die Abrechnung erfolgt nach der Heilpraktiker Gebührenordnung und die Rechnung beinhaltet die entsprechenden Kennziffern des ICD.

## Vergleich Therapie und Beratung / Coaching

### Wichtigste Merkmale auf einen Blick

| | **Beratung / Coaching** | **Therapie** |
|---|---|---|
| Ausbildung | keine erforderlich | je nach Vorkenntnisse bis zu drei Jahren |
| Prüfung | keine | Gesundheitsamt bzw. PT Kammer |
| Personenkreise | jeder darf mit jedem | Therapeut und Patient |
| Leidensdruck | gering bis mittel | mittel bis sehr stark |
| Themen | eher allgemein bzw. Business | eindeutig therapiebedürftig (ICD) |
| Schweigepflicht | keine | gem. StGb |
| Therapieverfahren | nein | ja |
| Gesetzliche Grundlage | keine | HPG / PTG |
| Dokumentation | keine | schriftlich – Aufbewahrungspflicht |
| Sonstiges | | Therapeuten haben eine Sorgfaltspflicht und sollten regelmäßig oder bei schwierigen Fällen zur Supervision gehen. Sie unterliegen der Fortbildungspflicht, müssen sich ans Heilmittelwerbegesetz halten und werden durch das Gesundheitsamt kontrolliert. |

## Abkürzungsverzeichnis

| | |
|---|---|
| AGPF | Arbeitsgemeinschaft psychotherapeutischer Fachverbände |
| BÄK | Bundesärztekammer |
| BDP | Berufsverband Deutscher Psychologen und Psychologinnen |
| BKJ | Berufsverband für Kinder- und Jugendlichenpsychotherapeuten |
| DKG | Deutsche Krankenhausgesellschaft |
| DPTV | Deutsche Psychotherapeutenvereinigung |
| EFT | Emotional Freedom Techniques |
| EGO | Ersatzkassengebührenordnung |
| EMDR | Eye Movement Desensitization and Reprocessing |
| GKV | Gesetzliche Krankenversicherung |
| GOÄ | Gebührenordnung Ärzte |
| HP | Heilpraktiker |
| HPG | Heilpraktikergesetz |
| HP PSY | Heilpraktiker für Psychotherapie |
| HWG | Heilmittelwerbegesetz |
| IGEL | Individuelle Gesundheitsleistung |
| KBV | Kassenärztliche Bundesvereinigung |
| KIB | Kathathym-Imaginatives Bilderleben |
| MET | Meridian-Energie-Technik |
| NLP | Neuro-Linguitisches Programmieren |
| NLP-K | NLP in Verbindung mit Kinesiologie |
| PKV | Private Krankenversicherung |
| PSRT | Psychosomatische Resonanztherapie |
| PsychK | Psychokinesiologie |
| PsychThG | Psychotherapeutengesetz |
| QM | Qualitätsmanagement |
| SGB | Sozialgesetzbuch |
| TA | Transaktionsanalyse |
| VdAK | Verband der Angestellten-Krankenkassen |
| VPP | Verband Psychologischer Psychotherapeutinnen und Psychotherapeuten |
| VT | Verhaltenstherapie |

# Analytische Hypnosetherapie

## Entwicklung

Die klassische Hypnoanalyse oder Analytische Hypnosetherapie wurde um 1984 von dem englischen Psychologen Neil French auf den Grundlagen der freien Assoziation und den Methoden der Hypnosetherapie als aufdeckende Methode mit direkter Regression entwickelt und in den letzten zehn Jahren von einem europäischen Expertenteam um Dr. Joseph Keaney (Irland), Jacqueline Morison (England) und Sven Frank (Deutschland), weiterentwickelt. Das Resultat ist eine dreijährige europäische Ausbildung zum Hypnoanalytiker. Mit diesem neuen Berufsbild soll auf dem europäischen Markt eine Lücke in der therapeutischen und medizinischen Versorgung geschlossen werden. Der Hypnoanalytiker stellt einen Trance-Experten dar, der Ärzte, Psychologen, Heilpraktiker, Physiotherapeuten, Hebammen und Pädagogen durch seine fundierten Kenntnisse im Bezug auf das Unterbewusstsein optimal unterstützen kann.

## Theoretische Grundlagen

Die Analytische Hypnosetherapie arbeitet nach dem Prinzip von Ursache und Wirkung. Hierbei spielen unter anderem auch physikalische Gesetzmäßigkeiten mit eine wichtige Rolle. So weiß man, dass Energie nicht zerstört werden kann, sondern sich im besten Fall umwandelt. In der theoretischen Annahme der Analytischen Hypnosetherapie geht man nun davon aus, dass die Energie unterdrückter Emotionen wie Angst, Wut, Aggression, Hilflosigkeit, Schuld oder Trauer, die seit Jahren durch das Zurückhalten im Körper manifestiert wurden, zu körperlichen Symptomen wie Panikattacken, Depressionen, chronischen Schmerzen und der kompletten psychosomatischen Palette führen können. Durch die aufdeckenden Methoden der Analytischen Hypnosetherapie kommt es zum Wiedererinnern des Erlebnisses, in welchem die Emotion entstanden und zurückgehalten wurde. Es folgt eine therapeutische Abreaktion, wodurch die aufgestaute Energie aus der Vergangenheit losgelassen wird. Somit verlässt sie in Form von Schreien, Weinen, Lachen oder sonstiger körperlicher Abreaktion den Körper und nimmt damit den Symptomen die Existenzgrundlage.

## Indikationen

Klassische Indikationen für eine Analytische Hypnosetherapie sind Panikattacken, generalisierte Angststörungen, Depressionen, Zwänge, psychosomatische Symptome (z. B. Migräne, Asthma, Tinnitus, Reizdarm etc.), chronische Schmerzen, Zahnarztphobie, Schwangerschaftsbeschwerden und sexuelle Störungen, Phobien allgemein sowie Blockaden im privaten, familiären und beruflichen Leben.

## Kontraindikationen

Die einzige klassische Kontraindikation sind Psychosen mit Fremd- oder Eigengefährdung des Patienten. Ansonsten gibt es eine Anzahl von Symptomen, bei denen erfahrungsgemäß keine schnellen Ergebnisse erzielt werden können, z. B. bei Torticollis spasmodicus oder bei chronischen körperlichen Erkrankungen wie Multiple Sklerose, Restless-Leg-Syndrom oder vergleichbaren Erkrankungen mit eindeutigem körperlichen Befund und psychosomatischen Anteilen.

## Therapieart

Die Analytische Hypnosetherapie arbeitet zunächst primär aufdeckend, um die Ursache des Symptoms zu finden. Um im Anschluss die Symptomerleichterung bis zur Symptomfreiheit zu erreichen (sofern die reine Abreaktion nicht ausreicht), werden suggestive Elemente unter Berücksichtigung systemischer Einflüsse verwendet.

## Therapieform

Während einer hypnoanalytischen Sitzung wird zunächst eine leichte bis mittlere Trance eingeleitet und der Patient anschließend mit speziellen analytischen Fragen konfrontiert (z. B. „Was war das Schlimmste, das Ihnen jemals in Ihrem Leben passiert ist?"). Der Klient antwortet in Trance und wird gebeten, besonders über seine mit dem Ereignis verbundenen Emotionen zu sprechen. Im Anschluss wird er aufgefordert frei zu assoziieren, bis er zu einem Ereignis gelangt, das für ihn emotional aufreibend war. Hier setzen dann gezielte therapeutische Interventionen an.

## Voraussetzungen

### Patient

Der Patient sollte das 18. Lebensjahr vollendet haben und vor Beginn der gemeinsamen Arbeit verstehen, dass es in einer Analytischen Hypnosetherapie absolut keine Tabus im Bezug auf seine Erinnerungen, Gedanken und Emotionen gibt. Der Hypnoanalytiker ist auf die 100%ige Ehrlichkeit des Patienten angewiesen – dazu können auch Aggressionen gegenüber dem Therapeuten gehören.

### Therapeut

Der Therapeut hat eine mindestens dreijährige Ausbildung absolviert, im Rahmen derer er umfangreiche schriftliche, mündliche und praktische Prüfungen sowie eine eigene Lehranalyse absolviert hat. Die Ausbildung umfasst das gesamte Repertoire an Hypnosetechniken sowie die Spezialbereiche Traumatherapie, forensische Hypnose, zahnärztliche Hypnose, Schwangerschaftsbegleitung, Sporthypnose, Systemische Hypnose etc. Das dritte Ausbildungsjahr widmet sich ausschließlich der analytischen Arbeit. Der Therapeut bildet sich regelmäßig weiter und hält regelmäßigen Kontakt zu seinem Supervisor, mit dem er schwierige Analysesituationen bespricht.
Nach Abschluss der dreijährigen Ausbildung kann der Hypnoanalytiker entweder unterstützend zur ärztlichen und psychotherapeutischen Behandlung Hypnoanalysen durchführen oder den Status einen Heilpraktikers für Psychotherapie anstreben.

## Therapiedauer

Eine komplette Hypnoanalyse dauert in der Regel 8–12 Sitzungen zu je 60 Minuten. Je nach Symptom und Entfernung zum Therapeuten können die Sitzungen in wöchentlichen Abständen oder ähnlich einer Kur an zwei bis drei aufeinander folgenden Tagen stattfinden.

## Kosten und Kostenübernahme

Eine komplette Hypnoanalyse kostet in der Regel pro Sitzung zwischen 90,- EUR und 150,- EUR.

**Werden die Kosten durch die Krankenkassen übernommen?**
Die Kosten sind in der Regel privat zu tragen.

## Vorteile

Der Hauptvorteil der Analytischen Hypnosetherapie ist, dass Störungen und Symptome, die emotional verursacht sind wie z. B. Angststörungen, Depressionen oder die psychosomatischen Symptome, auch emotional anstatt kognitiv gelöst werden. Zudem wird eine Brücke in die Gegenwart geschlagen, um die Muster aus der Vergangenheit zu erkennen und zu ändern.

## Nachteile und mögliche Nebenwirkungen

Der größte Nachteil dieser Therapie ist, dass viele Patienten verlernt haben, ehrlich zu sich selbst und zu ihren Mitmenschen zu sein. Daher werden oft Symptome einem ehrlichen Umgang mit der Umwelt und sich selbst vorgezogen.

### Nebenwirkungen

Durch die Aktivierung unangenehmer Erinnerungen aus der Vergangenheit kann es anfangs zu verstärktem Träumen kommen. Das ist jedoch therapeutisch sinnvoll und hat auf den Gesamtverlauf der Behandlung eher positive Folgen.

## Ausbildungen und Qualifikationen

Ausbildungen zum Hypnoanalytiker werden in Deutschland, in der Schweiz, in Österreich, in Irland und in England angeboten.

### Dauer

Die komplette Ausbildung zum Hypnoanalytiker dauert drei Jahre theoretische und praktische Ausbildung und kostet ca. 9.000,- EUR inkl. der eigenen Lehranalyse.
Es wird von den Teilnehmern erwartet, bereits im ersten Ausbildungsjahr unter Aufsicht des Supervisors praktische Erfahrungen mit der berufsmäßigen Hypnosearbeit zu sammeln. Es handelt sich also um ein Training-on-the-Job.

### Qualifikationen

Um sich für die Ausbildung zum Hypnoanalytiker anzumelden, muss man mindestens 25 Jahre alt sein, über mindestens Mittlere Reife oder einen vergleichbaren Schulabschluss verfügen und man benötigt ein ärztliches Attest, wonach man für die Arbeit als Hypnoanalytiker geeignet ist (keine Schwerhörigkeit, kein Alkoholismus oder Drogenabhängigkeit, keine psychischen Krankheiten wie Panikattacken, Depression oder Psychosen).

## Therapeuten „Analytische Hypnosetherapie"

**Zentrum der interaktiven Medizin**
Kommunikative Hypnose nach Susan Fischer
Praxis Susan Fischer
Tel.: 0711 / 732421
**Heilkundliche GmbH**
Tel.: 0711 / 7355133
Am Wallgraben 99, 70565 Stuttgart
info@interaktive-medizin.de
www.interaktive-medizin.de

**Praxis für Naturheilkunde**
Carola Deiß HP
Schweizenhofweg 1e, 88131 Lindau
Tel.: 08382 / 2750355
info@naturheilpraxis-deiss.de

## Ausbildung „Analytische Hypnosetherapie"

**ICHP Deutschland**
Postfach 12 06 10, 68057 Mannheim
Tel.: 0621 / 18179460
kontakt@ichp.de, www.ichp.de

**Zentrum der interaktiven Medizin**
Kommunikative Hypnose nach Susan Fischer
Praxis Susan Fischer
Tel.: 0711 / 732421
**Heilkundliche GmbH**
Tel.: 0711 / 7355133
Am Wallgraben 99, 70565 Stuttgart
info@interaktive-medizin.de
www.interaktive-medizin.de

# EMDR

## Entwicklung

EMDR steht für Eye Movement Desensitization and Reprocessing, ein komplexes psychotherapeutisches Verfahren, das seit Mitte der 1990er-Jahre überaus erfolgreich in der Traumatherapie eingesetzt wird. Es arbeitet mit bilateraler Stimulation, d. h. Stimulation beider Gehirnhälften, primär über Augenbewegungen, aber zunehmend auch unter Einbindung des gesamten Körpers.

EMDR wurde in den Jahren 1987–1991 von Dr. Francine Shapiro entwickelt. Alles begann mit einem Zufall: Bei einem Spaziergang im Park bemerkte sie, dass Ängste und stark belastende Gedanken, die sie sich aufgrund der bei ihr diagnostizierten Krebserkrankung machte, plötzlich verschwanden und nicht wiederkamen. Sie recherchierte, was genau auf diesem Spaziergang passiert war und fand heraus, dass, während ihre Gedanken um die Krebserkrankung kreisten, sich ihre Augen ständig hin und her bewegt hatten, bedingt durch das Wechselspiel von Licht und Schatten der Sonnenstrahlen, die durch die Bäume fielen. Aus diesen zufälligen Augenbewegungen entwickelte Dr. Shapiro das Konzept einer Serie von gezielten Augenbewegungen, genannt „bilaterale Stimulation". Diese erprobte sie zunächst an Freunden, Bekannten und Kollegen und schließlich an den ersten Klienten. Danach folgten intensivste Studien speziell mit Traumapatienten wie Vietnam-Veteranen, Missbrauchsopfern und anderen Personen mit PTBS (Posttraumatische Belastungsstörung). Inzwischen ist EMDR weltweit anerkannt und wurde schon bei mehr als einer Million Patienten erfolgreich angewandt. Studien, auch über längere Zeiträume, haben die hohe Effektivität und dauerhafte Wirkung dieser Therapiemethode immer wieder bewiesen.

## Theoretische Grundlagen

EMDR wirkt direkt auf die für Heilung wichtigen neuronalen Bahnen im Gehirn. Es lässt sich mit jedem zur Zeit gültigen Therapiekonzept kombinieren und führt meist schon nach wenigen Sitzungen zu merkbaren und dauerhaften Ergebnissen: Die unterschiedlichsten Langzeitstudien mit EMDR weisen nach, dass dieses Verfahren schneller und besser wirkt, als sämtliche anderen bekannten Therapiekonzepte. Die genaue Wirkungsweise von EMDR ist noch nicht vollständig erforscht. Nach dem derzeitigen Stand der Forschung geht man davon aus, dass es bei einem Trauma zum sogenannten „sprachlosen Entsetzen" kommen kann, bei dem in der rechten Hirnhälfte Bilder des Erlebten gespeichert werden, während das Sprachzentrum in der linken Hirnhälfte aktiv unterdrückt wird. Dadurch, dass das Erlebte nicht in Worte gefasst werden kann, wird seine Verarbeitung erschwert oder sogar unmöglich gemacht. Im Rahmen einer EMDR-Behandlung werden durch bilaterale Stimulation beide Hirnhälften hinsichtlich des Ereignisses aktiviert und synchronisiert. Dadurch werden sie in den Zustand gebracht, der vorher durch die posttraumatische Belastungsstörung nicht erreicht werden konnte. Die Stimulation fand ursprünglich ausschließlich durch gesteuerte Augenbewegungen statt (hier zog man die Verbindung zur REM-Schlafphase, bei der ebenfalls rapid eye movement stattfindet und in der wahrscheinlich verstärkt Alltagsgeschehen verarbeitet wird). In neuerer Zeit wird auch auditive und kinästhetische Stimulation eingesetzt, da sich durch das Einbinden mehrerer Sinne die Wirkung verstärkt.

Wie es wirkt, mag nach wie vor umstritten sein, dass es wirkt, ist jedoch inzwischen eindeutig erwiesen – und nicht erst, seitdem 2006 der Wissenschaftliche Beirat Psychotherapie EMDR für die Behandlung von posttraumatischen Belastungsstörungen wissenschaftlich anerkannt hat. In zahlreichen Studien, auch Langzeitstudien, seit der Mitte der 1990er-Jahre wurde bewiesen, dass Patienten, die an posttraumatischer Belastungsstörung litten, in 84–90 % der Fälle geheilt werden konnten und nach der Behandlung keine Symptome mehr aufwiesen.

## Indikationen

Die schnelle und hohe Wirkweise von EMDR macht es zum idealen Instrument für die Behandlung von posttraumatischen Belastungsstörungen bei Kindern und Erwachsenen. Die Anwendung beschränkt sich jedoch nicht auf die Traumatherapie: Mittlerweile wird EMDR auch eingesetzt bei nahezu sämtlichen Angststörungen, Phobien, Süchten, psychosomatischen Störungen, Schmerzzuständen, Unfallfolgen, Allergien, Tinnitus, sexuellen Dysfunktionen, Dissoziativen Störungen, extremen Trauerreaktionen, bei Krankheitsbewältigung – und die Indikation weitet sich immer mehr aus. Sogar ein spezielles Coaching-Konzept wirkt höchst effizient auf der Basis von EMDR.

## Kontraindikationen

Die Arbeit mit EMDR in der Traumatherapie erfordert viel Verantwortungsbewusstsein. Dadurch, dass der Patient das traumatische Erlebnis mit EMDR erneut durchlebt, kann bei falscher Anwendung das Trauma sogar noch verstärkt werden. Deshalb sollten in schweren

Fällen EMDR-Maßnahmen nur von voll ausgebildeten Psychotherapeuten, die ausreichend in EMDR geschult sind, durchgeführt werden! Kontraindiziert sind aktuelle psychotische Syndrome, Behandlung hirnorganischer Erkrankungen, reduzierte Ich-Stärke, geringe Therapiemotivation, starker sekundärer Krankheitsgewinn und zu geringe körperliche Belastbarkeit.

## Therapieart

EMDR arbeitet dissoziiert konfrontierend. Die Befindlichkeit des Patienten entscheidet über die Art des Einstieges. Dieser kann über das schlimmste bis hin zum sanftesten Bild des Geschehens erfolgen. EMDR verläuft nach acht sogenannten Protokollschritten, die je nach Indikation unter den spezifischen Aspekten durchgearbeitet werden. Dabei ist EMDR synergetisch offen zu anderen Therapieformen, wie beispielsweise dem Einweben hypnotischer Sprachmuster.

## Therapieform

Bei entsprechender Stabilität des Patienten erfolgt nach eingehender Vorbereitung eine Bewertung der Kognitionen und des Belastungsgrades. Danach erfolgt das sogenannte Reprocessing – die Phase der bilateralen Stimulation, in der sich der Patient dem belastenden Material aussetzt und diese ihre spezifische Wirkung entfalten kann. Danach erfolgt erneut eine Bewertung, ggf. mit einer positiven Verankerung eines Ressourcenzustandes, dann das Miteinbeziehen eventuell noch vorhandener Körpersensationen und letztendlich das Sichern und Abschließen der Sitzung im entspannten Zustand des Patienten. In der folgenden Sitzung werden dann die Bewertungen überprüft und an entsprechender Stelle weitergearbeitet.

## Voraussetzungen

### Patient

In der traumaspezifischen Arbeit muss auf jeden Fall Stabilität des Klienten vorliegen. Unterstützend ist der Glaube an die Selbstwirksamkeit und das Bewusstsein hinsichtlich der eigenen Ressourcen sowie die Bereitschaft, aktiv den eigenen Heilungsweg gestalten zu wollen.

## Therapeut

### Ausbildung

Der Therapeut sollte eine von seinem Berufsverband anerkannte Ausbildung absolviert haben. Im therapeutischen Einsatz ist mindestens die Psychotherapeutische Qualifikation nach dem HPG absolutes Muss.

**Kenntnisse in Traumatherapie**

Sollte EMDR traumaspezifisch angewendet werden, sollte der Behandler über eine traumaspezifische Ausbildung verfügen. Der Einsatz von EMDR in der Arbeit mit Kindern und Jugendlichen verlangt auch hier eine tiefergehende Ausbildung. Das gilt ebenfalls für die Arbeit mit substanzgebundenen Süchten.

## Therapiedauer

Da EMDR sehr schnell wirken kann, können erhebliche Erfolge schon in wenigen Sitzungen erreicht werden. Um einen guten Schritt in Heilungswegen voran zu kommen, sollten sechs bis acht Zeitstunden veranschlagt werden. Erfahrungsgemäß dauern komplexe EMDR-Sitzungen dabei ca. 1,5 Stunden.

Bei Komplex-Traumatisierungen mit einem intensiven Erscheinungsbild müssen jedoch andere Kriterien angelegt werden – diese richten sich ganz individuell nach dem Patienten.

## Kosten und Kostenübernahme

Die Kosten belaufen sich in der Regel zwischen 90,- und 150,- EUR für eine Zeitstunde.

**Werden die Kosten durch die Krankenkassen übernommen?**

Bei der Behandlung durch Kassentherapeuten können die Kosten von der gesetzlichen Krankenkasse bei der Indikation PTBS bei Erwachsenen übernommen werden. Für Privatkassen gelten die vertragsspezifischen Einzelfallregelungen. Regulär sind die Kosten privat zu tragen.

## Vorteile

EMDR wirkt vergleichsweise schnell und sehr nachhaltig. Es fordert den aktiven Eigenbeitrag des Patienten und setzt an seinen Ressourcen an. Dabei baut es auf die hirnphysiologischen Vorgänge auf, die durch die bilaterale Stimulation bewirkt werden.

## Nachteile und mögliche Nebenwirkungen

Eine der größten Nachteile dieses Verfahrens liegt in seiner eigenen Mythologie. EMDR wird leider von manchen Menschen noch so verstanden, als könnte der Behandler etwas „wegwinken". Ferner kursieren unglaubliche Heilungserfolge, die suggerieren, in einer Sitzung sei alles erledigt. EMDR ist ein sehr verantwortungsvolles Verfahren, dass keine Wunder bewirkt, Menschen jedoch sehr nachhaltig und erkenntnisreich auf ihrem Heilungsweg begleitet. Eine weitere Gefahr liegt in der Verschreckung der Patienten durch Mund-zu-Mund-Propaganda oder via Internet über Retraumatisierungen durch EMDR. Wenn so etwas geschieht, dann ist die Ursache in der Regel nicht bei der Methode zu suchen, sondern in der mangelnden Qualifikation, der geringen Wahrnehmungsfähigkeit und dem überambitionierten Ziel des Behandlers zu finden.

## Ausbildungen und Qualifikationen

Ausbildungen in EMDR werden weltweit angeboten. Das EMDRIA Netzwerk bildet ausschließlich approbierten Ärzten und Kassentherapeuten die Ausbildung an. Für Heilpraktiker existiert eine vom VDH (Verband Deutscher Heilpraktiker e. V.) zertifizierte Ausbildung der EMDR-Akademie als Teil der PAPB (Private Akademie für Psychologische Bildung).

**Ausbildungsdauer**
Bei EMDRIA umfasst die Ausbildung 31 Theorie- und Praxisstunden. Bei der EMDR-Akademie 72 Stunden in Theorie und Praxis.

**Kosten**
Die Ausbildungskosten belaufen sich auf ca. 1.300,- EUR; zudem gibt es Zusatzkurse zum Erlangen spezifischer Qualifikationen.

**Qualifikationen der Teilnehmer**
Die Ausbildungsteilnehmer sollten mindestens 25 Jahre alt sein, über eine abgeschlossene Berufsausbildung verfügen und in mindestens einem therapeutischen Verfahren ausgebildet sein. Die Fähigkeit zur verbalen Begleitung mitsamt der notwendigen kommunikativen Kompetenz ist Standard. Abgrenzend sollten keine Suchterkrankungen und Psychischen Erkrankungen, wie Depression oder Psychosen vorliegen. Ferner sollte für den therapeutischen Kontext eine Zulassung zur Psychotherapie bestehen. Beim Einsatz von EMDR im Coaching sind eine profunde Ausbildung Erfahrung wichtig.

## Therapeuten „EMDR"

**Petra Rogal**
Heilpraktikerin für Psychotherapie
Im Gäßle 4
71134 Aidlingen
Tel.: 07034 / 647444
info@noch-besser-leben.de
www.noch-besser-leben.de

**Petra Del Monego**
Dipl.-Psychologin, Psychotherapeutin,
Heilpraktikerin
Praxis für Psychotherapie, Familientherapie
und Traumatherapie
Schulstr. 2, 84518 Garching an der Alz
Tel.: 08634 / 986226, Fax: 08634 / 986897
info@del-monego.de, www.del-monego.de

**Privatpraxis für Psychotherapie**
**Praxisgemeinschaft**
**Andreas Zimmermann & Ulrike Pape**
Rathausstr.1, 94072 Bad Füssing
Tel.: 08531 / 914 915 5
Fax: 08531 / 914 915 7
az@emdr-akademie.de
www-emdr-akademie.de

## Ausbildung „EMDR"

**EMDR-Akademie**
Andreas Zimmermann
Innauenstr. 5, 94060 Pocking
Tel.: 08538 / 911 216, Fax: 08538 / 911 217
info@emdr-akademie.de
www.emdr-akademie.de

# Focusing

## Entwicklung

Focusing wurde in den frühen 1960er-Jahren von Prof. Eugene Gendlin an der Universität Chicago entwickelt. Gendlin war und ist Philosoph und Psychotherapeut. Seine damalige Kernfrage lautete: Was unterscheidet sogenannte erfolgreiche Klienten von den weniger oder nicht erfolgreichen Klienten?

Schauten Sie einem Focusingtherapeuten bei der Arbeit zu, würden Sie immer wieder mal die Intervention hören: „Achten Sie doch einen Moment lang auf das, was hier (Therapeut deutet auf den eigenen Brust- und Bauchraum) gerade vor sich geht, während Sie von ... (beliebiges Thema) sprechen". Damit einher geht die Einladung an den Klienten, einen Moment zu verweilen und nach innen zu spüren. Verweilt der Klient mit der Aufmerksamkeit in dieser vagen Erfahrung, die hinter oder unter dem sprachlich explorierten Thema liegt, eröffnen sich Empfindungen, die wesentlichere Aspekte, klare Einsichten und frische Energien zugänglich machen. Mit dem Anhalten und der Aufforderung zum Verweilen von einigen Sekunden bis zu einer Minute wird der innere Zugang ermöglicht, den erfolgreiche Klienten bereits mitbringen.

## Theoretische Grundlagen

Focusing wurde zuerst in sechs aufeinander folgenden Schritten als Übungs- und Trainingsritual für schwierige Klienten beschrieben und praktiziert. Heute wird Focusing als Selbsthilfe- bzw. als Selbstmanagement-Methode praktiziert und findet als lehr- und lernbare Methode der Intuition Anwendung. In der Psychotherapie wird es erfolgreich eingesetzt – von Psychoanalytikern ebenso wie von Verhaltens- und Familientherapeuten. Focusing ist in der Psychotherapie entstanden und dort zu Hause. Diese organische Verbundenheit der Focusing-Konzepte und der therapeutischen Praxis macht es leicht, Focusing in die psychotherapeutische Arbeit zu integrieren. Im Focusing kreuzen sich empirische Psychotherapieforschung und phänomenologische existentialistische Philosophie.

## Indikationen

Focusing bietet die Möglichkeit, schwierige Klienten das lernen zu lassen, was andere schon können, wenn sie zu uns zur Tür herein kommen. Das gilt insbesondere für traumatisierte Menschen, denen Focusing ganz besonders helfen kann.

## Kontraindikationen

Bislang keine bekannt.

## Therapieart

Person-Achtsamkeits-Körper-orientiert

## Voraussetzungen

### Patient

Keine, auch bei dementen Menschen ist die Grundhaltung möglich und wünschenswert.

### Therapeut

**Ausbildung**

Ausbildung im DAF Deutsches Ausbildungsinstitut für Focusing und Focusing-Therapie

**Staatliche Prüfung**

Je nach Tätigkeitsbereich, innerhalb einer Institution wie Beratungsstelle oder kirchliche Einrichtung, nicht nötig.

**Steuerbefreit gemäß welcher Grundlage**

Das DAF ist USt.-befreit.

**Kenntnisse in Traumatherapie**

Wird während der Ausbildung vermittelt

## Therapiedauer

Minimum bei z. B. Entscheidungsfindung 1 Std., bei psychotherapeutischem oder gar lebensbegleitendem Setting entsprechend länger.

## Kosten und Kostenübernahme

Je nach Institution oder Praxis. Freie Praxis: ca. 60,- bis 90,- EUR
Kostenloses Erstgespräch je nach Anbieter möglich.

**Werden die Kosten durch die Krankenkassen übernommen?**
Beides hängt vom Grundberuf des Therapeuten ab. Psychologen mit Kassenzulassung oder Ärzte mit Focusing-Therapie Zusatzausbildung können abrechnen.

## Vorteile

Arbeitet mit Imaginationen, Körper, Kognitionen, Emotionen, arbeitet relativ schnell durch den Achtsamkeitsbezug.

## Nachteile und mögliche Nebenwirkungen

Darüber ist nichts bekannt.

## Ausbildungen und Qualifikationen

**Dauer**
3–4 Jahre berufsbegleitend

**Kosten**
Ca. 10.000,- EUR

**Qualifikationen**
Interdisziplinär, Teilnehmer brauchen die Voraussetzung mir Klienten arbeiten zu können

## So sieht das in der Praxis aus

Frau U., etwa 50 Jahre alt, lebt ganz frisch getrennt von ihrem Mann, der sie verlassen hat. Sie berichtet über die sie hilflos machenden Ereignisse der letzten Tage. Währenddessen bitte ich sie, kurz innezuhalten, ihre Aufmerksamkeit zum Körper, zum Brust- und Bauchraum zu geben und dort eine kleine Zeit zu verweilen. Meine nächste Frage lautet: Welche Atmosphäre, welche Empfindungen finden sie hier? Ihr Tonfall wird weicher und sie berichtet, ihr Brustraum sei fest und kalt und tiefer im Körper fühle sie eine Kraft. Ich schlage vor, die Aufmerksamkeit der Kraft zuzuwenden und die spezielle Qualität dieser Kraft zu erforschen. Frau U. bemerkt sodann, wie sich eine wohltuende Helligkeit in ihr ausbreitet und Wut entsteht. Diese Wut erlebt sie auf sich selbst gerichtet. Sie bedeutet: „Wie konnte ich das alles nur mitmachen?" Im Aussprechen dieses Satzes richtet sie ihren Rücken etwas auf. Diese kleine Veränderung ihrer Haltung melde ich ihr zurück und schlage vor, sie möge diese Haltungsänderung von innen erspüren. Sie fühlt sich aufrechter und spürt eine, wie sie es nennt, „Verteidigungskraft" hin zu ihrem Mann. Diese neue Kraft fühlt sich im Brustraum warm an. Sie deutet diese Erfahrung so, dass sie wieder bei sich angekommen sei.

Frau U. bleibt mit diesem neuen Empfinden verbunden und findet für sich stimmige nächste Schritte. Ihr wird klar, dass sie als Erstes aus dem ehemalig gemeinsamen Haus ausziehen will. Sie verlässt meine Praxis mit einer neuen Haltung, die neues Verhalten ermöglicht. So ähnlich könnte eine Focusing-Sequenz während einer Therapiestunde aussehen. Die Dauer der geschilderten Sequenz betrug ca. 25 Minuten. Vor und nach dieser Sequenz hat das übliche Therapiegespräch stattgefunden. Die Klientin findet Wachstumsschritte aus sich heraus, Lösungen bilden sich aus dem konkreten körperlichen Erleben, meist begleitet von einem tieferen Atemzug, einem kleinen Aha-Erlebnis. Diese Veränderungsschritte, diese „Magic Moments" fühlen sich für Klienten und Therapeuten gleichzeitig erfrischend an.

## Sonstiges

Focusing ist dem Weg der Meditation verwandt und verbunden. Jack Kornfield, der wohl bekannteste gegenwärtige Meditationslehrer in den USA, sagte mir, er könne sich seine spirituelle Begleitarbeit mit Menschen nicht mehr ohne Focusing vorstellen. Zenmeister Robert Aitken empfiehlt Focusing als Methode seiner Wahl, um psychologische Probleme zu bearbeiten, Zenmeister Richard Baker Roshi hat sich ausführlich und wertschätzend mit Focusing befasst, und das Buch „Meditation für Dummies" nennt Focusing als „westliche Methode zur Auflösung von Blockaden". Pater Anselm Grün schreibt: „Focusing führt uns liebevoll in die Kunst ein, in den Körper hinein zu spüren und der eigenen Sehnsucht zu trauen."

## Therapeuten „Focusing"

**Petra Del Monego**
Dipl.-Psychologin, Psychotherapeutin,
Heilpraktikerin
Praxis für Psychotherapie, Familientherapie
und Traumatherapie
Schulstr. 2, 84518 Garching an der Alz
Tel.: 08634 / 986226, Fax: 08634 / 986897
info@del-monego.de, www.del-monego.de

## Ausbildung „Focusing"

**Deutsches Ausbildungsinstitut**
**für Focusing und Focusing-Therapie**
Ludwigstr. 8a, 97070 Würzburg
Tel.: 0931 / 416283, Fax: 0931 / 411371
info@focusing-daf.de, www.focusing-daf.de
www.secret-friend.de

# Kunst- und Gestaltungstherapie

## Entwicklung

Der unmittelbare, individuelle Ausdruck innerer Bilder, das prozessorientierte Verständnis bildnerischen Schaffens und die damit verbundenen Kunstströmungen bilden den kunsthistorischen Kontext kunsttherapeutischer Praxis und Theoriebildung.

Im deutschsprachigen Raum stehen erste kunsttherapeutische Ansätze mit der Entwicklung der anthroposophischen Medizin im Zusammenhang. 1921 gründete Ita Wegman die anthroposophische Klinik in Arlesheim in der Schweiz und integrierte ab 1927 mit Margarethe Hauschka und Liane Collot d'Herbois künstlerische Therapien wie das bildnerische Gestalten in die klinische Behandlung. Etwa zur gleichen Zeit gab es erste Impulse zur Integration bildnerischen Gestaltens in die therapeutische Versorgung der Psychiatrie. In den 1930er-Jahren fand das bildnerische Gestalten in den Psychiatrien Beachtung durch Veröffentlichungen von Hans Prinzhorn in Deutschland (Bildnerei der Geisteskranken, Berlin 1922) und Walter Morgenthaler in der Schweiz.

Einer der ersten, die künstlerisches Arbeiten in die psychiatrische Behandlung einbezogen, war der Psychiater Leo Navratil (1921–2006), der seine Patienten zu künstlerischer Tätigkeit anregte und sie zu diagnostischen und therapeutischen Zwecken nutzte. 1981 gründete er auf dem Gelände des Gugginger Krankenhaus bei Wien das Haus der Künstler als Zentrum für Kunst- und Psychotherapie.

Andere Ursprünge der Kunsttherapie, auf die sich verschiedene aktuelle kunsttherapeutische Konzepte beziehen, liegen in der Pädagogik und Heilpädagogik, der Kunstpädagogik und der Ästhetischen Bildung. So steht im Zentrum verschiedener Ansätze der Reformpädagogik aus dem ersten Drittel des 20. Jahrhunderts die Überzeugung, dass das eigenverantwortliche, schöpferische Tun eine Grundlage für die Entwicklung des Menschen ist. An die Stelle der strikten Trennung von Wissen und Erfahrung tritt hier das Lernen durch kreatives Gestalten.

## Theoretische Grundlagen

Kunsttherapie ist ein eigenständiges künstlerisch-therapeutisches Verfahren. Es gibt unterschiedliche Ausrichtungen und Schwerpunkte zwischen den Polen Kunst und Psychotherapie, je nach dem zugrunde liegenden Selbstverständnis im theoretisch und praktisch begründeten Konzept.

Die Apakt München beispielsweise vertritt die psychoanalytisch orientierte Kunsttherapie mit einem systemisch interaktionellen Ansatz: Er basiert auf den Grundlagen der Tiefenpsychologie, Ich-Psychologie und Psychodynamik (Freud, Jung, Kernberg, Fonagy, Stierlin u. a.). Auch Konzepte des Schöpferischen und der Archetypenlehre im Sinne C. G. Jungs sowie Erkenntnisse der neueren Kreativitätsforschung sind wesentlicher Bestandteil.

Wissenschaftlich begründet ist das Verfahren in seiner Wirkung auf emotionales Erleben, Verhaltenssteuerung und Handlungsimpulse hin zur Veränderung und Bewältigung von schwierigen Lebenssituationen, Krisen und psychischen Erkrankungen. Neurobiologie und Neuropsychologie haben Konzepte Freuds wie das Unbewusste und die Instanzen ICH, ES und ÜBER-ICH im Kern bestätigt.

Im pädagogischen Umfeld ist die Kunst- und Gestaltungstherapie ebenfalls tätig in Frühfördereinrichtungen, Kindergärten, Kinderkliniken, Schulen und Projekten. Hier wird die Persönlichkeitsentwicklung entscheidend unterstützt und das künstlerische Gestalten wird ebenso erfolgreich für das Coaching in verschiedensten Berufszweigen eingesetzt.

## Indikationen

Die Kunsttherapie wird in klinischen, pädagogischen, heilpädagogischen oder soziokulturellen Bereichen angewandt, also in Krankenhäusern, Schulen, Einrichtungen der Behindertenhilfe, Museen, Gefängnissen, Altersheimen und in freier Praxis. Kunst- und Gestaltungstherapie begleiten medizinische, psychiatrische und psychotherapeutische Behandlungen, können aber auch als einer eigenverantwortlichen Gesundheitsvorsorge im Sinne einer Salutogenese oder in der Prävention eingesetzt werden.

## Kontraindikationen

Keine bekannt.

## Therapieart

Die kunsttherapeutische Praxis und Theoriebildung ist mit unterschiedlichen Disziplinen wie z. B. der Kunstwissenschaft, der Psychologie und der Pädagogik verbunden. In den letzten Jahrzehnten haben sich daraus verschiedene Formen und Ansätze der Kunsttherapie entwickelt. Diese haben sich in klinischen, pädagogischen oder sozialen Praxisfeldern etabliert. Besondere Bedeutung hat die Kunsttherapie dabei in der psychiatrischen, psychosomatischen und psychosozialen Therapiepraxis gewonnen. In der Kunst- und Gestaltungstherapie werden kognitive und emotionale Intelligenz in ihrer Verbindung gefördert und verstärken dadurch den Prozess der Selbst- und Fremdwahrnehmung. Die Freude am schöpferischen Prozess und das kontinuierliche Erleben der eigenen kreativen Anteile stärkt das Ich; Abgrenzung und klare Kontur im Tun mit sich und anderen in der Gruppe oder im Einzelsetting werden erfahrbar und integrierbar; damit fördern wir auch die Fähigkeit zu befriedigender Kommunikation und mitmenschlichen Kontakten. Spiritualität und Individuation im Sinne einer neu gewonnenen inneren Freiheit und Zufriedenheit werden angeregt. Interdisziplinäre Lehrinhalte aus den Bereichen der Bild- und Kommunikationswissenschaft, der Kunstgeschichte, Semiotik und Philosophie vertiefen das Verständnis der Bildsprache, wie sie im therapeutischen Setting erscheint.

## Therapieform

In der Kunsttherapie wird hauptsächlich mit Medien der bildenden Kunst gearbeitet. Dazu zählen malerische oder zeichnerische Medien, plastisch-skulpturale Gestaltungen oder auch fotografische Medien. Durch sie können Patienten unter therapeutischer Begleitung innere und äußere Bilder ausdrücken, ihre kreativen Fähigkeiten entwickeln und ihre sinnliche Wahrnehmung ausbilden. Im therapeutischen Gespräch klären sich über das Erkennen von Symbolen und Zeichen bewusste und unbewusste Konflikte, die durch spezielle kunsttherapeutische Interventionen im therapeutischen Beziehungsfeld bearbeitet und nach und nach aufgelöst werden können.

## Voraussetzungen

### Patient

Vom Patienten her keine; jeder ist geeignet und in der Lage künstlerisch-gestalterisch tätig zu sein, auch körperlich- und geistig Behinderte sowie schwer kranke Patienten.

**Therapeut**
Kunst- und Gestaltungstherapeuten arbeiten mit entsprechender Zulassung als HeilpraktikerIn Psychotherapie (HPG) in eigener Praxis oder in Institutionen wie Kliniken, Rehabilitations-Einrichtungen, Beratungsstellen, Tageskliniken, Ambulanzen, Seniorenheimen, Schulen, Einrichtungen für Erwachsenenbildung und Personalentwicklung.

## Therapiedauer

Nicht festzulegen, da sowohl als Kurzzeit- als auch Langzeittherapie möglich; auch hier abhängig vom individuellen Bedürfnis des Patienten sowie dem Krankheitsverlauf.

Sitzungseinheit: In der Regel 50 Minuten, Doppelstunden sind oftmals sinnvoll.

## Kosten und Kostenübernahme

In der freien Praxis je Sitzung sehr unterschiedlich, kostenloses Erstgespräch wird in der Regel angeboten, danach frei vereinbartes Honorar oder nach der Heilpraktikergebührenverordnung.

**Werden die Kosten durch die Krankenkassen übernommen?**
In den Einrichtungen wird diese Dienstleistung durch den Träger bzw. die Kassen übernommen. In den freien Praxen erfolgt diese eventuell durch private Versicherungen oder Zusatzversicherungen (je nach Tarif und Abschluss). Von gesetzlichen Kassen erfolgt keine Kostenübernahme. In Einrichtungen wie Kliniken, Förder-, Schul- und Rehazentren erfolgt diese über die Versicherungen und Kassen.

## Vorteile

Kunsttherapie wird regulierend, lindernd, heilend und immer mit ihren integrierenden Möglichkeiten eingesetzt. Künstlerische Therapie arbeitet grundsätzlich ressourcenorientiert. Sie unterstützt und aktiviert das schöpferische Potenzial zur Selbstregulation.

## Nachteile und mögliche Nebenwirkungen

Keine bekannt.

## Ausbildungen und Qualifikationen

In Deutschland gibt es noch kein einheitliches Berufsbild für Kunsttherapie. Es sind allerdings kunsttherapeutische Ausbildungsgänge an mehreren Universitäten, Hochschulen und Fachhochschulen staatlich anerkannt. An Fachhochschulen werden vierjährige, grundständige Ausbildungen und an Universitäten und Kunsthochschulen kunsttherapeutische Aufbaustudiengänge angeboten. Sie schließen entweder mit einem Diplom oder einem Bachelor- oder Masterabschluss ab. Daneben bieten private Ausbildungsinstitute Ausbildungen in Vollzeit und berufsbegleitend an. Die Berufs- und Fachverbände haben hierfür Ausbildungsstandards entwickelt, die u. a. umfassende praktische Erfahrung (mind. 600 Stunden in Kliniken, Praxen, Einrichtungen) mit entsprechender Supervision einfordern.

In Deutschland darf die Kunsttherapie nicht als Psychotherapie bezeichnet werden.

**Dauer und Kosten**
Sehr unterschiedlich, da abhängig von den jeweiligen Ausbildungsinstituten. Ein bereits abgeschlossene Berufsausbildung ist bei den vom Fachverband anerkannten Ausbildungsinstituten meist Voraussetzung, beispielsweise das Studium der Sozialpädagogik, der Pädagogik, oder eine Berufsausbildung in therapeutisch relevanten Verfahren. Der Auszubildende sollte in jedem Fall über eine breite berufliche und persönliche Erfahrungsbasis verfügen sowie über praktische künstlerische und kunst-pädagogische Fähigkeiten. Es werden neben kognitiven und emotionalen vor allem handlungsorientierte therapeutische Ansatzpunkte mit einbezogen.

**Behandlungsleitlinien**
Leitlinien dienen der Orientierungshilfe für eine angemessene medizinische Behandlung (Diagnose und Therapie) im klinischen Kontext. Adressaten und Anwendungsspektrum sind darin definiert. So können ambulante, stationäre, teilstationäre, rehabilitative, präventive u. a. Versorgungsbereiche beschrieben werden. Leitlinien werden in wiederkehrenden Revisionsverfahren an den aktuellen Stand von Praxis und Forschung angepasst.

Eine Arbeitsgruppe der kooperierenden Verbände für Künstlerischer Therapien (AG DFKGT) mit ausgewiesenen wissenschaftlichen Experten bemüht sich seit 2002 im Rahmen aktuell anstehender Revisionsverfahren um Implementierung Künstlerischer Therapien, da nur so eine systematische Integration der Behandlungsmethoden Künstlerischer Therapien im medizinisch Kontext gewährleistet werden kann. Im Antragsverfahren zur Aufnahme der Künstlerischen Therapien in die jeweilige Leitlinie ist, neben einem Empfehlungsschreiben, eine Begründung mit Nachweis der Wirksamkeit nach Evidence based Medicine (EbM) Kriterien bereitzustellen. Vor Antragsstellung laufen umfangreiche Recherchen nach Forschungsergebnissen. Flankierend wird der Rahmen im nationalen und internationalen Gesundheitssystem erfasst. Weiter wird das Tätigkeitsfeld durch Angaben zu Verbreitung, Kosten und Praxis erfasst.

Genaue Informationen, z. B. die Inhalte und Themen der Leitlinien, ebenso eine Liste der anerkannten Ausbildungsinstitute sowie eine vergleichende Liste der Ausbildungsmodalitäten sind einsehbar auf der Homepage des DFKGT unter www.dfkgt.de.

## Therapeuten „Kunst- und Gestaltungstherapie"

**Atelier für Kunst und Kunsttherapie**
**Michaela Dreier**
Pfaffing 13, 83339 Chieming
www.michaeladreier.de

# MET

## Entwicklung

MET nach Franke® wurde von dem Diplom-Psychologen und Gestalttherapeuten Rainer-Michael Franke und Regina Franke, Heilpraktikerin, entwickelt. Rainer Franke lernte bei einer Fortbildung im Jahre 2001 das Beklopfen ausgewählter Akupunkturpunkte zur Lösung emotionaler Belastungen kennen. Bei ihm selber löste sich eine therapieresistente, 40jährige Angst innerhalb von wenigen Minuten. Diese Erfahrung prägte ab da seine therapeutische Arbeit. Frankes haben dann das Beklopfen der Meridianpunkte mit der Gestalttherapie verknüpft und daraus die „energetische Gestalttherapie“ MET nach Franke® sowie die MET-Traumatherapie (MET²®) entwickelt.

## Theoretische Grundlagen

Den theoretischen Hintergrund der MET-Klopftherapie bilden einerseits die Energetische Psychologie, andererseits die Gestalttherapie sowie das Modell der Bewusstseinsebenen nach Dr. David Hawkins. Die Energetische Psychologie geht davon aus, dass jedem negativen Gefühl und jedem negativen Glaubenssatz eine Energieunterbrechung in den Meridianen zugrunde liegt. Urvater dieser Theorie ist der klinische Psychologe Dr. Roger Callahan.

Die Gestalttherapie geht davon aus, dass jeder Kontakt immer in einer bestimmten Welle verläuft. Diese besteht aus vier Phasen: Vorkontakt, Orientierung und Umgestaltung, Vollkontakt und Nachkontakt. Die von Friedrich Perls, Laura Perls und Paul Goodman entwickelte Gestalttherapie geht von verschiedenen Kontaktunterbrechungen als Symptom neurotischen Verhaltens aus: Konfluenz, Projektion, Retroflektion und Introjektion.

**Die Gestalttherapie wurde durch folgende Verfahren beeinflusst:**
- Freuds Psychoanalyse
- Reichs Charakteranalyse
- Existenzialistische Philosophie
- Gestaltpsychologie
- Östliche Philosophien (Taoismus, Zen Buddhismus)

Eine Neurose ist nach Auffassung der Gestalttherapie eine länger andauernde Störung in dem homöostatischen Prozess eines Menschen, und zwar in Abgrenzung zu körperlichen Krankheiten.

Ein weiteres Charakteristikum der Gestalttherapie ist das Arbeiten mit den Gefühlen des Patienten im Hier und Jetzt.

Das Modell der Bewusstseinsebenen nach Dr. David Hawkins besagt unter anderem, dass das Sein durch Bewusstseinsebenen ausgedrückt wird, die durch bestimmte Gefühle repräsentiert werden. Es gibt negative Bewusstseinsebenen, welchen negative Gefühle (Angst, Ärger, Trauer, Resignation etc.) zugeordnet werden, und positive Bewusstseinsebenen, welchen positive Gefühle (Liebe, Freude, Vertrauen, Vergebung etc.) zugeordnet werden. Durch das Beklopfen können nur negative Gefühle aufgelöst werden und damit die Resonanz zu negativen Bewusstseinsebenen. Positive Gefühle und damit die Resonanz zu positiven Bewusstseinsebenen können durch das Beklopfen nur verstärkt werden.

Diese drei Ansätze vereint, bedeuten für die MET-Klopftherapie, dass nur Gefühle bearbeitet werden, die im Hier und Jetzt für den Patienten wirklich spürbar sind, auch und gerade in Bezug auf vergangene Ereignisse. Es wird also der jetzt empfundene Ärger auf den Vater, die jetzt empfundene Trauer über ein vergangenes Ereignis bearbeitet. Diese Gefühle werden als Symptome eines blockierten Meridians angesehen. Durch das Beklopfen bestimmter Meridianpunkte (Akupunkturpunkte) mit den Fingerspitzen werden diese Blockaden gelöst. Die Energie fließt wieder frei. Das emotionale Problem verschwindet.

## Indikationen

Sämtliche emotionale Störungen (Ängste, Ärger, Wut, Hass, Trauer, Schuldgefühle, Scham, Resignation, Verzweiflung, Hoffnungslosigkeit etc.)

- negative Glaubenssätze und Überzeugungen
- alle körperlichen Symptome / Erkrankungen; für körperliche Beschwerden haben Frankes ein eigenes Konzept entwickelt, das negative Gefühle als Ursache körperlichen Leidens annimmt
- Verlangen nach Suchtstoffen (Kaffee, Schokolade, Nikotin usw.)
- Phobien
- Traumata

- Neurosen
- Borderline
- Psychosen etc.

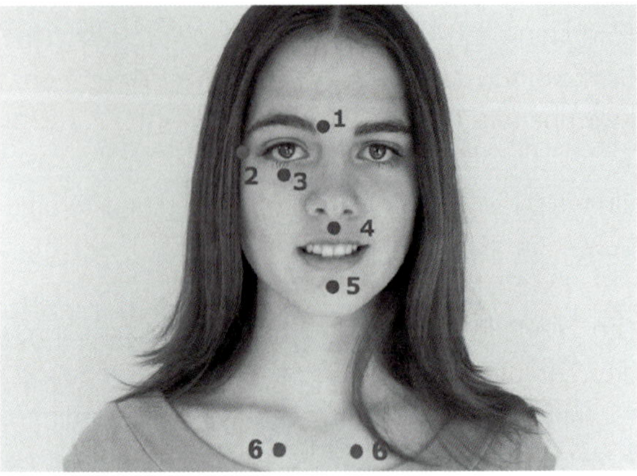


## Kontraindikationen

Sind uns keine bekannt.

## Therapieart

Die MET-Klopftherapie ist eine Gesprächstherapie, deren Ziel es ist, alle negativen bzw. belastenden Emotionen sowie hemmenden Glaubenssätze des Klienten in Bezug auf ein Thema (Probleme mit den Eltern, Trauma) herauszuarbeiten und diese dann mittels der Klopftechnik sofort und dauerhaft aufzulösen.

## Therapieform

Die Art der Therapie besteht darin, dass zunächst ein Gespräch mit dem Klienten geführt wird, um zu erfahren, was sein Anliegen ist. Es muss klar sein, was er in der Stunde erreichen will bzw. welches Problem er lösen möchte. Wenn das Thema klar ist, wird das negative Gefühl (Trauer, Ärger, Wut, Hass, Angst etc.) abgefragt, welches in Bezug auf das Thema jetzt im Vordergrund ist. Durch das Beklopfen ausgewählter Meridianpunkte wird dieses Gefühl sofort aufgelöst, und das nächste negative Gefühl tritt in den Vordergrund, welches wieder beklopft wird. Auf diese Art und Weise werden alle negativen Gefühle, Gedanken oder Glaubenssätze in Bezug auf das Thema herausgearbeitet und beklopft. Das Klopfen fungiert hier offensichtlich auf zweierlei Art: Erstens werden durch das Klopfen negative Gefühle aufgelöst. Zweitens werden durch das Klopfen weitere bisher unbewusste Gefühlsschichten ins Bewusstsein gebracht und können dann ebenfalls durch das Beklopfen aufgelöst werden.

Die MET-Traumatherapie (MET²) zeichnet sich dadurch aus, dass sie sehr schonend mit dem Klienten umgeht. Zunächst wird die Leinwandtechnik geübt, um sicherzustellen, dass der Klient in der Lage ist, belastende Bilder von sich wegzuschieben. Dann wird er aufgefordert, ein eventuell belastendes Bild in Bezug auf sein Trauma auf eine Leinwand in etwa 1.000 m

Entfernung ca. in Briefmarkengröße zu projizieren. Das Bild wird dann langsam näher geholt. Immer, wenn belastende Gefühle auftauchen, wird das Bild in der Distanz festgefroren und die Gefühle werden beklopft. Erst wenn der Klient das Bild in der Entfernung entspannt anschauen kann, darf er es wieder ein Stückchen näher heranholen. So wird weiter verfahren, bis das Bild vor dem Klienten ist und er es ohne belastende Gefühle anschauen kann. Dieser Schritt der Behandlung geschieht zuerst mit Schwarz-Weiß-Bildern und im zweiten Schritt mit farbigen Bildern. Es kann passieren, dass für diese beiden Schritte eine Stunde benötigt wird. Am Ende dieser Stunde ist der Klient von den negativen Gefühlen seines Traumas befreit.

Wenn noch Zeit ist und der Klient es möchte, wird er im dritten Schritt gebeten, das traumatische Ereignis Satz für Satz zu erzählen. Nach jedem Satz wird gestoppt und nachgefragt, ob irgendwelche belastenden Gefühle auftauchen. Diese werden dann sofort beklopft. Den Abschluss einer MET-Traumabehandlung bildet dann eine MET-Vergebungsarbeit. Dies muss aber nicht zwangsläufig in der ersten Stunde stattfinden.

## Voraussetzungen

### Patient

Eine Behandlung kann nur stattfinden, wenn der Klient dazu bereit ist. Er muss einerseits wissen, welches Problem er behandeln möchte. Andererseits sollte er dieses Thema auch bearbeiten und auflösen wollen, also sich bewusst sein, was er mit der MET-Klopftherapie bearbeiten möchte.

### Therapeut

#### Ausbildung

Der Therapeut sollte Diplom-Psychologe, Arzt oder Heilpraktiker bzw. Heilpraktiker für Psychotherapie sein und darüber hinaus eine Fortbildung zum MET-Therapeuten® absolviert haben, wenn er im therapeutischen Bereich tätig ist. Eine Fortbildung zum MET-Traumatherapeuten ist unerlässlich, um effizient mit Traumapatienten arbeiten zu können. Hier ist die Grundvoraussetzung psychotherapeutischer Arzt, Dipl.-Psychologe oder Heilpraktiker bzw. Heilpraktiker für Psychotherapie mit vorliegenden Erfahrungen in der therapeutischen Arbeit. Der Abschluss zum MET-Berater® oder MET-Coach® befähigt, effizient in beratenden Berufen mit der MET-Klopftherapie zu arbeiten.

## Therapiedauer

Die Dauer einer Sitzung beträgt in der Regel 60 Minuten. Die Anzahl der Sitzungen hängt vom Bedürfnis des Klienten bzw. vom Schweregrad der Erkrankung ab. Phobien sind in der Regel innerhalb einer Stunde aufzulösen. Traumata können in der Regel in einer bis 3 Stunden (in aufeinander folgenden Wochen) bearbeitet und aufgelöst werden.

## Kosten und Kostenübernahme

Zwischen 60,- EUR und 250,- EUR, je nach Ausbildung der Therapeuten.

**Werden die Kosten durch die Krankenkassen übernommen?**
Durch Krankenkassen nicht gegeben, evtl. durch private Kassen.

## Vorteile

Die Vorteile der MET-Klopftherapie liegen in ihrer Schnelligkeit und der Dauerhaftigkeit der Ergebnisse. Ein weiterer Vorteil ist, dass der Klient die Technik erlernen und bei sich selbst, auch außerhalb der Therapiesitzungen, anwenden kann.

Dieses hocheffiziente therapeutische Verfahren kann in sämtlichen therapeutischen Bereichen eingesetzt werden, findet jedoch auch Anwendung in allen anderen Lebensbereichen (Krankenhäuser, Schulen, Altenpflege, Geburtshilfe, psychosomatische Kliniken, Coachingbereich, Leistungssport, usw.).

Diese Methode ist für die Selbstanwendung durch den Laien zum Lösen alltäglicher Ängste und anderer negativer Gefühle geeignet und kann an einem Wochenende erlernt werden.

## Nachteile und mögliche Nebenwirkungen

Nebenwirkungen oder sonstige Nachteile sind nicht bekannt.

## Ausbildungen und Qualifikationen

Wir bieten für Diplom-Psychologen, Ärzte und Heilpraktiker bzw. Heilpraktiker für Psychotherapie eine Weiterbildung zum MET-Therapeuten® und für beratende Berufe eine Weiterbildung zum MET-Berater® an. Diese besteht aus zwei Selbsterfahrungsseminaren (Einsteiger- und Aufbauseminar) und drei Fortbildungsseminaren:

1. MET Professional I (Inhalte: BSFF, MET-Turbo, MET-Traumatherapie, Arbeit mit Süchten, Tapas Acupressure Technique)

2. MET Professional II (Inhalte: Kontaktwelle, Kontaktunterbrechungen, Arbeit der Teilnehmer vor der Gruppe unter Supervision)

3. MET Professional III (Inhalte: MET in der Paar- und Familientherapie, Ahnenarbeit mit MET, gestalttherapeutische Stuhlarbeit, Supervision und Fallsupervision).

Die Gesamtkosten für fünf Seminare betragen derzeit 2.543,- EUR inkl. MwSt. (Änderungen vorbehalten). Dauer der Fortbildung ca. 1 Jahr. Für psychotherapeutisch arbeitende Diplom-Psychologen, Ärzte und Heilpraktiker bzw. Heilpraktiker für Psychotherapie bieten wir eine Weiterbildung zum MET-Traumatherapeuten an. Die Kosten für diese Fortbildung betragen derzeit 950,- EUR (inkl. 19 % MwSt.). Dauer der Fortbildung ein Wochenende.

## Therapeuten „MET"

**Naturheilpraxis Waltraud Altvatter**
Kapellenstr. 10, 63691 Ranstadt
Tel.: 06041 / 5356

## Ausbildung „MET"

**Franke2 Die Akademie S.L.**
Carrer de la Marina 104
07620 Llucmajor / Mallorca / Spanien
Tel.: +34 / 971 66 28 23
Fax: +34 / 971 66 42 56
info@met2.de, www.met2.de

# Neuro-Linguistisches Programmieren (NLP)
# Neuro-Linguistische Psychotherapie (NLPt)

## Entwicklung

Die Neuro-Linguistische Psychotherapie (NLPt) ist eng mit der Entwicklung des Neuro-Linguistischen Programmierens (NLP) verbunden. Beide gehen zurück auf den Psychologen Richard Bandler (*1950) und den Linguisten John Grinder (*1939). Ausgangspunkt ihrer Forschungen war die Frage: Was unterscheidet denjenigen, der durchschnittlich kompetent ist, von demjenigen, der im gleichen Bereich herausragende Ergebnisse erzielt?

Um diese Frage zu beantworten, wählten sie drei Vorbilder (Modelle), die als ausgezeichnete Psychotherapeuten anerkannt waren:

- Fritz Perls, Begründer der Gestalttherapie
- Virginia Satir, Begründerin der Familientherapie
- Milton H. Erickson, Psychiater, der die moderne Hypnotherapie maßgeblich prägte

Bandler und Grinder untersuchten die Sprache, das non-verbale Verhalten sowie die mentalen Prozesse ihrer Modelle und entwickelten daraus später unter anderem das sogenannte Meta-Modell der Sprache. Im Verlauf ihrer Forschungen verknüpften Bandler und Grinder zahlreiche Disziplinen und Denkansätze miteinander. Neben der Psychologie und der Psychotherapie spielten Erkenntnisse der Mathematik und Informatik, der Linguistik und der Neurowissenschaften bei der Entwicklung des NLP eine prägende Rolle.

Zu den wichtigsten Einflüssen zählen die Arbeiten von Gregory Bateson, Alfred Korzybski, Noam Chomsky, Hans Vaihinger, Edward T. Hall, William Ross Ashby und Michael Gazzaniga. Substanzielle Weiterentwicklungen der Grundlagen des NLP stammen von Judith DeLozier, Leslie Cameron-Bandler, Robert Dilts, David Gordon, Charles Faulkner sowie Steve und Connirae Andreas (alle USA). Darüber hinaus gibt es weltweit eine Vielzahl weiterer NLP-Forscher, die wichtige Beiträge zur Erweiterung des Gebiets und seiner Anwendungsmöglichkeiten beigetragen haben.

Ein Großteil der NLP-Forschungen konzentrierte sich zunächst auf die Frage, wie erfolgreiche Psychotherapeuten ihren Klienten halfen, sich nachhaltig und zu ihrem Vorteil zu verändern. Durch diesen Fokus auf den psychotherapeutischen Bereich hat sich im NLP neben den anderen Anwendungsgebieten ein theoretisch und methodisch ausgearbeiteter Kern- und Anwendungsbereich als Psychotherapie entwickelt, der heute als Neuro-Linguistische Psychotherapie bezeichnet wird. Gleichwohl sind die Grenzen zwischen NLP und NLPt fließend.

Die NLP-Prozesse zur persönlichen Veränderung sind vielfältig und nachhaltig. Grundsätzlich eignen sie sich auch für die Behandlung klinisch relevanter Erscheinungsbilder.

## Theoretische Grundlagen

Das Neuro-Linguistische Programmieren beschreibt – ausgehend von Erkenntnissen der modernen Systemtheorie, Linguistik, Neurophysiologie und Psychologie – die wesentlichen Prozesse, wie Menschen

- sich selbst und ihre Umwelt wahrnehmen
- diese Informationen auf ihre eigene Weise verarbeiten
- auf dieser Grundlage handeln
- entsprechend miteinander kommunizieren
- lernen
- sich verändern

Basierend auf Studien und Modellen zur menschlichen Wahrnehmung und Informationsverarbeitung macht NLP bewusst, welche Faktoren unser Erleben steuern und wie wir unsere Erfahrungen selbst erschaffen. Auf dieser Grundlage entstand in den letzten Jahrzehnten eine Vielzahl von Handlungsmodellen.

Damit ist NLP die Disziplin im Bereich der Kognitions- und Verhaltenswissenschaften, die sich explizit und in umfassender Weise dem Studium der menschlichen Subjektivität widmet. Mithilfe der dabei gewonnenen Erkenntnisse eröffnet NLP sowohl für Einzelpersonen als auch für Gruppen und Organisationen effiziente und zugleich flexible Zugänge zu ziel- und lösungsorientierten Veränderungen. Wie jede andere wissenschaftliche Disziplin entwickelt sich NLP durch neue Forschungen und Erkenntnisse permanent weiter.

Eine wichtige Grundlage des NLP stellen die sogenannten Vorannahmen dar. Sie wurden zum größten Teil von Menschen übernommen, die auf ihrem Gebiet außergewöhnliche Resultate erzielten. NLP bietet also nicht nur eine Sammlung wirksamer therapeutischer Werkzeuge, sondern vor allem nützliche Einstellungen für die persönliche Weiterentwicklung. Beispielhaft sind im Folgenden einige NLP-Vorannahmen aufgeführt:

- Jeder Mensch ist einzigartig und erlebt die Welt auf unterschiedliche Weise
- Geist, Körper und Umwelt bilden ein einheitliches System. Unsere geistige Einstellung beeinflusst unser psychisches und physisches Wohlbefinden. Ebenso kann das, was wir tun, auch unser Denken verändern
- Menschen sind nicht neurotisch oder verrückt. Sie treffen stets die beste Wahl im Rahmen der Optionen, die ihnen in einem gegebenen Moment zur Verfügung stehen
- Hinter jedem Verhalten steht eine positive Absicht für den Handelnden
- Jedes Verhalten ist in einem bestimmten Kontext nützlich und sinnvoll
- Menschen besitzen bereits alle Ressourcen, die sie für eine Veränderung benötigen
- Alles, was ein Mensch kann, ist erlernbar. Alles ist erreichbar, wenn die Aufgabe in hinreichend kleine Schritte unterteilt wird.

In der Neuro-Linguistischen Psychotherapie wird stets auch die innere und äußere Ökologie des Patienten geprüft, sodass die angestrebten Veränderungen sich harmonisch in den individuellen Gesamtkontext von Werten, Lebensbereichen und sozialen Beziehungen einfügen.

Die dynamische und entwicklungsorientierte Praxis des NLP und der NLPt verfeinert fortlaufend bereits bestehende Muster. Permanent werden neu gewonnene Erkenntnisse hinzugefügt, die wirksam dabei helfen, die gewünschten Veränderungen zu erreichen.

## Indikationen

Die NLPt eignet sich u. a. für Menschen mit akuten und chronischen Belastungsreaktionen, Ängsten und Phobien, psychosomatischen Beschwerden, inneren Konflikten sowie in allgemein krisenhaften Lebenssituationen (Trennung, Verlust des Arbeitsplatzes, Tod eines geliebten Menschen etc.).

## Kontraindikationen

Psychosen

## Therapieart

Die Neuro-Linguistische Psychotherapie ist eine systemisch-imaginative Psychotherapiemethode mit integrativ-kognitivem Ansatz. Sie wird überwiegend als Kurzzeittherapie angewendet, häufig mit längeren Intervallen zwischen den Sitzungen.

## Therapieform

Gesprächstherapie, kognitive Verhaltenstherapie

## Voraussetzungen

### Patient

Der Klient sollte die Bereitschaft und Offenheit für Veränderungen mitbringen.

### Therapeut

**Ausbildung**

Die Aus- bzw. Weiterbildung im Bereich der Neuro-Linguistischen Psychotherapie gliedert sich in folgende Stufen:

- NLP-Berater, DVNLPt (Voraussetzung: abgeschlossene NLP-Master-Ausbildung). Der NLP-Berater ist in der Lage, die NLP-Tools auf die Erfordernisse der institutionellen und ambulanten psychosozialen Beratung anzuwenden
- NLP-Therapeut, DVNLPt (Voraussetzung: abgeschlossene NLP-Berater-Ausbildung). Die Qualifikation als NLP-Therapeut entspricht den Richtlinien der European Association of Psychotherapy (EAP) und berechtigt zum Erwerb des europäischen Zertifikats für Psychotherapie (ECP).

Zusätzlich ist eine Qualifikation zum NLP-Lehrtherapeuten, DVNLPt, möglich (Voraussetzung: abgeschlossene NLP-Therapeuten-Ausbildung). Sie berechtigt zur Ausbildung in Neuro-Linguistischer Psychotherapie. Außerdem gibt es eine Weiterbildung zum NLPt-Lehrsupervisor, DVNLPt (Voraussetzung: abgeschlossene NLP-Therapeuten-Ausbildung).

## Therapiedauer

fünf bis zehn Sitzungen

## Kosten und Kostenübernahme

Einzelsitzung: 60,- bis 180,- EUR

**Werden die Kosten durch die Krankenkassen übernommen?**
NLPt wird in Deutschland von den Krankenkassen bisher nicht als abrechnungsfähige Therapieform anerkannt.

## Vorteile

NLPt arbeitet sehr ziel- und handlungsorientiert. Mithilfe der NLPt lassen sich Veränderungen des Problemverhaltens daher häufig sehr schnell herbeiführen.

## Nachteile und mögliche Nebenwirkungen

Der Fokus der NLPt liegt auf Gegenwart und Zukunft, insofern ist sie keine Therapieform zur Vergangenheitsbewältigung.

Bei der Neuro-Linguistischen Psychotherapie sind ähnliche Nebenwirkungen möglich, wie sie auch für andere psychotherapeutische Verfahren bekannt sind.

## Ausbildungen und Qualifikationen

**Dauer**
Voraussetzung für die Ausbildung zum NLP-Therapeuten, DVNLPt, sind folgende Ausbildungsstufen:

- NLP-Practitioner, DVNLP: 18 Ausbildungstage (130 Std.), 15 Std. Supervision (freiwillig), theoretisches und praktisches Testing

- NLP-Master, DVNLP: 18 Ausbildungstage (130 Std.), 15 Std. Supervision, theoretisches und praktisches Testing
- NLP-Berater, DVNLPt: 250 Std. Training, 70 Std. dokumentierte Peergroups, 25 Std. Intervision, 15 Std. Einzelselbsterfahrung, 15 Std. Supervision, 30 Std. eigenständige psychosoziale Beratung (mind. 3 Fälle), Testing.

Die Ausbildung zum NLP-Therapeuten, DVNLPt, umfasst 380 Std. Training, 40 Std. NLP-Theorie / Literaturstudium, 45 Std. Eigentherapie, 20 Std. Einzelsupervision, 40 Std. Peergroup, 30 Std. Intervision, 250 Std. dokumentierte therapeutische Praxis (mind. 10 dokumentierte Fälle), Testing.

Insgesamt ist bis zur Qualifikation als NLP-Therapeut, DVNLPt, von einer Ausbildungsdauer von drei bis fünf Jahren auszugehen.

**Kosten**
Etwa ab 7.000,- EUR. Die Kosten für die verschiedenen Ausbildungen variieren stark, da sie bei verschiedenen unabhängigen Anbietern belegt werden können. Eine ausführliche Internetrecherche wird empfohlen.

**Qualifikationen**
Erfahrungen im psychosozialen Bereich sind erwünscht.

## Ausbildung „NLP / NLPt"

**Deutscher Verband für NLP**
Lindenstr. 19, 10969 Berlin
Tel.: 030 / 2593920, Fax: 030 / 2593921
info@dvnlp.de, www.dvnlp.de

# Personzentrierter Ansatz nach Carl R. Rogers

## Entwicklung

Der Personzentrierte Ansatz wurde von Carl R. Rogers (1902–1987), einem amerikanischen Psychologen und Forscher, entwickelt. Der Ansatz gilt als eigenständiges Verfahren und ist den Humanistischen Psychotherapieverfahren zuzuordnen.

Der Personzentrierten Psychotherapie – auch als Klientenzentrierte Psychotherapie oder Gesprächspsychotherapie bekannt – liegt die Überzeugung zugrunde, dass jeder Mensch die Tendenz und die Fähigkeit in sich trägt, sich konstruktiv zu entfalten und zu entwickeln. Diese Selbstaktualisierung kann durch unterschiedliche Einflüsse und Erfahrungen so gestört werden, dass sich erhebliche Probleme in der Lebensbewältigung ausbilden, zu deren Auflösung ggf. eine Psychotherapie erforderlich ist. Eine besondere Art von Beziehungsangebot in der Personzentrierten Psychotherapie hilft dem Patienten dauerhaft, eigene Lösungen für seine Probleme zu entwickeln und seine Selbstaktualisierung wieder konstruktiv zu gestalten.

Die Personzentrierte Beratung unterstützt Klienten professionell und qualifiziert in schwierigen Veränderungs- und Orientierungsprozessen oder bei Problembewältigungen. Sie ermöglicht, neue Ressourcen zu erschließen und Handlungsalternativen zu finden. Dabei umfasst sie das weite Spektrum persönlicher und beruflicher Problem- und Fragestellungen und reicht von Paarberatung bis hin zu Beratung und Coaching von Fach- und Führungskräften in der Wirtschaft.

Wie können wir Beziehungen gestalten, die hilfreich sind und einen anderen Menschen in seiner Entwicklung fördern? Das war die Frage, die Rogers lebenslang beschäftigte. Seine Antwort wirkt zunächst einfach, fast selbstverständlich und war dennoch weitreichend und in der Psychologie nahezu revolutionär: Unterstützende Beziehungen zeichnen sich vor allem durch grundlegendes Vertrauen in das Entwicklungspotenzial des Menschen und des Lebens aus. Diese Erkenntnisse wurden keineswegs nur begrüßt. Sie lösten heftige Debatten aus. Bis heute dauert die Kontroverse an, die die Profession durchzieht: Welchen Stellenwert räumen Therapeuten und Berater der Kontrolle menschlichen Verhaltens ein, welchen dem Vertrauen, dass Menschen ihre Entwicklung selbst bestimmen? Rogers brach mit mehreren Tabus seiner Zeit. Das Wichtigste war, dass er Psychotherapie und Beratung aus dem Dunst einer Geheimwissenschaft befreite und sie wissenschaftlichen Untersuchungen und einer breiten Öffentlichkeit zugänglich machte. Seine Schallplatten-Aufzeichnungen von Therapiegesprächen machten erstmals exakte Analysen möglich. Rogers erkannte, dass der Beziehung für den Therapieerfolg eine große Bedeutung zukommt.

Die systematische empirische Forschung führte zu der Erkenntnis, dass besonders die Gesprächspassagen positive Veränderungen anstoßen, in denen der Therapeut sich nicht lenkend oder manipulativ verhält, sondern dem Klient ein von bedingungsfreier Beachtung geprägtes Beziehungsangebot macht, indem er sich auf die subjektive Erlebniswelt des Klienten einlässt. 1942 fasst Rogers die Forschungsergebnisse, Praxiserfahrungen und theoretischen Überlegungen in seinem Buch „Counseling and Psychotherapy. Newer Concepts in Practice" (deutsche Veröffentlichung: „Die nicht-direktive Beratung" [1972]) zusammen. Der darin enthaltene Fall von Herbert Bryan gilt als erstes vollständig aufgenommenes, transkribiertes und veröffentlichtes therapeutisches Gespräch in der Geschichte der Psychotherapieforschung. Rogers' Verdienst ist es, erstmals öffentlich und der Forschung zugänglich gemacht zu haben, was in einer Psychotherapie passiert. Gleichzeitig ebnete diese Methode der Ausbildung und Supervision von Psychotherapeuten neue Wege.

In den letzten Jahrzehnten gab es zahlreiche Weiterentwicklungen. Einige Vertreter des Ansatzes erforschten, wie die Anwendung des Ansatzes störungsspezifisch optimiert werden kann. Dies hat zum Teil zu Neuformulierungen verschiedener theoretischer Grundlagen geführt.

Eine Entwicklungsrichtung des Personzentrierten Ansatzes ist demnach zunehmend auch durch störungsspezifische Sichtweisen gekennzeichnet. Eine andere Entwicklungsrichtung ist durch die Förderung des Erlebens der Klienten charakterisiert (Experiential Psychotherapy). Vertreter dieser Richtung konzentrierten sich darauf, genauer zu untersuchen, wie Patienten immer mehr persönliche Erfahrungen zulassen und akzeptieren und in ihr Selbstbild aufnehmen können. Verbunden mit dieser Forschung war die Frage, wie Therapeuten den Prozess der Selbstannahme gezielter oder aktiver unterstützen können. Diese erlebensbezogene Sichtweise hat zu besonderen Ausprägungen geführt. Die bekanntesten Ansätze sind die Emotion Focused Therapy nach Leslie Greenberg (ursprünglich Prozess-erlebnisorientierte Psychotherapie nach Greenberg, Rice & Elliott) und der Ansatz der Focusing-orientierten Psychotherapie nach Eugene Gendlin.

## Theoretische Grundlagen

Rogers geht von der These aus, dass alles Leben zu seiner Entfaltung strebt und sich erhalten will. Leben trägt immer das Potenzial von Wachstum und Entwicklung in sich. Diese Tendenz bezeichnet Rogers als Aktualisierungstendenz. Sie ist die Triebkraft alles Lebendigen. Rogers fand zum Ende seines Lebens wesentliche Grundannahmen des Personzentrierten Ansatzes durch die moderne Physik bestätigt. Die Ergebnisse der Chaosforschung sowie der System- und Selbstorganisationstheorie stellten das bislang mechanistisch geprägte naturwissenschaftliche Weltbild in Frage. Idealvorstellungen der Steuerbarkeit, Machbarkeit und Vorhersagbarkeit ließen sich nicht aufrechterhalten. Menschliche Entwicklungsprozesse müssen danach auch unter dem Aspekt der Selbstorganisation betrachtet werden; Menschen sind sich selbst entwickelnde Systeme.

Zentrales Merkmal des Personzentrierten Ansatzes ist deshalb das Vertrauen in die jedem Menschen innewohnende Kraft, konstruktive Veränderungsprozesse in Gang zu setzen. Ziel des Personzentrierten Ansatzes ist es daher, Bedingungen zu schaffen, unter denen sich die Aktualisierungstendenz entfalten kann, die positive Veränderungen, Wachstum und Problemlösung ermöglicht. Nach dem Personzentrierten Ansatz bringt jeder Hilfesuchende nicht nur das Problem mit, sondern auch die Lösung. Diese konsequente Entwicklungs- und Ressourcenorientierung ist es, die den Personzentrierten Ansatz von anderen Ansätzen unterscheidet.

Ob in klientenzentrierten Beratungs- oder Therapiesituationen: Im Mittelpunkt steht immer der Mensch und nicht sein isoliertes Problem. Der Ansatz heißt im englischen personcentered approach (PCA). Das Wort approach (Annäherung, Herangehen, Zugang, Weg) verdeutlicht, dass es nicht Techniken geht, sondern um Einstellungen und Haltungen gegenüber den Patient bzw. Klient. Neuere Forschungsergebnisse bestätigen, dass die Beziehung zwischen Klient und Therapeut den Erfolg von Beratung und Therapie in einem weitaus größeren Maße bestimmt als spezifische Techniken. Die besondere Bedeutung, die der Herstellung einer hilfreichen Beziehung zukommt, erfordert besondere persönliche Fähigkeiten. Das macht für Gesprächspsychotherapeuten oder Personzentrierte Berater während ihrer Ausbildung eine intensive Auseinandersetzung mit der eigenen Person erforderlich, die durch Selbsterfahrung, Eigentherapie und die berufsbegleitende Supervision erreicht wird. Vertrauen in Entwicklungsprozesse und Streben nach Entfaltung sind somit neben der Selbstbestimmung des Menschen die philosophischen Fundamente der Humanistischen Psychologie. Sie wird als humanistisch bezeichnet, weil sie das spezifisch Menschliche betont, z. B. Kreativität, Subjektivität und das Streben nach Selbstausdruck. Im historischen Rückblick wird die Humanistische Psychologie auch als dritte Kraft in der Psychotherapie bezeichnet – neben der Psychoanalyse und der Verhaltenstherapie. Im Personzentrierten Ansatz findet die Humanistische Psychologie ihre stärkste Ausprägung. Die Phänomenologie der Existenzphilosophie und die fernöstliche Philosophie sind weitere Strömungen, die den Personzentrierten Ansatz beeinflusst haben.

## Indikationen

Anwendungsbereiche für die Personzentrierte Psychotherapie sind die sogenannten „Psychotherapie-indikativen" Störungen, welche auf der Liste der Krankenkassen mit dem Titel „Anwendungsbereiche für Psychotherapie in den Richtlinien des Bundesausschusses der Ärzte und Krankenkassen über die Durchführung des Psychotherapie" aufgeführt sind. Anwendungsbereiche Personzentrierter Beratung können sein: schwierige Lebenslagen oder Konflikte, die eine intensivere Auseinandersetzung mich sich selbst erfordern.

## Kontraindikationen

Bei fehlender Psychotherapie-inidkativer Diagnose, bei fehlender Therapiemotivation oder fehlendem Veränderungswunsch sowie fehlender Fähigkeit zu einer Beziehungsaufnahme zum eigenen Erleben.

## Therapieart

Humanistisch, supportiv, ressourcenorientiert, emanzipatorisch, ganzheitlich, nachhaltig.

## Therapieform

Gesprächspsychotherapie / Klientenzentrierte Psychotherapie / Personzentrierte Psychotherapie – Gespräch auf gleicher Augenhöhe. Der Patient gilt als Experte in eigener Sache. Nach dem Personzentrierten Ansatz bringt jeder Hilfesuchende nicht nur das Problem mit, sondern auch die Lösung. Diese konsequente Entwicklungs- und Ressourcenorientierung unterscheidet den Personzentrierten Ansatz von anderen Ansätzen.

## Voraussetzungen

### Patient

Der Patient sollte seine Symptome oder sein Verhalten als störend erleben und mit einem Veränderungswunsch verbinden. Er sollte zudem über ein Selbstkonzept und ein gewisses Ausmaß an Beziehungsfähigkeit zu sich selbst verfügen.

### Therapeut

**Staatliche Prüfung**

Personzentrierte Psychotherapeuten verfügen in der Regel über einen Hochschulabschluss in Psychologie, Pädagogik oder Sozialpädagogik, sind approbierte Psychotherapeuten oder verfügen über eine Zulassung zur Ausübung der Heilkunde als Heilpraktiker begrenzt für das Gebiet der Psychotherapie. Zudem haben sie meist eine mehrjährige Weiterbildung in Klientzentrierter Psychotherapie abgeschlossen.

**Kenntnisse in Traumatherapie**

Nicht jeder Therapeut verfügt automatisch über traumaspezifische Kenntnisse, die zur Durchführung von Traumatherapie befähigen. Es existieren aber differenzierte Weiterbildungsprogramme auch im Bereich Traumatherapie.

## Therapiedauer

Je nach Bedarf ca. ein bis zwei Jahre (die Frequenz der Sitzungen ist meist einmal wöchentlich, gegen Ende der Therapie in größeren zeitlichen Abständen). Die Sitzung dauert meist 50 Minuten.

## Kosten und Kostenübernahme

Je nach Kostenübernahme der Kassensatz oder ein anderer nach Vereinbarung.

**Werden die Kosten durch die Krankenkassen übernommen?**

Bei privaten Krankenversicherungen möglich, je nach Art der Versicherung; gesetzliche Krankenkassen übernehmen die Kosten nach stattgegebenem Antrag im Kostenerstattungsverfahren.

## Vorteile

Eine Klientzentrierte Psychotherapie führt nicht nur zu einer kurzfristigen Problemlösung, sondern trägt zu einer ganzheitlichen Stabilisierung der Persönlichkeit und zum Erwerb nachhaltiger Fähigkeiten zur Lösung künftiger Konfliktsituationen bei.

## Nachteile und mögliche Nebenwirkungen

Bislang keine bekannt.

## Ausbildungen und Qualifikationen

**Ausbildungen**
Abgeschlossenes Hochschulstudium bzw. staatlich Prüfung HPG sowie mehrjährige zertifizierte Weiterbildung durch die Gesellschaft für Gesprächspsychotherapie (GwG), permanente Weiterbildung und Supervision.

**Qualifikationen**
Es existieren verschiedene Weiterbildungsgänge, die mit den im Folgenden genannten Qualifikationen abschließen: „Klientzentrierte Psychotherapie – Gesprächspsychotherapie", „Personzentrierte Beratung", „Personzentrierte Psychotherapie mit Kindern und Jugendlichen" und „Sozialtherapie – klientzentriert / gesprächspsychotherapeutisch orientiert".

**Voraussetzungen**
Hochschulabschluss und Tätigkeit im psychosozialen Bereich.

## Therapeuten „Personzentrierter Ansatz nach Carl R. Rogers"

**Praxis für Psychotherapie HPG**
Elvira Margarete Jung
Heilpraktikerin für Psychotherapie
Parkweg 4, 97944 Boxberg
Tel.: 07930 / 8130, Fax: 07930 / 1320
elvira@jung-boxberg.de
www.psychotherapie-jung.de

**Petra Del Monego**
Dipl.-Psychologin, Psychotherapeutin,
Heilpraktikerin
Praxis für Psychotherapie, Familientherapie und Traumatherapie
Schulstr. 2, 84518 Garching an der Alz
Tel.: 08634 / 986226, Fax: 08634 / 986897
info@del-monego.de, www.del-monego.de

## Ausbildung „Personzentrierter Ansatz nach Carl R. Rogers"

**GwG Gesellschaft für wissenschaftliche**
**Gesprächspsychotherapie e. V. Köln**
Fachverband für Psychotherapie und Beratung
Melatengürtel 125a, 50825 Köln
Tel.: 0221 / 925908-53 oder 0221 / 686010
Fax: 0221 / 251276
gwg@gwg-ev.org, www.gwg-ev.org

# Psychodynamisch-Imaginative Traumatherapie (PITT ) nach Dr. Luise Reddemann

## Entwicklung

Frau Dr. Reddemann erlebte Mitte der 1980er-Jahre im Laufe ihrer Tätigkeit als Leiterin einer psychosomatischen Klinik, dass die herkömmlichen psychotherapeutischen Methoden nicht wirklich hilfreich für ihre traumatisierten Patienten waren. Hinzu kam, dass das therapeutische Personal durch die Arbeit im bis dahin gelernten Stil mit heftiger Burnout-Problematik konfrontiert war.

Aus dieser Notsituation heraus beobachtete Frau Dr. Reddemann einerseits die kreativen Lösungen der Patienten selbst und fand dabei heraus, dass diese spontan ähnlich Hilfreiches aus sich heraus entwickelt hatten, wie es z. B. Carl Simonton mit seinen Imaginationsübungen lehrt, oder auch wie es sehr alten schamanischen Vorgehensweisen entsprach.

Andererseits entdeckte sie auf ihrer Suche nach einer effizienten Traumatherapie, dass in anderen Ländern bereits ein breites Wissen über Traumata und deren Therapiestrategien existierte. Aus diesen Erkenntnissen entwickelte Frau Dr. Reddemann schließlich in den nachfolgenden Jahren die Psychodynamisch-Imaginative Traumatherapie PITT, entwickelte sie durch die weitere Arbeit und Erfahrung mit traumatisierten Menschen bis zur heutigen Form weiter und integriert u. a. neueste Erkenntnisse aus der Positiven Psychologie. Frau Dr. Reddemann versteht PITT als einen Prozess in beständiger Entwicklung, in dem neue Erkenntnisse immer wieder zu Ergänzungen und Veränderungen führen werden.

Eine Besonderheit dieser Methode ist die Einbeziehung von Imaginationen (das Vorstellen von inneren Bildern) in die therapeutische Arbeit, die den Patienten stabilisieren und seine Selbstheilungskräfte wirksam unterstützen.

PITT wurde als sehr wirkungsvolle Methode für die Therapie von Traumata entwickelt. Aber sehr gut eignen sich Elemente aus PITT auch für andere Belastungsthemen, wie z. B. bei Ängsten oder Depressionen, die auf belastende Erfahrungen in der Kindheit zurückgehen (z. B. die angstvolle Mutter, von der das Kind wenig Halt und Sicherheit erfährt, und das dadurch lernt, ebenso Angst vor dem Leben zu haben). Hier sind die Innere-Kind-Arbeit oder die Arbeit mit destruktiven Anteilen in der eigenen Persönlichkeit hervorragend geeignet, um diese Belastungserfahrungen, die in der eigenen Biographie liegen und störend in das gegenwärtige Leben hineinragen, zu heilen und zu integrieren. Daher ist diese Methode ebenso hilfreich für Menschen mit anderen Störungen der psychischen Balance.

## Theoretische Grundlagen

Zentrale Konzepte von PITT sollen im Folgenden dargestellt werden:

**Imaginationen:**
Ein zentrales Element von PITT ist die Arbeit mit Imaginationen, d. h. Bildern, die wir uns vor unserem inneren Auge vorstellen. Die Wirksamkeit dieser Imaginationen ergibt sich dadurch, dass unsere Seele und unser Körper keinen Unterschied machen, ob wir etwas tatsächlich in der Realität erleben oder ob wir es uns nur vorstellen. Wenn wir uns intensiv genug an die letzte Bergwanderung erinnern, den gigantischen Ausblick wieder (vor unserem inneren Auge) sehen, die frische Luft riechen, die sonnendurchflutete Landschaft vor uns sehen, stellt sich automatisch im Körper ein Wohlgefühl ein, der Puls verändert sich, und wir fühlen wieder dieselben Gefühle wie dort. Andererseits können wir im Urlaub am Meer den schönsten Strand vor uns haben – wenn wir in Gedanken beim letzten unangenehmen Gespräch mit dem Chef sind und im Geiste mit ihm diskutieren, dann haben wir von dem schönen Traumstrand gar nichts und sitzen angespannt und mit verbissener Miene im Liegestuhl. Man kann sagen: wir sind immer genau da, wo wir innerlich sind. Diese Zusammenhänge zwischen unseren inneren Bildern, unserem Körper und unseren Gefühlen sowie unsere Fähigkeit, innere Bilder heilsam zu beeinflussen, macht sich PITT zunutze.

**Die innere Bühne**
Ein wesentlicher Bestandteil des PITT ist das Konzept der „inneren Bühne", ein imaginierter Raum, in dem die Patienten unterstützt vom Therapeuten durch heilsame Imaginationen neue Handlungsspielräume bekommen, die sie bis dahin nicht hatten. Dadurch kommen Patienten wieder in Kontakt mit ihren selbstheilenden Kräften.

**Die Arbeit mit verschiedene Ich-Anteilen (Ego-state-Therapie):**
Auf dieser inneren Bühne können in der Imagination verschiedene Ich-Anteile z. B. verletzte innere Kinder versorgt werden, oder es kann mit destruktiven inneren Teilen wie z. B. dem inneren Antreiber, dem inneren Richter oder aber Täterintrojekten (d. h. verinnerlichte Anteile des Täters) gearbeitet werden.

Wie ein innerer Kind-Anteil versorgt werden kann, soll folgendes veranschaulichen: Eine 37-jährige Patientin wurde von ihrem Vater im Alter von 5 Jahren schwer misshandelt. Die jetzt erwachsene Patientin konnte die 5-Jährige in ihrem inneren Bild trösten und sie darüber informieren, dass jetzt eine andere Zeit sei und dass das mit dem Vater vorüber sei. Sie brachte die 5-Jährige dann in ihrem inneren Bild an einen sicheren Ort, wo sie wunderbar versorgt wurde mit allem, was sie damals gebraucht hätte, und wo innere Helfern da waren, die wohlwollend und liebevoll für sie da waren. Diese Arbeit mit dem 5-jährigen inneren Kind-Anteil empfand die Patientin als dauerhaft beruhigend und tröstend.

**Das 3-Phasen-Modell der Traumatherapie:**
PITT orientiert sich an einem 3-phasigen Modell der Traumatherapie:
1. Stabilisierung
2. evtl. Traumakonfrontation (falls indiziert)
3. Integration

Wichtig dabei ist, dass diese drei Phasen nicht zwingend aufeinander folgen müssen, sondern der Verlauf der Therapie sehr stark vom einzelnen Patienten abhängt und von ihm aktiv mitbestimmt wird. Die Phase der Stabilisierung kann als der rote Faden gesehen werden, der sich durch die gesamte Therapie hindurchzieht. Abwechselnd mit Phasen von Traumakonfrontation und Integration können alle drei Phasen in jeder Therapiesitzung vorkommen (prozessorientierter Verlauf).

Zu Beginn der Stabilisierungsphase ist grundsätzlich sicherzustellen, dass die äußere Sicherheit gewährleistet ist, beispielsweise nach einem erlebten Überfall kein weiterer Täterkontakt besteht, auch nicht in einer Gerichtsverhandlung zu erwarten ist u. ä.

In der Stabilisierungsphase steht der Aufbau von stärkenden und Sicherheit vermittelnden Strategien im Vordergrund, sowie die Stärkung der Fähigkeit, sich von unangenehmen starken Gefühlen innerlich zu distanzieren und sie damit zu kontrollieren.

Dazu gehören verschiedene heilsame Imaginationen wie die Vorstellung vom sicheren Ort, die Tresorübung, die Imagination der inneren Helfer, die Rettung und Versorgung von kindlichen verletzten Anteilen, die Auseinandersetzung mit destruktiven Anteilen bzw. mit täterimitierenden Anteilen usw.

So erlebte beispielsweise eine 50-jährige Patientin, die zwei Monate vorher überfallen worden war und seitdem unter massiven Ängsten und Schlafstörungen litt, die Imagination ihres sicheren Ortes mit beschützenden, ihr wohlwollenden Wölfen als sehr tröstend und beruhigend. In der Stabilisierungsphase bekommt der Patient somit Instrumente an die Hand, mit denen er dem andauernden Schrecken des Traumas begegnen und sich selbst stärken kann.

In der Phase der Traumakonfrontation gilt es, mittels der Beobachtertechnik oder der Screen-Technik, die Geschehnisse des Traumas unter dem Schutz der inneren Distanzierung zusammenzufügen und durchzuarbeiten. Gemeinsam mit dem Patienten wird entschieden, wann und wie er das Trauma konfrontieren möchte. Im PITT wird das Augenmerk darauf gelegt, dass die Konfrontation mit dem Trauma so schonend wie möglich durchgeführt wird. Es ist weder hilfreich noch erforderlich, traumatische Erfahrungen nochmals extrem leidvoll zu durchleben. Ganz im Gegenteil kann es sogar sein, dass der Patient bereits von der stabilisierenden Arbeit insbesondere mit den verletzten Kind-Anteilen so sehr profitiert hat, dass eine Traumakonfrontation gar nicht mehr notwendig ist.

In der Phase der Integration geht es auch immer wieder um Trauerarbeit. Häufig wird Patienten erst mit der Auseinandersetzung des Traumas bewusst, was sie alles nicht hatten. Dies will betrauert werden, braucht Zeit und einen liebevollen Umgang mit sich selbst. Auch hier können wieder liebevolle Helferwesen, imaginierte ideale Eltern und der sichere Ort eine wichtige Rolle spielen.

Das Trauma bekommt einen Platz im eigenen Leben und wird soweit als möglich befriedet, sodass es nicht mehr störend in das weitere Leben hineinwirken muss und ein Neubeginn möglich ist.

## Indikationen

- Ängste
- Depressionen
- unverarbeitete Lebenserfahrungen
- alle Traumafolgestörungen
- Borderline-Persönlichkeitsstörungen
- dissoziative Störungen
- Suchterkrankungen
- Suizidalität (meist neben medikamentöser Therapie)

## Kontraindikationen

Akute Psychosen

## Therapieart

Ressourcenorientiert, stabilisierend, wenn gewünscht aufdeckend; es verbinden sich Ansätze aus der angewandten Psychoanalyse mit hypnotherapeutischen Techniken, kognitiver Verhaltenstherapie und Ego-State-orientierter Therapie

## Therapieform

Gespräch mit Imaginationstechniken

## Voraussetzungen

### Patient

- Vorstellungskraft
- Bereitschaft, sich auf innere Bilder einzulassen

### Therapeut

- ärztlicher oder psychologischer Psychotherapeut
- Ausbildung in PITT
- umsatzsteuerbefreit gem. § 4 UstG
- Grundkenntnisse in Psychotraumatologie

## Therapiedauer

Je nach Schwere der Störung und Therapieziel mindestens fünf Sitzungen, genauere Dauer kann nach dem ersten Gespräch festgelegt werden. Die einzelne Sitzung dauert zwischen 50–90 Minuten.

## Kosten und Kostenübernahme

Unterschiedlich je nach Behandler und Qualifikation – am besten individuell erfragen, meist aber ca. 60–100 EUR pro 60 Minuten.

**Werden die Kosten durch die Krankenkassen übernommen?**
Eine Kostenübernahme durch die gesetzliche oder private Krankenkasse ist bei entsprechender Indikation grundsätzlich möglich, muss aber im Einzelfall vorher abgeklärt werden.

## Vorteile

PITT orientiert sich an den Stärken und Fähigkeiten des Patienten, und sieht nicht nur die Probleme, warum er in Behandlung kommt. Der Patient entdeckt durch PITT seine Fähigkeit zur Selbstheilung und Selbstregulation, die er auch unabhängig vom Therapeuten zur Selbsthilfe anwenden kann, also auch zwischen den einzelnen Sitzungen oder nach Beendigung der Therapie. Je nach Therapieziel des Patienten kann sehr gezielt an bestimmten Themen gearbeitet werden, wodurch die Anzahl der Sitzungen begrenzt werden kann.

## Nachteile und mögliche Nebenwirkungen

Nebenwirkungen oder sonstige Nachteile sind keine bekannt.

## Ausbildungen und Qualifikationen

**Voraussetzungen zur Teilnahme:**
Für den Einführungsteil des Basis-Curriculums, in dem hauptsächlich stabilisierende Techniken vermittelt werden, sind alle Berufsgruppen zugelassen, die mit (traumatisierten) Menschen zu tun haben.

Der zweite Teil des Basis-Curriculums, in dem hauptsächlich die Traumakonfrontation und -integration vermittelt wird, richtet sich ausschließlich an approbierte ärztliche oder psychologische Psychotherapeuten.

Kenntnisse über die Grundlagen der Psychotraumatologie sind Voraussetzung.

**Dauer:**
Basis-Curriculum: 3–4 Wochenenden
Erweiterungscurriculum: 1–2 Wochenenden

**Kosten:**
Je nach Anbieter ca. 320,- EUR bis 370,- EUR pro Wochenende

**Qualifikation:**
Basis-Curriculum: Abschluss mit Teilnahmebestätigung
Erweiterungs-Curriculums: Abschluss mit Teilnahmebestätigung

## Therapeuten „PITT"

**Petra Del Monego**
Dipl.-Psychologin, Psychotherapeutin,
Heilpraktikerin
Praxis für Psychotherapie, Familientherapie
und Traumtherapie
Schulstr. 2, 84518 Garching an der Alz
Tel.: 08634 / 986226, Fax: 08634 / 986897
info@del-monego.de, www.del-monego.de

# Psychokinesiologie

## Entwicklung

Der Name Kinesiologie geht zurück auf das griechische Wort für Bewegung. In der Medizin steht der Begriff „Kinesiologie" für Bewegungslehre und Untersuchung der Muskeln. Das Biofeedbackverfahren ist sehr einfach und präzise. Dessen Entdeckung geht zurück auf Erfahrungen und Untersuchungen des amerikanischen Chiropraktikers Dr. George Goodheart. Er beobachtete, dass sich physische und psychische Vorgänge im Menschen auch im Funktionszustand seiner Muskeln spiegeln. Daraufhin entwickelte er 1964 ein einfaches Testverfahren, das diese Muskelfunktion ohne Zuhilfenahme von Apparaten erfasst: den Muskeltest. Die Psychokinesiologie wurde von dem deutschen Arzt Dr. med. Klinghard entwickelt und verbindet Elemente der Psychoanalyse mit der TCM (Traditionellen Chinesischen Medizin) und kinesiologischen Muskeltest. Vorteil dieses Verfahrens ist die Stärkung der Selbstheilungskräfte ebenso wie die Stärkung der Eigenverantwortung und dem zielstrebigen Vorgehens. Der Körper entscheidet das Thema und die Geschwindigkeit.

## Theoretische Grundlagen

Beim Muskeltest wird die getestete Person aufgefordert, den zum Testen benutzten Körperteil (meist ein Arm oder ein Bein) gegen den Druck der testenden Person an seinem Platz zu halten. Die Testergebnisse („verriegelt" oder „entriegelt") lassen Rückschlüsse zu auf eventuelle Energieblockaden bzw. auf Einflüsse, denen die getestete Person gerade ausgesetzt ist. Die Psychokinesiologie sowie andere kinesiologische Verfahren macht sich u. a. auch das Energiemodell der chinesischen Akupunktur zunutze. Dieses beruht auf den Beziehungen zwischen den Energiebahnen im Körper (Meridianen) und bestimmten Organen. Über das Feedbacksystem des Muskeltestens gelingt es der Psychokinesiologie, den Körper auf einfache Art direkt zu befragen und Stress über das Muskelsystem zu messen und den Organen zuzuordnen. Die Kinesiologie betrachtet den Menschen ganzheitlich, im Hinblick auf alle Aspekte seines Wesens, also strukturelle, biochemische und psychische (emotionale, mentale) Komponenten der Gesundheit. Der Vorzug der Kinesiologie liegt darin, dass sie dem Körper erlaubt, unmittelbar mitzuteilen, was zur Behebung eines bestimmten Problems oder zur Erreichung eines bestimmten Ziels getan werden kann. So wird sichergestellt, dass nur jeweils die angemessenen, vom Körper geforderten und akzeptierten Maßnahmen ergriffen werden. Er gibt vor, was, wann, wo und in welcher Reihenfolge getan werden soll. Dieses Vorgehen verhilft dem Betroffenen zu größerer Autonomie und erhöhter Selbstorganisation.

Die Grundlage der therapeutischen Arbeitsweise der Psychokinesiologie ist der ungelöste seelische Konflikt. In der Psychoanalyse nach Freud wird dieser Konflikt als Verdrängung bezeichnet. Oftmals handelt es sich bei verdrängten Inhalten um schmerzliche und ängstigende Erfahrungen, die von negativen Affekten begleitet werden.

In der Psychoanalyse geht man davon aus, dass durch die Bewusstwerdung des verdrängten Konfliktes dieser seine einschränkende Wirkung verliert.

In China hat man einen ganz anderen Weg als im Abendland eingeschlagen. In der chinesischen Medizin ist seit über 5.000 Jahren bekannt, dass psychische Störungen die Energiebahnen im Körper beeinflussen. So führt der seelische Konflikt zu einer Dysbalance in den Meridianen mit der Folge einer Über- bzw. Unterenergie. Diese energetische Über- und Unterversorgung kann auf Dauer zu einer schleichenden Beeinträchtigung der Organe führen.

Die Psychokinesiologie verbindet beide Modelle hervorragend miteinander. Der seelische Konflikt kann durch den Dialog mit dem Unterbewusstsein angesprochen und mit Hilfe des kinesiologischen Muskeltests die Dysbalance im Energiesystem gemessen und balanciert werden.

## Indikationen

U. a. Ängste, Belastungsstörungen, Traumata und somatoforme Störungen.

## Kontraindikationen

Psychosen

## Therapieart

Tiefenpsychologisch orientierte Psychotherapie

## Voraussetzungen

### Patient

Es bedarf eines gefestigten therapeutischen Bündnisses und der Klient benötigt ausreichend Ressourcen (innerer sicherer Ort), die als Anker während der Behandlung dienen können.

### Therapeut

Der Einsatz von Psychokinesiologie setzt eine therapeutische Ausbildung voraus. Die Kinesiologie ist ein sehr wirksames Verfahren, das sehr gut mit anderen therapeutischen Verfahren kombiniert werden kann. Eine Liste mit Ausbildungsstätten und ausgebildeten Therapeuten finden Sie auf der Seite der DGAK (Deutsche Gesellschaft für angewandte Kinesiologie) und dem INK (Institut für Neurobiologie nach Dr. Klinghardt GmbH).

## Therapiedauer

Vom Einzelfall abhängig.

## Kosten und Kostenübernahme

Individuell von Therapeut und Beschwerdebild abhängig.

**Werden die Kosten durch die Krankenkassen übernommen?**
Die Kosten einer kinesiologischen Behandlung werden von der gesetzlichen Krankenkasse nicht übernommen, bei privaten Versicherungen ist es von dem vereinbarten Versicherungsschutz abhängig.

## So sieht das in der Praxis aus

Rapport: Zunächst einmal stellt sich der Behandler ganz auf den Ratsuchenden ein. Diesen Vorgang bezeichnet man als Rapport. Um Rapport herzustellen, kann man sich einfühlsam und mit Respekt an die Körpersprache und der Ausdrucksweise des Anderen anpassen.

Eingangsinterview: Dem Rapport, der „Jetzt und Hier"-Situation, folgt das Eingangsinterview mit Anamnese und Klärung des zu bearbeitenden Themas. Hilfreich sind eine konkrete Fragestellung und die spezifische Vorstellung, wie die Lösung sich darstellen wird und die feststellbaren Indikatoren. Beispiel: Ich werde mich freier fühlen und dies im Brustkorb spüren.

Vortest: Der Vortest dient der Überprüfung, ob eine Testbarkeit besteht. Der Vortest beginnt mit dem Kalibrieren, d. h. beide Beteiligte, Tester und Getesteter spüren, in welchem Bereich der Muskel die Fähigkeit besitzt, eine Gegenspannung aufzubauen. Hierbei gibt der Tester die Anweisung „Halten" und erzeugt dann einen Druck auf den Deltamuskel (Arm). Hierbei handelt es sich um das Spüren der Gegenspannung und nicht um eine Kraftübung. Es wird gemessen, wie exakt die Testperson auf den Druck mit Gegendruck antworten kann. Der normale, nicht gestresste Muskel kann die Gegenspannung aufbauen, ist normoton. Der Arm gibt kurz nach, um dann nach Aufbau der Gegenspannung „einzurasten". Druck erzeugt Gegendruck! Im Falle einer Stresssituation wird der Muskel schwach, hypoton reagieren. Der Arm gibt nach, er kann dem Druck nicht standhalten.

Als nächstes wird die Regulationsfähigkeit getestet. Das zentrale Nervensystem kann im nicht blockierten Zustand auf äußere Einflüsse regulierend einwirken, die Selbstheilungskräfte sind intakt. In einigen Fällen ist die Regulationsfähigkeit des zentralen Nervensystems blockiert. Blockade bedeutet, dass die Selbstheilungskräfte inaktiv sind. Das zentrale Nervensystem kann auf äußere Reize nicht oder nur sehr eingeschränkt reagieren.

Getestet wird die Regulationsfähigkeit durch das Halten der überstreckten Hand des Testers auf den Bauchnabel oder das Ohr des Getesteten bei gleichzeitigem Druck auf den Deltamuskel (Arm). Hier sollte der Arm wegen der künstlich erzeugten Stresssituation schwach reagieren. Sollte der Arm stark bleiben, fehlt es an der Regulationsfähigkeit. Das System ist in der Blockade. Testbarkeit ist nicht gegeben.

Weitere Vortests sind das Switching und der kognitive Test. Switching bedeutet Polarisationsumkehr der Gehirnhälften. Durch spezielle Überkreuzbewegungen (Brain-Gym) kann diese Umkehr korrigiert werden. Beim kognitiven Test nennt die Testperson zunächst ihren richtigen Namen, der Deltamuskel wird stark regieren, dann einen falschen Name, der Deltamuskel muss schwach reagieren.

Behandlung: Nach Abschluss des Interview und des Vortests beginnt die eigentliche Behandlung. Der Hilfesuchende visualisiert ein zurückliegendes, einschränkendes Ereignis und schätzt die Stärke des entstehenden Stresses auf einer Skala von 1 (wenig) bis 10 (sehr viel) ein (Skalenwert ist SUD-Wert = Subjective unit of Disturbance). Mit Hilfe des Muskeltests kann dieser Wert nochmals überprüft werden.

Die Stressreaktion wird in einem zweiten Schritt dem Organatlas zugeordnet. Zu diesem Zweck werden einzelne Organe überprüft. Der Tester erzeugt nacheinander einen Druck auf folgende Organe:

- Kopf / Gehirn: Unkontrolliertheit
- Schilddrüse: Erniedrigung
- Lunge: Chronischer Kummer
- emotionelles Herz: Plötzlicher Schock
- physisches Herz: Freudlosigkeit
- Leber: Wut
- Gallenblase: Ablehnung
- Magen: Nicht mögen
- Pankreas: Niedriges Selbstwertgefühl
- Nieren: Angst
- Dünndarm: Sich verloren und einsam fühlen
- Dickdarm: Dogmatisches Denken
- Geschlechtsorgane / Blase: Scham

Der Muskeltest zeigt an, welches Organ betroffen ist. In diesem Fall kann der Getestete den Gegendruck nicht aufbauen, der Arm wird schwach.

Den Organen sind die oben genannten Gefühle zugeordnet. Durch aussprechen des Gefühls kann nun getestet werden, ob dieses Gefühl ebenfalls testet.

Ungelöste seelische Konflikte sind im neuronalen Netz gespeichert. Nun gilt es mit Hilfe einer Zeitachse, das stressbelastete Areal zu lokalisieren. Durch nennen von Zeitabständen werden unterschiedliche neurologische Verknüpfungen angesprochen.

Der Tester gibt hierbei die folgende Anweisung: „Wir gehen zurück zu dem Zeitpunkt, als der ungelöste seelische Konflikt zum ersten Mal aufgetreten ist. Wir gehen zurück vom fünfzigsten Lebensjahr bis zum vierzigsten Lebensjahr." Muskeltest bleibt stark. „Wir gehen zurück vom vierzigsten bis dreißigsten Lebensjahr." Muskeltest reagiert schwach. Wir haben das Gehirnareal mit Stress lokalisiert und können in der Zeitbestimmung genauer werden.

Dreißigstes Lebensjahr, einunddreißigstes Lebensjahr ... bis man den genauen Zeitpunkt gefunden hat.

In dem nun folgenden Gespräch können genauere Umstände besprochen werden, um den ungelösten seelischen Konflikt genauer zu identifizieren. Mit dem Muskeltest können weitere Spezifizierungen hergestellt werden. Frage des Testers: „Der ungelöste seelische Konflikt hat zu tun mit:

- einer Person
- einem Objekt
- mit mir selbst
- mit meinem spirituellen Weg."

Nachdem nun der Organbezug hergestellt wurde, die Emotion gefunden, der Zeitpunkt lokalisiert und der seelische Konflikt näher beschrieben ist, kann die Heilung durch Entkoppelung erfolgen.

Die Selbstheilungskräfte können aktiviert werden durch folgende Techniken:

- Klopfen der Entkopplungspunkte – Klopfpunkte Mitte der Augenbrauen
- Augenbewegungsmethode
- Farb-Brillen-Methode
- Arbeit mit dem Familiensystem

Getestet wird mit dem Muskeltest z. B., welche Augenbewegung (von rechts nach links, von oben nach unten) eine Stabilisierung des Muskels erzeugt.

Der Hilfesuchende nimmt eine sichere Sitzposition ein. Die Füße sind fest mit dem Boden verbunden. Der ungelöste seelische Konflikt wird angesprochen, während der Kinesiologe eine langsame, gleichmäßige Handbewegung in der ermittelten Richtung durchführt. Der Hilfesuchende folgt nur mit den Augen der Handbewegung. Der Kinesiologe bleibt im sicheren Kontakt zum Hilfesuchenden und überprüft den SUD Wert.

Abschließend werden positive Kognitionen mit den Augenbewegungen verbunden, z. B.

- Es ist vorbei!
- Ich sorge jetzt für mich!
- Ich übernehme für mich die Verantwortung!

Das Ergebnis der Behandlung wird mit der Frage: „Ist hier noch etwas zu tun?“ abgeschlossen. Der Muskeltest sollte nun einen starken Muskel anzeigen.

In Zehnerschritten kommt man nun, vom ermittelten Zeitpunkt wieder ins „Hier und Jetzt“ zurück.

Alle Organe werden nun nachgetestet. Der Muskeltest sollte nun stabil (stark) reagieren. Das zu Beginn visualisierte Erlebnis sollte stressfrei sein. Der Patient ist nun in Balance.

## Ausbildung „Psychokinesiologie"

**Kinesiologieschule Mandiro Ordyniak**
Stubenrauchstr. 22, 12161 Berlin-Steglitz
Tel.: 030 / 7911641
Kinschu@web.de, www.kinesiologieschule.de

**Lydia Köteles**
**Kinesiologie Plus**
Otto-Hahn-Str. 97, 40591 Düsseldorf
Tel.: 0211 / 1794 7720
lydia_koeteles@hotmail.com
www.energy-balance.eu

**Seminarzentrum Klusenbitze**
**Hendrik & Susanne Kirsten**
Standorte: Köln-Bonn-Siegburg
Klusenbitze 27, 53783 Eitorf
Tel.: 02243 / 923529
info@seminarzentrum-klusenbitze.de
www.seminarzentrum-klusenbitze.de
www.supervision-kinesiologie.de

**INK-Institut für Neurobiologie**
**nach Dr. Klinghardt GmbH**
Erbprinzenstr. 14, 79098 Freiburg im Breisgau
Tel.: 0761 / 2117509-0
Fax: 0761 / 2117509-20
seminar@ink.ag, www.ink.ag

**DGAK Deutsche Gesellschaft für angewandte**
**Kinesiologie e. V.**
Dietenbacherstr. 22, 79199 Kirchzarten
Tel.: 07661 / 980756
info@dgak.de, www.dgak.de

**Klaus Wienert & Kollegen**
**Licht-Gesundheit-Energie Zentrum**
Drosselgasse 6, 82166 Gräfelfing
Tel.: 089 / 89867780, Fax: 089 / 898677877
info@licht-gesundheit-energie.de
www.licht-gesundheit-energie.de
www.wienert-coaching.de

# Psychosomatische Resonanztherapie PSRT®

## Entwicklung

Die PSRT® wurde von Bert Heuper nach seiner unkonventioneller Bewältigung einer Krebserkrankung entwickelt. Damit war die Grundlage für sein Interesse an den Zusammenhängen zwischen Körper, Geist und Seele gelegt. In Folge von eigener Therapieerfahrung als Patient, zahlreichen Seminaren und Ausbildungen entstand über einen Zeitraum von mehreren Jahren das Konzept der PSRT®. Durch eine intensive Zusammenarbeit mit dem Internisten und Onkologen Dr. Walter Weber wurde dies verfeinert und die Anmeldung der Therapie beim Deutschen Patentamt war die Folge. Als zugelassener Heilpraktiker für Psychotherapie arbeitet Bert Heuper seit acht Jahren mit der PSRT®. Inzwischen liegt ein Erfahrungsschatz von mehreren tausend Sitzungen vor. Seit sechs Jahren werden auch Ärzte, Heilpraktiker und Therapeuten in der Methode ausgebildet.

**Die ganz speziellen Besonderheiten dieser Methode sind:**
- Klar strukturierter Prozess, der aufgrund gezielter Fragen geleitet wird
- Besonderes Denkmodell über die grundlegenden Gefühlsstrukturen von Menschen, insbesondere Ableitung ganz bestimmter, somatisch wirksamer Primärgefühle
- Bearbeitung und Lösung neuronaler Verknüpfungen, die in der Ursachensituation entstanden sind und Lösung der somatischen Marker.

## Theoretische Grundlagen

Die PSRT® geht von bestimmten theoretischen Grundlagen aus. Das Leben jedes Menschen findet als Abfolge von Erlebnissen, Situationen und Ereignissen statt. Alle diese Situationen sind mit unterschiedlichsten Gefühlen verbunden. Irgendwann erlebt der Betroffenen eine Situation, in der ein bestimmtes, unangenehmes Gefühl zum ersten Mal und relativ heftig auftritt. Dies ist entweder so heftig, dass kognitiv nicht verarbeitet werden kann, was da gerade geschieht oder es passiert so früh im Leben, meist vor dem sechsten Lebensjahr, dass sich noch kein Verstand gebildet hat, der die Situation verarbeiten könnte. In beiden Fällen geschieht folgendes:

- Das unangenehme Gefühl wird gespeichert
- Es entstehen prägende Gedanken über die Situation und über sich selbst

- Daraus entwickelt sich eine Bewältigungsstrategie, um so etwas nicht noch einmal erleben zu müssen
- Der Körper reagiert auf das Gefühl (z. B. mit Verkrampfung, Zittern, Schwäche, Herzrasen, Blutdruckabfall usw.).

Das alles wird in dem Moment des Geschehens unbewusst gespeichert. Bildlich gesprochen wird ein großer, leerer Topf aufgestellt. Ab diesem Erlebnis ist der betroffene Mensch dann besonders resonanzfähig zu diesem unangenehmen Gefühl. Immer dann, wenn in irgendeiner Situation dieses ganz spezielle Gefühl wieder gespürt wird, werden die Gedanken, die Bewältigungsstrategie und die körperlichen Reaktionsmuster wieder aktiviert und verstärkt, in fast unmerklicher Dosierung, die als homöopathisch bezeichnet werden kann. Es kommen dann jedes Mal ein paar Tropfen in den Topf. Dann kann es Jahre und Jahrzehnte dauern, jedes Mal wenn das spezielle Gefühl auftaucht wird der Topf weiter gefüllt. Irgendwann ist der Topf voll und läuft über. Dann kommt es zu unerwünschten Verhaltensweisen bzw. zu körperlichen Symptomen. Wenn alle bisherigen Maßnahmen zur Beseitigung der Beschwerden erfolglos geblieben sind, ist es ein Anzeichen dafür, dass es bei dem Betroffenen einen solchen Topf, also ein Schlüsselerlebnis gibt. Jetzt machen sich die Menschen eine ganze Menge Gedanken über solche Ursachen, haben auch einige Theorien darüber, warum sie die Probleme haben, leiden jedoch immer noch daran. Dies deutet im Kontext der Psychosomatischen Resonanztherapie PSRT® darauf hin, dass es noch diesen Topf, also ein unbewusstes, und deshalb auch ungelöstes Ursachenerlebnis gibt, aufgrund dessen die Angst entstanden ist.

Die Psychosomatische Resonanztherapie PSRT® ist eine spezielle Form der Gesprächstherapie, deren Umfang bei 5 bis max. 15 Sitzungen liegt. Diese Sitzungen sind klar strukturiert und bauen aufeinander auf. Im Verlauf der einzelnen Sitzungen werden dem Patienten eine Vielzahl gezielter Fragen gestellt. Die Fragen sind nach einem speziellen System entwickelt worden, dass die semantische Struktur der Sprache und deren Wirkung auf den Menschen berücksichtigt. Im Laufe der ersten 5 Sitzungen werden etwa 400 bis 600 verschiedene Fragen gestellt. Da auf die Fragen eine Antwort erwartet wird, löst jede Frage etwas ganz Bestimmtes im Patienten aus. Durch die klare Struktur und den Aufbau der Sitzungen kommt dem Betroffenen auf diesem Weg die ursächliche Situation wieder in Erinnerung. Dann kann der erwachsene Mensch mit seinen Worten und seinem Sprachgebrauch dieses Erlebnis beschreiben. Damals (vor dem sechsten Lebensjahr) war es aufgrund der Intensität des unangenehmen Gefühls auch nur ein schlimmes Erlebnis. Als erwachsener Mensch kann der Patient jetzt allerdings genau beschreiben, was damals alles geschehen ist. So wird nicht nur die Situation beschreiben, sondern auch die Gedanken, die gefassten Beschlüsse und die körperlichen Reaktionen. Durch entsprechende Fragestellungen seitens des Therapeuten kann der Patient jetzt diese Erinnerung bearbeiten, verändern und lösen. So lassen sich nicht nur Ängste lösen, sondern auch psychosomatische Symptome heilen.

Der Schlüssel um an die entsprechende Situation zu kommen, ist die Gefühlswelt des Betroffenen. So verwirrend wie menschliche Gefühle zunächst sein mögen, so lässt sich, wie hinter jedem Chaos, eine Struktur und Ordnung erkennen. Bei jedem Menschen lassen sich die Gefühle ordnen und strukturieren. Wenn dies im Rahmen der PSRT® erarbeitet wird, bestätigen die Patienten diese Ordnung. So lässt sich auch das gefühlsmäßige Empfinden von Flugangstpatienten bearbeiten. Viele Hinweise auf die Struktur der Gefühle gibt hier wieder unsere Sprache. Wir sagen ja „es macht mich wütend", also muss vorher etwas gewesen sein, das die Wut auslöst. Über die Angst wird ebenso deutlich gesprochen: „Ich habe Angst vor ...", demnach muss es etwas geben, wovor der Mensch Angst hat. Im Kontext der Psychosomatischen Resonanztherapie PSRT® wird die Gefühlsstruktur jetzt noch sehr genau weiter differenziert. Dabei kann zwischen echten Gefühlen, Zuständen, körperlichen Reaktionen und sogenannten Primärgefühlen unterschieden werden. In den nächsten Arbeitsschritten der PSRT® werden nun die prägnantesten, bewussten und unbewussten Lebenssituationen, in denen das entscheidende Primärgefühl auftrat, bearbeitet. Entscheidend ist immer die zeitlich früheste Situation im Leben des Patienten, denn in diesem Ereignis sind die entscheidenden Strukturen entstanden. Diese lassen sich auch durch bildgebende Verfahren als neuronale Verknüpfungen im Gehirn abbilden. Wird dem Patienten die Ursachensituation bewusst, so wird der alles entscheidende Moment innerhalb des Erlebnisses erarbeitet. Dann sind die damals entstandenen Gedanken, Beschlüsse und körperlichen Reaktionsmuster wieder zugänglich und können bearbeitet und gelöst werden.

## Indikationen

Bei allen psychosomatischen Beschwerdebildern, starken Ängsten oder Phobien, körperlichen Beschwerden ohne organische Ursache, Krebs, Fibromyalgie, Depressionen, Flugangst, ungewollte Kinderlosigkeit.

## Kontraindikationen

Bei akuten Psychosen, Suizidgefahr, Sucht.

## Therapieart

Aufdeckend, bis an die Grenze eines eventuell vorhandenen psychopathologischen Traumas, ggf. Integration von Traumatherapie.

## Therapieform

Gesprächstherapie, die fast ausschließlich aus gezielten Fragen besteht. Durch die gezielten Fragen werden bestimmte Prozess beim Patienten in Gang gesetzt, die nach und nach die wirklichen Ursachen aufdecken, Lösungsmöglichkeiten bewusst und umsetzbar machen.

## Voraussetzungen

### Patient

- ausreichende Reflexionsfähigkeit
- Bereitschaft, die Ursache bei sich selbst zu suchen
- ggf. Vorliegen medizinischer Befunde
- Wahrnehmung eigener Gefühle
- Visualisierungsfähigkeit und Phantasie
- ausreichende psychische Stabilität für eine aufdeckende Therapie
- Ob die erforderlichen Voraussetzungen erfüllt sind, wird im kostenfreien Erstgespräch durch den Therapeuten geklärt.

### Therapeut

**Ausbildung**

Ausbildung als Fachtherapeut für PSRT®

**Staatliche Prüfung**

Berechtigung zur Ausübung von Psychotherapie

**Steuerbefreit gemäß welcher Grundlage**

gem. § 4 Abs. 14 UStG

**Kenntnisse in Traumatherapie**

Grundkenntnisse in Psychotraumatologie oder Ausbildung als Traumatherapeut

## Therapiedauer

Nach dem kostenfreien Erstgespräch mindestens fünf, maximal 15 Sitzungen, der bisherige Durchschnittsbedarf lag bei acht bis zehn Sitzungen. Die einzelne Sitzung dauert, je nach Thema, zwischen 45 und 90 Minuten.

## Kosten und Kostenübernahme

Erstgespräch (persönlich oder telefonisch) kostenfrei, anschließend 95,- EUR je Sitzung (unabhängig von der Dauer der einzelnen Sitzung) oder eine einwöchige Intensivtherapie als Pauschale, unabhängig von der Anzahl der benötigten Sitzungen, zu 980,- EUR.

**Werden die Kosten durch die Krankenkassen übernommen?**
Abrechnung erfolgt nach der Heilpraktikergebührenordnung, Gesprächstherapie, frei vereinbartes Honorar. Bei gesetzlichen Kassen keine Kostenübernahme möglich, private Versicherungen oder Zusatzversicherungen je nach abgeschlossenem Tarif.

## Vorteile

Durch gezielte Fragen des Therapeuten werden schrittweise die wirklichen Hintergründe der Probleme und Symptome bewusst. Da aufgrund der Fragen nicht mehr ins Bewusstsein kommt als auch adäquat verarbeitet werden kann, ist eine Reizüberflutung ausgeschlossen.

Die Therapie ist eine Kurzzeittherapie, der Umfang liegt bei 5 bis 15 Sitzungen.

## Nachteile und mögliche Nebenwirkungen

Nebenwirkungen und sonstige Nachteile sind bislang keine bekannt.

## Ausbildungen und Qualifikationen

Es werden Grundlagenseminare, Aufbaukurse und Therapeutenausbildungen angeboten. Die Ausbildung zum PSRT Therapeuten dauert insgesamt 2 bis 2,5 Jahre. Detaillierte und aktuelle Informationen zu allen Angeboten sind auf der Internetseite www.praxis-psrt.de zu finden.

## Besonderheiten

Die Praxis PSRT® ist in ganz Deutschland die einzige Praxis eines HP PSY, deren Qualitätsmanagement die strengen Anforderungen der international gültigen DIN/ISO 9001 erfüllt.

## Therapeuten „Psychosomatische Resonanztherapie PSRT®"

**Praxis PSRT**
Bert Heuper
Katharinen Str. 3, 83043 Bad Aibling
Tel.: 0 80 61 / 93 80 94
www.praxis-psrt.de

## Ausbildung „Psychosomatische Resonanztherapie PSRT®"

**Praxis PSRT**
Bert Heuper
Katharinen Str. 3, 83043 Bad Aibling
Tel.: 0 80 61 / 93 80 94
www.praxis-psrt.de

# The Work™ nach Byron Katie

## Entwicklung

The Work™ ist eine Methode zur Stressbewältigung, die 1986 von der Amerikanerin Byron Kathleen Mitchell (Byron Katie) entwickelt wurde. Byron Katie litt mehr als zehn Jahre an schweren Depressionen, bis ihr bewusst wurde, dass die Ursache für ihren Zustand in ihren eigenen Überzeugungen begründet lag. Sie erkannte, dass alle Gedanken, die sie über andere Menschen, ihr eigenes Verhalten oder über Ereignisse hatte, nicht die Realität, sondern ihre persönliche Wahrnehmung der Realität waren.

Byron Katie stellte fest, dass jeder stressvolle Gedanke lediglich einen kleinen Ausschnitt ihrer inneren Realität / Wahrheit darstellte. Jedes mögliche Gegenteil bzw. jede Umkehrung des Gedankens war im wörtlichen Sinne ebenso glaub-würdig bzw. wahr wie derjenige, der den Stress verursacht hatte. Dies versetzte Byron Katie in die Lage, sich in jedem einzelnen Moment ihres Lebens für Freude und inneren Frieden zu entscheiden, anstatt für Stress, Ärger und Leid.

## Theoretische Grundlagen

Wenngleich The Work™ nicht explizit auf der Grundlage bestehender theoretischer und psychotherapeutischer Ansätze entwickelt wurde, entsprechen die Denkmodelle der Methode zum einen, denen des philosophischen Konstruktivismus und zum anderen, denen der Kognitiven Verhaltenstherapie:

- Konstruktivismus: Indem wir die Realität durch unsere individuellen Filter wahrnehmen, konstruieren wir sie erst. Das bedeutet, es gibt keine objektive Realität jenseits unseres persönlichen Wahrnehmungs- oder Erkenntnisvermögens.
- Kognitive Verhaltenstherapie: Die Art und Weise, wie wir denken, also unsere Überzeugungen, bestimmen, wie wir uns fühlen und wie wir uns verhalten.

Zwar gibt es im Hinblick auf die Grundannahmen zwischen The Work™ und der Kognitiven Verhaltenstherapie große Überschneidungen, jedoch unterscheiden sich beide Ansätze in Bezug auf die methodische Herangehensweise. Während die Kognitive Verhaltenstherapie auch verhaltensorientierte Verfahren einsetzt und davon ausgeht, dass wir durch ein neues Verhalten zu anderen Erfahrungen und damit auch zu anderen Überzeugungen gelangen, arbeitet The Work™ ausschließlich auf kognitiver Ebene. Dahinter steht die Erfahrung, dass das Problemverhalten sich automatisch ändert, sobald wir zu einer anderen Überzeugung gelangt sind.

**Die Arbeit mit The Work™ gliedert sich in drei Schritte:**

1. Identifizieren von stressvollen Überzeugungen: In dieser ersten Phase geht es darum, diejenigen Glaubenssätze zu erkennen, die beim Klienten Stress auslösen. Hier kann das Arbeitsblatt „Urteile über deinen Nächsten" zur Unterstützung herangezogen werden.

2. Beantworten der vier Fragen: Jede Überzeugung, die im ersten Schritt identifiziert wurde, wird nun mithilfe von vier Fragen untersucht:
   a) Ist der Gedanke/der Glaubenssatz wahr?
   b) Können Sie sich absolut sicher sein, dass die Aussage wahr ist?
   c) Wie reagieren Sie, wenn Sie den Gedanken glauben?
   d) Wer wären Sie ohne diesen Gedanken?

3. Umkehrungen und Beispiele finden: Nachdem der Klient alle vier Fragen zu einer Aussage beantwortet hat, wird er gebeten, die logischen Umkehrungen zu finden. Eine Aussage kann ins Gegenteil, auf die andere Person und auf den Klienten selbst umgekehrt werden. Beispiel: „Annette hört mir nicht zu" wird zu „Annette hört mir zu", „Ich höre Annette nicht zu" und „Ich höre mir selbst nicht zu".

Hier darf der Klient spielerisch, erfinderisch und selbstkritisch sein, ohne sich jedoch Vorwürfe zu machen. Durch den Spiegel anderer entdeckt er Seiten an sich, die er länger nicht mehr betrachtet hat. Sobald er eine Umkehrung genannt hat, wird er dazu eingeladen, sie zu fühlen und anschließend drei authentische Bespiele aus seinem Leben zu finden, die die Wahrheit der Umkehrung belegen.

Für die Arbeit mit The Work™ sind Emotionsfokussierung und Erlebnisorientierung von großer Bedeutung. Es geht nicht darum, die Fragen auf einer rein rationalen Ebene zu beantworten, sondern um einen Prozess der inneren Einkehr. Mithilfe zusätzlicher Unterfragen zu Frage 3 werden auch körperliche Reaktionen und unbewusste Verhaltensweisen einbezogen. Hier zeigen sich Parallelen zur Rational-Emotiven Verhaltenstherapie nach Beck und Ellis.

Die Effektivität von The Work™ wird durch eine klinische Studie belegt, die im Mai 2008 an der Stanford University veröffentlicht wurde. Der Psychologe David Wise und der Urologe Rodney Anderson halten Byron Katies Vorgehensweise für die beste Form der Kognitiven Therapie. Sie wendeten The Work™ insbesondere bei Patienten mit chronischen Schmerzen an. Eine weitere klinische Studie ist derzeit in Planung. Am Sourasky Medical Center in Tel Aviv (Israel) will der Direktor für Complementär-Medizin, Dr. Shahar Lev-Ari, den Einfluss von The Work™ auf die Lebensqualität und die Lebenserwartung von Krebspatienten untersuchen.

## Indikationen

The Work™ eignet sich u. a. für Menschen mit akuten und chronischen Belastungsreaktionen, Depressionen, Burnout-Syndrom, Ängsten und Phobien, Essstörungen, Schlafstörungen, psychosomatischen Beschwerden, inneren Konflikten sowie in allgemein krisenhaften Lebenssituationen (Trennung, Verlust des Arbeitsplatzes, Tod eines geliebten Menschen etc.).

## Kontraindikationen

Laut Byron Katie gibt es keine Kontraindikationen für die Arbeit mit The Work™, zumal es ihr gerade darum geht, die üblichen Kategorisierungen – auch im Hinblick auf psychische Erkrankungen – zu überwinden. The Work™ eignet sich damit für jeden Menschen, der zu einem zufriedenen, ausgeglichenen Leben finden möchte. Wer geistig dazu in der Lage ist, die Fragen zu beantworten, kann The Work™ anwenden.

## Therapieart

The Work™ lässt sich am ehesten der Rational-Emotiven Verhaltenstherapie (REVT) nach Beck und Ellis zuordnen.

## Therapieform

Gesprächstherapie

## Voraussetzungen

### Patient

Der Klient sollte die Bereitschaft und Offenheit mitbringen, neue Wahrheiten über sich selbst zu entdecken.

### Therapeut

Aus rechtlicher Sicht gibt es keinerlei Beschränkungen zur Integration von The Work™ in die Arbeit als Therapeut oder Coach.

## Therapiedauer

Für eine nachhaltige Wirkung ist es sinnvoll, The Work™ dauerhaft in den Alltag zu integrieren. Der Einstieg kann über mehrere Einzelsitzungen (empfohlen sind dann mindestens fünf Termine), über zwei- bis fünftägige Seminare oder über ein einwöchiges Residential Coaching erfolgen. Eine Sitzung sollte mindestens 60 Minuten umfassen. Sobald der Klient mit der Methode vertraut ist, kann er The Work™ selbstständig für sich allein oder mit einem Partner anwenden.

## Kosten und Kostenübernahme

Einzelsitzung: 90,- bis 250,- EUR
Zweitägiges Einführungsseminar: ab ca. 200,- EUR
Einwöchiges Seminar: ab ca. 700,- EUR
Einwöchiges Residential Coaching: ab 1.100,- EUR

**Werden die Kosten durch die Krankenkassen übernommen?**
The Work™ wird von den Krankenkassen bisher nicht als abrechnungsfähige Therapieform anerkannt.

## Vorteile

The Work™ ist leicht erlernbar und kann anschließend selbstständig vom Klienten angewendet werden.

## Nachteile und mögliche Nebenwirkungen

Bei der Arbeit mit The Work™ sind ähnliche Nebenwirkungen möglich, wie sie auch für andere psychotherapeutische Verfahren bekannt sind.

## Ausbildungen und Qualifikationen

**Dauer**
Das Certified Facilitator Program des Byron Katie Institute (BKI) umfasst 100 Ausbildungstage (davon 50 Seminartage und 400 Stunden in Teleklassen, Mentoringsitzungen etc.).

Im deutschsprachigen Raum werden die Ausbildungssiegel des Verbands für The Work of Byron Katie e. V. vergeben: „Coach für The Work of Byron Katie (vtw)" und „Lehrcoach für The Work of Byron Katie (vtw)".

**Voraussetzungen „Coach für The Work of Byron Katie (vtw)":**
- Abgeschlossene, mindestens 10-tägige Ausbildung zum „Coach für The Work", die vom vtw anerkannt wird
- 15 weitere Trainingstage bei Byron Katie, einem Lehrcoach (vtw) oder einem Coach (vtw)
- Mind. 5 Std. Einzelbegleitung bei einem Lehrcoach (vtw) oder Coach (vtw)
- Zwischen dem ersten und letzten Ausbildungstag müssen mindestens 15 Monate liegen
- Mitgliedschaft im Verband für The Work of Byron Katie e. V.
- deutschsprachig

**Voraussetzungen „Lehrcoach für The Work of Byron Katie (vtw)":**
- Abgeschlossene Ausbildung als Certified Facilitator for The Work of Byron Katie
- Mitgliedschaft im Verband für The Work of Byron Katie e. V.
- deutschsprachig

Informationen unter: www.vtw-the-work.org

**Kosten**
Die Kosten für die verschiedenen Ausbildungen variieren stark, da es sich zum größten Teil um Wahlbausteine handelt, die bei verschiedenen unabhängigen Anbietern belegt werden können. Eine ausführliche Internetrecherche wird empfohlen.

**Qualifikationen**
Eine Qualifikation als Coach oder Therapeut ist von Vorteil, aber nicht zwingend erforderlich.

## Therapeuten „The Work™ nach Byron Katie"

**Ralf Giesen**
Belziger Str. 7, 10823 Berlin
Tel.: 030 / 609889743, Fax: 030 / 31508229
info@ralfgiesen.de, www.ralfgiesen.de

## Ausbildung „The Work™ nach Byron Katie"

**Verein zur Förderung und Verbreitung von**
**The Work im deutschsprachigen Raum**
**Verband für The Work of Byron Katie e. V.**
Liegnitzerstr. 5, 10999 Berlin
info@vtw-the-work.org
www.vtw-the-work.org

# The Journey

## Entwicklung

Brandon Bays arbeitete bereits seit Jahren im Bereich alternativer Heilverfahren wie Naturheilkunde, Irisanalyse, Kinesiologie, Neurolinguistische Programmierung und Psychoneuroimmunologie, als bei ihr ein Gebärmuttertumor diagnostiziert wurde, der rasch auf die Größe eines Fußballs anwuchs. Sie setzte sich intensiv mit den seelischen Ursachen auseinander, die der Erkrankung zugrunde lagen, brachte ihre beruflichen Erfahrungen ein und befreite sich so innerhalb von nur sechseinhalb Wochen von dem Tumor – ohne Medikamente und ohne Operation. Aus dieser Erfahrung entwickelte sie 1995 die Selbsthilfemethode The Journey, die heute in 38 Ländern von vielen tausend Menschen angewandt wird und profunde Ergebnisse vorweisen kann. In den letzten 15 Jahren wurde die Methode stetig verfeinert und eine einjährige Ausbildung zum akkreditierten Journey Practitioner entwickelt, die in Europa, Australien, Afrika und Amerika angeboten wird.

Aus der Journey-Arbeit entstand, initiiert durch eine Spendergruppe, 2004 die gemeinnützige Organisation „Journey Outreach“, die in Südafrika ein Journey-Center einrichtete, um Menschen – überwiegend Kindern und Jugendlichen – die z. B. unter AIDS, Drogenproblemen oder Traumata durch Gewalt oder Missbrauch leiden, unentgeltlich Hilfe zur Verfügung zu stellen. Inzwischen ist aus dieser Idee eine weltweite Organisation entstanden, die aus Spendeneinnahmen soziale Projekte in Südafrika, Botswana, Indien und bei den Ureinwohnern Australiens und Neuseelands unterstützt. 2005 wurde die Organisation international als gemeinnützig anerkannt.

## Theoretische Grundlagen

Bei The Journey handelt es sich um eine integrative Methode, bei der sich Aspekte der westlichen und der östlichen Traditionen zu einer sehr innovativen Komposition vereinigen. Die Journey-Methode basiert auf der Überzeugung, dass der Mensch als komplexes System in der Lage ist, sich auf allen Ebenen – mental, emotional, körperlich, energetisch und spirituell – selbst zu heilen. Unverarbeitete Ereignisse und Gefühle, die im Körper gespeichert sind, sollen aufgespürt und gelöst werden, um zu verhindern, dass sich hieraus körperliche und / oder seelische Probleme entwickeln bzw. bereits bestehenden Beeinträchtigungen soll so die Grundlage entzogen werden.

Im (meist unbewussten) Versuch, die Erinnerung an unangenehme Gefühle und Erlebnisse zu verdrängen, entfernt man sich immer mehr von sich selbst, dem eigenen unmittelbaren Erleben und der eigenen Kraft. In den Journey-Prozessen werden die Ursachen der Blockaden und Vermeidungen aufgedeckt und aufgelöst und dadurch die Selbstregulierung und Selbstheilung ermöglicht. Die Seinserfahrung spielt dabei eine zentrale Rolle, denn hier findet der Klient Kraft und Klarheit, die ehemals unterdrückten Gefühle und Erfahrungen werden transformiert, wodurch die Symptome oder Blockaden überflüssig werden.

## Indikationen

The Journey findet weltweit im medizinischen, psychologischen und seelsorgerischen Bereich Anwendung, sowohl in der Selbsthilfe als auch im professionellen Rahmen. Grundsätzlich ist die Methode von jedem anwendbar und abhängig vom Kontext in der Intensität variierbar, da sie auf verschiedenen Ebenen einsetzbar ist.

Klassische Indikationen sind Verhaltensstörungen, Depressionen, Zwänge, Suchtverhalten, Phobien sowie Störungen im sozialen Verhalten (Kontaktprobleme), Panikattacken, unerklärliche Angstzustände, Burnout, psychosomatische Symptome (z. B. Migräne, Asthma, Tinnitus, Reizdarm, Nervosität etc.), chronische oder sich wiederholende gelegentlich auftretende Schmerzen, körperliche Erkrankungen, gestörte Selbstheilung, Schwangerschaftsbeschwerden, sexuelle Störungen, Blockaden im privaten, familiären, kreativen und beruflichen Bereich, Sinnsuche u.v.m.

## Kontraindikationen

Bei psychotischen und psychoseähnlichen Zuständen wird nur eine Behandlung im professionellen Kontext angeraten.

## Therapieart

Die Journeymethode arbeitet mit geführter Introspektion in Tiefenentspannung. Grundsätzlich befindet sich der Klient im Wachbewusstsein, kann jedoch auch Zugang zum Unterbewusstsein erhalten. Im Verlauf des Prozesses werden Erinnerungen und / oder verdrängte / verleugnete / dissoziierte Gefühle aufgedeckt, ausgedrückt und angenommen. Ziel ist es, auf tiefer Ebene zu Verständnis und Vergebung zu finden. Dadurch entsteht eine innerliche Befreiung und der Klient spürt, dass wirklich etwas abgeschlossen ist. Dies ist jedoch nicht damit gleichzusetzen, alles zu akzeptieren und gutzuheißen, was geschehen ist. Das wäre nur eine mentale Vergebung, eine vollständige emotionale Vergebung hingegen lässt uns frei werden von den belastenden Gefühlen, die wir mit den schwierigen Situationen aus der Vergangenheit noch verknüpft hatten.

Das Besondere an dem Journey-Prozess ist das Begleiten und Bereitstellen eines „leeren Raumes", in dem die Grenzen des klaren Wach- und Ich-Bewusstseins überschritten werden. Dadurch wird ein Empfinden ermöglicht, in dem der Verstand still zu stehen scheint. Dieses Empfinden wird – lässt es sich auch nur schwer in Worte fassen – von den Klienten oft als Einssein, höheres Selbst, Flow, unendliches Potenzial, Quelle etc. beschrieben.

In diesem Zustand erlebt man sich als sehr geschützt, aufgehoben, auf eine beeindruckende Art verbunden und im Hier und Jetzt seiend. Dadurch können die Gefühle, die mit den negativen Erfahrungen verbunden sind, transformiert werden und neue Perspektiven auf ganz natürliche Weise entstehen. Der Klient geht mit ressourcen- und zukunftsorientierten Lösungsmöglichkeiten aus dem Prozess hervor, die er ausschließlich selbst erarbeitet hat, was den Vorteil einer optimalen Umsetzung mit sich bringt.

## Therapieform

The Journey ist eine imaginative und aufdeckende Methode, die mit einem humanistischen Hintergrund u. a. Elemente des NLP, des systemischen Denkansatzes, Traumatherapeutische Elemente und insbesondere aus der östlichen Tradition den erlebnisorientierten Aspekt der Seinserfahrung miteinander verbindet. Als ein Resultat der gelungenen Integration ist es besonders beachtlich, dass die tiefe Bewusstseinserfahrung nicht im „spirituellen Raum" als eine Inselerfahrung stehen bleibt, sondern direkte Anbindung an den konkreten Lebenskontext des Klienten findet.

## Voraussetzungen

### Patient

Im Allgemeinen bedarf es der Bereitschaft, sich mit sich selbst auseinander setzen zu wollen.

### Therapeut

Für die Ausbildung zum Journey Practitioner sind keine Vorkenntnisse erforderlich. Für die Akkreditierung zum Journey Practitioner (JP) müssen nach Abschluss der Ausbildung 48 Fallstudien eingereicht werden. Um den Status der Anerkennung seitens der Journey Ltd zu behalten, müssen die JPs jedes Jahr fünf aktuelle Fallstudien einreichen, einmal im Jahr als Helfer beim Journey-Intensiv-Wochenende teilnehmen sowie alle drei Jahre die Practitioner-Woche wiederholen.

## Therapiedauer

Hier muss unterschieden werden zwischen dem Einsatz als Selbsthilfemethode und der Begleitung durch einen ausgebildeten Journey Practitioner.

Im Allgemeinen ist The Journey bei Bedarf jederzeit einsetzbar. Die Seinserfahrung wird dadurch vertieft, nicht Integriertes verarbeitet, Emotionen auf gesunde Art empfunden. Für viele Menschen ist The Journey zu einem festen Bestandteil ihres täglichen Lebens geworden und ist in dem Fall als Lebenseinstellung und nicht als Therapie zu sehen.

Bei der Begleitung durch einen Journey Practitioner ist eine Einzelsitzung durchaus sinnvoll, empfohlen werden jedoch mehrere Sitzungen. Die Dauer einer Sitzung kann hier je nach Themenkomplex erheblich schwanken und 1–4 Stunden betragen.

## Kosten und Kostenübernahme

Die Kosten differieren je nach Journey Practitioner und sind in der Regel selbst zu tragen.

## Vorteile

Ein besonderer Vorteil der Journey-Methode ist ihre schnelle und nachhaltige Wirksamkeit. In der Regel sind nur wenige Sitzungen – oft sogar nur eine einzige – nötig, um zur Wurzel eines Problems vorzudringen und es aufzulösen. Eine Besonderheit ist die Seinserfahrung, die an sich schon heilend wirkt. Durch die Kombination bewährter Techniken mit kognitivem Verständnis und emotionaler Verarbeitung ist ganzheitliche Gesundung auf allen Ebenen möglich.

## Nachteile und mögliche Nebenwirkungen

Wenn man es als Nachteil ansehen möchte, dann wäre eine Einschränkung die, dass die Methode nur so weit führt, wie die Klienten bereit sind, sich einzulassen. Sie müssen sich entscheiden, ob sie eine Veränderung wünschen. Gelegentlich bevorzugen sie ihre alten Gewohnheiten des Sehens, Fühlens und Seins, dann bleibt die Methode in der Regel wirkungslos.

Nach einer Journey kann ein Entgiftungsprozess in Gang kommen, mit welchem kurzzeitig Erschöpfung, Kopfschmerzen und andere Symptome einhergehen können. Körperregionen, in denen die Selbstheilung aktiviert worden ist, können sich verstärkt bemerkbar machen. All dies dient bei dessen möglichem Auftreten dem Klienten direkt als Zeichen der Wirksamkeit der Methode.

## Ausbildungen und Qualifikationen

Das Ausbildungsprogramm zum Journey Practitioner umfasst sieben Module, die innerhalb eines Ausbildungsjahres besucht werden sollen. Die Ausbildungskosten belaufen sich zurzeit (2010) auf ca. 7.000,- EUR, wobei die Kosten für Unterkunft und Verpflegung bei den Retreats bereits enthalten sind. Das Programm wird in Europa (Deutschland), Amerika, Australien und Südafrika angeboten.

Bis auf die Ausbildungswoche (Practitioner Training Retreat) sind alle Seminare für jeden zugänglich. Für die Zulassung zur Ausbildungswoche muss man sich bewerben und alle Module besucht haben.

Journey Intensiv Seminar: Wochenendseminar, bei dem man die Grundlagen der Methode erlernt und die aktuellsten Journey-Prozesse selbst erlebt und anwendet.

Fortgeschrittene Techniken: Erlebnisorientierter Tages-Workshop zum Erlernen und Anwenden weiterer hilfreicher Techniken, die zu einer Vertiefung der Journey-Prozesse führen.

Manifest Abundance Retreat: Dreitägiges Retreat mit Übungen und Prozessarbeit zur Aufdeckung und Beseitigung von Blockaden, einschränkenden Mustern, negativen Glaubenssätzen. Hier wird erlernt, wie man sein Potenzial freisetzen und sein Leben kreativ und kraftvoll gestalten kann.

Heilen mit bewusster Kommunikation: Wochenendseminar basierend auf Techniken des Neurolinguistischen Programmierens, integriert in den Kontext der Journey-Methode.

Potenzial des Kindes freisetzen: Tagesworkshop zum Erlernen des Journey-Prozesses für Kinder.

No Ego Retreat: Ein siebentägiges Retreat basierend auf den Persönlichkeitstheorien des Enneagramms. Die Teilnehmer durchlaufen einen tiefen Prozess der Selbstreflektion und Selbsterkenntnis. Ungesunde Strukturen werden aufgespürt und aufgelöst und eine gesunde und freie Persönlichkeitsentwicklung durch intensive Prozessarbeit gefördert.

Practitioner Training Retreat: Dieses achttägige Retreat bietet neueste und intensive Prozessarbeit für die berufliche Anwendung der Prozesse. Praxisorientiert wird die Arbeit mit Klienten geübt. In Journey-Prozessen, an denen ein Supervisor teilnimmt, wird Selbsterfahrung, intensive Auseinandersetzung mit der eigenen Entwicklung und klientenzentrierte Prozessführung geboten.

## Therapeuten „The Journey"

**Dr. Reinhard Kobelt**
Kaiser-Friedrich-Promenade 82
61348 Bad Homburg
Tel.: 06172 / 6804936
mail@drkobelt.de

**Praxis für Naturheilkunde**
**Carola Deiß HP**
Schweizenhofweg 1e, 88131 Lindau
Tel.: 08382 / 2750355
info@naturheilpraxis-deiss.de

## Ausbildung „The Journey"

**The Journey Team Deutschland**
**(Journey Seminars Group UK)**
**Bettina Hallifax**
Tel.: 02171 / 3620555
germany@thejourney.com
www.thejourney.com

# Voice Dialogue

## Entwicklung

Voice Dialogue oder die „Psychologie der Selbste" wurde in den 1970er-Jahren von den US-amerikanischen Psychologen Drs. Hal und Sidra Stone begründet. Die Methode beruht auf der Vorstellung, dass sich unsere Persönlichkeit aus vielen verschiedenen, zum Teil widersprüchlichen Stimmen zusammensetzt. Stimmen, die jede für sich ein eigenes Körpergefühl, eigene Emotionen, Einstellungen und Verhaltensweisen ausprägen.

Aus ihrer eigenen Beziehungsarbeit heraus entwickelten die Stones eine Gesprächsmethode, um die facettenreiche Welt der inneren Stimmen zu erkunden und ein „Bewusstes Ich" zu entwickeln. Sie schufen damit eine Möglichkeit, die so genannten Hauptstimmen bewusst wahrzunehmen und verdrängten Persönlichkeitsanteilen neuen Raum zu geben.

Die Methode wird weltweit kontinuierlich weiterentwickelt. Eingesetzt wird Voice Dialogue in verschiedenen Bereichen von Psychotherapie, Beratung, Coaching und Körperarbeit sowie in der Business- und Organisationsberatung.

## Theoretische Grundlagen

Hal und Sidra Stone – geschult in der Persönlichkeitstheorie C. G. Jungs – beobachteten, dass das Denken, Fühlen und Handeln von einigen wenigen Stimmen bestimmt wird, den so genannten Hauptstimmen (Primary Selves). Diese starken Stimmen bilden sich bereits in der frühkindlichen Entwicklung heraus und basieren auf individuellen Lebenserfahrungen. Im westlichen Kulturkreis sind das häufig Stimmen wie „der Antreiber", „der Kritiker", „die fürsorgliche Mutter" oder „der Anpasser".

Ein „inneres Team" von solchen Hauptstimmen gibt Werte, Normen und Regeln vor und verdrängt bestimmte Persönlichkeitsanteile mit entgegengesetzten Verhaltensweisen, Energien und Bedürfnissen. Diese „verdrängten Stimmen" (Disowned Selves) lösen sich aber nicht auf, sondern existieren im Verborgenen weiter. Agieren die Hauptstimmen und verdrängten Anteile unbewusst, laufen immer wieder Automatismen und stereotype Verhaltensmuster ab.

Mit Voice Dialogue haben Hal und Sidra Stone eine Möglichkeit geschaffen, die Hauptstimmen bewusst wahrzunehmen, sich von ihnen zu lösen (Desidentifikation) und den verdrängten Anteilen wieder Raum zu geben (Integration). Desidentifikation und Integration ermöglichen, ein „Bewusstes Ich" zu entwickeln – eine Mitte zwischen den gegensätzlichen Anteilen. Dies ist ein fortlaufender Prozess (Aware Ego Process), der die Entwicklung der Persönlichkeit begleitet. Es entstehen Wahlmöglichkeiten und bewusste Verhaltensalternativen.

Mit Voice Dialogue lassen sich auch Persönlichkeitsanteile in Beziehungen bearbeiten (the Selves in Relationships). Hal und Sidra Stone sprechen von „Bindungsmustern" (bonding patterns) und meinen unbewusste Eltern-Kind-Interaktionen zwischen Persönlichkeitsanteilen zweier Menschen. Da nicht die Personen selbst, sondern einzelne Anteile interagieren, haben die Beteiligten kaum eine Chance, diese Muster aufzulösen. Mit Voice Dialogue gelingt es, auch in Beziehungen ein Bewusstes Ich zu entwickeln.

Diese verschiedenen Ebenen der Voice-Dialogue-Methode beschreiben Hal und Sidra Stone in ihrer umfassenden Psychologie der Selbste (Psychology of Selves).

## Indikationen

Voice Dialogue wird heute weltweit in vielen Bereichen von Psychotherapie, Beratung, Coaching, Körperarbeit, Körperpsychotherapie, Kreativitätstraining sowie Business- und Organisationsberatung eingesetzt:

- zur Unterstützung der Persönlichkeitsentwicklung
- zur Lösung von Konfliktsituationen
- zur Lösung von Beziehungsproblemen
- in Verbindung mit Körperarbeit und Körpersymptomen
- zur Unterstützung der Work-Life-Balance
- in Überforderungssituationen, Burnout, Mobbing
- zur Förderung von Kreativität und Ausdruck
- in der Arbeit mit Träumen
- im Business- und Life-Coaching
- in Firmen, Teams und Organisationen
- in der Arbeit mit Archetypen (nach C. G. Jung)
- zur Unterstützung spiritueller Prozesse

- in der Suchtbewältigung
- in der psychologischen Beratung und Psychotherapie
- in der Begleitung von Menschen, die Stimmen hören (akustische Halluzinationen)
- in der Arbeit mit traumatisierten Menschen

## Kontraindikationen

Sofern Begleiter keinen psychologischen oder psychotherapeutischen Hintergrund haben, können psychische Erkrankungen und Störungen – Psychose, Depression, Persönlichkeitsstörungen usw. – Kontraindikationen sein. Gegebenenfalls müssen Personen zu kompetenten Spezialisten überwiesen werden. Voice Dialogue kann in keinem Fall ärztliche, heilpraktische oder psychologische Diagnostik und Behandlung ersetzen.

## Therapieart

Voice Dialogue ist eine Form von Aufstellungsarbeit, eine systemische Arbeit mit inneren Persönlichkeitsanteilen sowie einer zentralen Position der Mitte, dem Bewussten Ich. Im Dialog mit den inneren Stimmen wird eine Desidentifikation von den Hauptstimmen / Schutzstimmen sowie eine Integration von bisher verdrängten Anteilen erreicht. Kernelement der Arbeit ist der Prozess der Entwicklung eines Bewussten Ichs (Aware Ego Process). Der Umgang mit den spezifischen Energien verschiedener Anteile ist ein wichtiger Teil der Arbeit.

In verschiedenen Anwendungsrichtungen wird Voice Dialogue unter anderem mit Bewegungs- und Körperarbeit kombiniert (Voice Dance, Mind Body Dialogue) oder zur Arbeit mit Körpersymptomen angewendet (Conscious Body, Body Dialogue). Andere Ansätze kombinieren Voice Dialogue mit Typologien nach C. G. Jung (l'Intelligence de Soi) oder mit spirituellen Richtungen (Transpersonal Dialogue). In der Gruppenarbeit werden auch Voice-Dialogue-Prozesse mit Stellvertretern eingesetzt (Voice Constellation, Voice Drama).

## Therapieform

In einer Voice-Dialogue-Einzelsitzung bittet der Therapeut – im Voice Dialogue-Begleiterin / Begleiter genannt – den Klienten, unterschiedliche Plätze im Raum einzunehmen, an denen sich einzelne Persönlichkeitsanteile entfalten können. Die inneren Anteile, die sich zeigen, werden in keiner Weise bewertet oder gedrängt, ihr Verhalten zu verändern. Sie werden vielmehr respektvoll gefragt, welches ihre Eigenschaften und Bedürfnisse sind, welche Rolle sie einnehmen.

In einer Sitzung werden immer zuerst die Hauptstimmen angesprochen. Die Begleitung bittet den Klienten, in die für das Thema relevante Hauptstimme einzutauchen und sie ganz präsent sein zu lassen – im Körper, in der Stimme, in der Energie, in den Worten und Bildern. Jede Stimme, jeder innere Anteil ist wie eine eigenständige Person mit der ihr eigenen Ausstrahlung. Nach jedem Dialog mit einer Teilpersönlichkeit kehrt die Klientin oder der Klient an den Platz in der Mitte zurück. Dieser Platzwechsel ermöglicht die Desidentifikation von Anteilen und wird von der Begleitung energetisch unterstützt. Die gelungene Ablösung ist meist sehr direkt spürbar, sowohl für Klientinnen und Klienten wie für die Begleitung. Oft tauchen darauf gegensätzliche Energien auf, die nun kennen gelernt und integriert werden können.

Das Bewusste Ich zu entwickeln, ist das eigentliche Ziel von Voice Dialogue. Die Gegensätze im sich erweiternden Spektrum der Persönlichkeit bleiben stehen, werden energetisch erlebt und von der Mitte her neu erfahren. Die Klientinnen und Klienten beginnen, ihre verletzlichen Anteile und inneren Kinder einzubeziehen – ein Schlüssel zu Intimität und Nähe.

## Voraussetzungen

### Patient

Voice Dialogue ist prinzipiell für jeden Menschen geeignet, unabhängig von Lebenssituation oder Alter. Besonders leicht finden Menschen Zugang zu dieser Methode, die das Gefühl der inneren Vielfalt bereits kennen und ihr Ich mit Wendungen wie „ich bin viele" oder „mehrere Seelen in meiner Brust" beschreiben. Kinder können von der spielerischen Arbeit mit Anteilen profitieren. Ein Bewusstes Ich zu entwickeln, wird meist erst für Jugendliche oder junge Erwachsene möglich.

### Therapeut

Grundvoraussetzung für eine erfolgreiche Arbeit mit Voice Dialogue ist die kontinuierliche eigene Arbeit am Bewussten Ich, der eigene Aware Ego Prozess. Dies ist Voraussetzung, um selbst aus einem Bewussten Ich zu begleiten, statt aus einem eingeschränkten „Stimmen-Set". Die Formen dieser inneren Arbeit und die dafür aufzuwendende Zeit können individuell sehr unterschiedlich sein. Je nach Einsatzbereich (Coaching, Beratung, Therapie, Business etc.) sind Aus- und Fortbildungen in anderen Methoden z. B. der Psychotherapie, des Coachings oder der Traumatherapie sinnvoll.

## Therapiedauer

Eine Einzelsitzung dauert in der Regel 60 bis 90 Minuten. Wie viele Sitzungen individuell notwendig sind, entscheiden die Klienten selbst. Manchmal gibt bereits eine einzelne Sitzung den entscheidenden Impuls, in anderen Fällen erstreckt sich die Begleitung über einen längeren Zeitraum.

## Kosten und Kostenübernahme

Die Kosten sind je nach Anwendungsbereich, Erfahrung des Begleiters sowie Dauer der Sitzung unterschiedlich.

**Werden die Kosten durch die Krankenkassen übernommen?**
Sie werden in der Regel nicht von der Krankenkasse übernommen. Integriert in andere Methoden, z. B. Psychotherapie oder Körperpsychotherapie, die von Kassen übernommen werden, können manche Begleiter auch über Kassen abrechnen.

## Vorteile

Hal und Sidra Stone haben Voice Dialogue stets als offenes Angebot verstanden und dazu eingeladen, die Methode weiterzuentwickeln oder mit anderen Ansätzen zu kombinieren. Voice Dialogue kann sowohl in der Einzelarbeit als auch in der Gruppe angewendet werden. Die internationale Voice Dialogue Community ist offen und dynamisch, diskutiert Formen der Weiterentwicklung ebenso wie gemeinsame internationale Qualitätsstandards.

## Nachteile und mögliche Nebenwirkungen

Der Begriff „Voice Dialogue" ist nicht geschützt, die Ausbildung ist nicht zertifiziert. Dies ist eine bewusste Entscheidung der Begründer Hal und Sidra Stone: „Grundlage der Begleitung ist ein eigener kontinuierlicher Aware Ego Prozess; dieser Prozess ist nie zu Ende, kann nicht gemessen und nicht zertifiziert werden." Diese Entscheidung hat jedoch dazu geführt, dass Voice Dialogue auch von Menschen angeboten wird, die wenig Hintergrund in der Methode haben. Die Voice Dialogue Community unterstützt bei der Suche nach einer qualifizierten Begleitung.

Unbewusst ablaufende Verhaltensmuster haben den Vorteil, dass sie „einfach funktionieren". Sobald wir mit Voice Dialogue die Persönlichkeitsanteile bewusst wahrnehmen, Identifikationen lösen und verdrängte Anteile erkennen, entstehen Verhaltensoptionen und Wahlmöglichkeiten. Am Anfang des Prozesses kann dies zu einem Gefühl der Verunsicherung und größerer Verletzlichkeit führen. Nach einiger Zeit beginnt sich ein neuartiges Gefühl von Sicherheit zu entwickeln, aus der Flexibilität des Bewussten Ichs.

## Ausbildungen und Qualifikationen

Hal und Sidra Stone verzichten in der Ausbildung bis heute ausdrücklich auf Zertifikate und Ausbildungscurricula. Stattdessen appellieren sie an die Selbstverantwortung. Wer Begleiter (Facilitator) werden möchte, muss keine spezifischen Qualifikationen mitbringen, wenngleich Erfahrungen in beratenden, therapeutischen oder heilpraktischen Berufen den Einstieg erleichtern. Vorausgesetzt wird jedoch, dass sich angehende Voice-Dialogue-Begleiter intensiv auf ihren eigenen Entwicklungsprozess einlassen. Zudem hat sich die internationale Community auf gemeinsame ethische Richtlinien und Qualitätskriterien verständigt.

Vermittelt wird Voice Dialogue in unterschiedlichsten Formaten, von kombinierbaren Einzelworkshops über kompakte Jahreskurse bis zu dreijährigen Ausbildungsgängen.

## Therapeuten „Voice Dialogue"

**Voice Dialogue Europe**
Online-Plattform der Voice-Dialogue-Begleiterinnen und Begleiter in Europa.
contact@voice-dialogue-europe.net
www.voice-dialogue-europe.net

**Voice Dialogue International**
Webseite von Hal & Sidra Stone
mit internationaler Therapeutenliste.
info@voicedialogue.org
www.voicedialogue.org

## Ausbildung „Voice Dialogue"

**Voice Dialogue Europe**
Europäische Zentren und
Ausbildungen auf der online-Plattform:
www.voice-dialogue-europe.net

**Voice Dialogue International**
Trainings mit Hal & Sidra Stone
sowie Liste internationaler Trainings.
PO Box 604, Albion, CA 95410 / USA
Tel.: +1 / 707 / 937-2424
info@voicedialogue.org
www.voicedialogue.org

# Autorenverzeichnis

**Wir danken folgenden Verbänden, Therapeuten und Experten der Complementär-Medizin für das Verfassen der Beiträge bzw. für ihre Unterstützung.**


**Akupressur Verband Schweiz AVS**
Wassergasse 18, 9000 St. Gallen / Schweiz
Tel.: 0041 / 071 / 3513782
info@akupressur-verband.ch
www.akupressur-verband.ch

**EurAsia-Med Schulungszentrum**
Ayurveda Schule Bad Homburg
Louisenstr. 74, 61348 Bad Homburg
Tel.: 06172 / 684647, Fax: 06172 / 684667
schule@ayurvedamedizin.de
www.ayurvedamedizin.de

**ICHP Deutschland**
Postfach 12 06 10
68057 Mannheim
Tel.: 0621 / 18179460
kontakt@ichp.de, www.ichp.de

**Andreas Wolany / Heilpraktiker**
Verband Heilpraktiker Deutschland VHD - e. V., gegr. 1967
Gemarkenstr. 109, 45147 Essen
Tel.: 0201 / 277714, Fax: 0201 / 272719
Andreas.Wolany@online.de
www.wolany-online.de

**DAMiD**
Dachverband Anthroposophische Medizin in Deutschland
Chausseestr. 29, 10115 Berlin
Tel.: 030 / 28877094, Fax 030 / 97893869
info@damid.de, www.damid.de

**Prof. asoc. inv. Dr. med. Bodo Köhler**
Biophysikalische Informations-Therapie BIT
Brombergstrasse 33, 79102 Freiburg
Tel.: 0761 / 74547

**Martin Henglein**
**Internationale Schule für Aromatherapie und Osmologie**
isao.aroma@gmail.com, www.veroma.org

**Biebertaler Blutegelzucht GmbH**
Talweg 31, 35444 Biebertal
Tel.: 06409 / 66140-0
Fax: 06409 / 66140-75
blutegel@blutegel.de
www.blutegel.de

**Ralf Meyer (Heilpraktiker)**
Fröhnstr. 2, 66954 Pirmasens
Tel.: 06331-23920-0
HeilpraktikerRalfMeyer@t-online.de
www.cellsymbiosis-netzwerk.de
Internationales Therapeutennetzwerk
Akademie für Cellsymbiosistherapie nach
Dr. med. Heinrich Kremer
(www.cst-akademie.de)

**Bund Deutscher Chiropraktiker e. V.**
Fuggerstr. 33, 10777 Berlin
Tel.: 030 / 23516830, Fax: 030 / 23516811
info@chiropraktik-bund.de
www.chiropraktik-bund.de

**Upledger Institut Deutschland**
Fortbildungsgesellschaft bR
CranioSacrale Therapie,
Osteopathie, CranioMandibular Concept,
HerzZentrierte Therapie
Schwartauer Landstr. 114-118, 23554 Lübeck
Tel.: 0451 / 479950, Fax: 0451 / 4799515
institut@upledger.de, www.upledger.de

**EMDR-Akademie**
Andreas Zimmermann
Innauenstr. 5, 94060 Pocking
Tel.: 08538 / 911 216, Fax: 08538 / 911 217
info@emdr-akademie.de
www.emdr-akademie.de

Seit 1986 EU_V_EAV
**Europäischer Verband für EAV**
**und Bioresonanztherapie**
Am Brambusch 24, 44536 Lünen
Tel.: 0231 / 8802890, Fax: 0231 / 8802891
info@eav-verband.de, www.eav-verband.de

**theres grau. Rolfing®**
Straßburger Straße 11,
10405 Berlin
Tel.: 030 / 23180189
rolfing@theres-grau.net
www.theres-grau.net

**DAEMBE e. V.**
Deutschen Akademie für
Energiemedizin
und Bioenergetik (DAEMBE)
Dollendorfer Str. 42, 53639 Königswinter
Tel.: 02244 / 871230
daembe.e.v@daembe.de, www.daembe.de

**Internationales**
**Mandel Institut**
**für Esogetische Medizin**
Hildastr. 8, 76646 Bruchsal
Tel.: 07251 / 80010, Fax: 07251 / 800144
info@mandel-institut.com
www.mandel-institut.com

**Deutsches Ausbildungsinstitut**
**für Focusing und Focusing-Therapie**
Ludwigstraße 8a, 97070 Würzburg
Tel.: 0931 / 416283, Fax: 0931 / 411371
info@focusing-daf.de, www.focusing-daf.de
www.secret-friend.de

**Hanne Marquardt GmbH**
Lehrstätte für
Reflexzonentherapie am Fuß
Prof.-Domagk-Weg 15, 78126 Königsfeld
Tel.: 07725 / 7117
info@fussreflex.de
www.marquardt-fussreflex.de
www.fussreflex.de

**Dr. Wilhelm Jäckle**
Internist – Naturheilverfahren
Geistiges Heilen
Strassburger Strasse 56, 72250 Freudenstadt
Tel.: 07441 / 952015, Fax: 07441 / 51953
info@drwilhelmjaeckle.de
www.arzt-und-heiler.de
www.drwilhelmjaeckle.de

**VKHD e. V.**
Verband klassischer Homöopathen
Deutschlands e. V.
Wagnerstrasse 20, 89077 Ulm
Tel.: 0731 / 407722-0, Fax: 0731 / 407722-40
office@vkhd.de, www.vkhd.de

**Internationale Kinesiologie Akademie**
Ingeborg L. Weber MSc
Cunostr. 50-52, 60388 Frankfurt-Bergen
Tel.: 06109 / 723941, Fax: 06109 / 723942
info@kinesiologie-akademie.de
www.kinesiologie-akademie.de

**Peter Hess Institut**
Ortheide 29, 27305 Uenzen
Tel.: 04252 / 939809
info@peter-hess-institut.de
www.peter-hess-institut.de

**Atelier für Kunst**
**und Kunsttherapie**
**Michaela Dreier**
Pfaffing 13, 83339 Chieming
www.michaeladreier.de

**OMR Dr. Dr. sc. med. Wolfgang Bringmann**
Lasertherapie
Husstr.6, 12489 Berlin

**Eberhard W. Eckert**
Magnetfeldtherapie
Merler Allee 70, 53125 Bonn

**Rainer und Regina Franke**
Carrer de la Marina 104
07620 Llucmajor/Mallorca/Spanien
Tel.: 0034 / 971662823
Fax: 0034 / 971664256
info@met2.de, www.met2.de

**MR Dr. sc. med. Horst Becke**
Neuraltherapie
Walter Rathenaustr. 106, 14974 Ludwigsfelde
dr.becke@dgfan.de, www.dgfan.de

**Deutscher Verband für NLP**
Lindenstr. 19, 10969 Berlin
Tel.: 030 / 2593920, Fax: 030 / 2593921
info@dvnlp.de, www.dvnlp.de

**Viktoria Hertel-Sipos**
Ohrkerzenbehandlung / Energiearbeit
Waldstromerstr. 10, 90453 Nürnberg
Tel.: 0911 / 3681356, Mobil 0178 / 2091605
info@perfekte-balance.de
www.perfekte-balance.de

**FOM-Sekretariat**
Kruchenhausen 35, 83246 Unterwoessen
Fax: 08641 / 698939
info@f-o-m.de, www.f-o-m.de

**ACON e. V. /**
**ACON-COLLEG**
Arbeitsgemeinschaft
für Chiropraktik/
Osteopathie und Neuraltherapie
Deutscher Heilpraktiker e. V.
Geschäftsstelle, Schillerstr. 2, 53489 Sinzig
Tel.: 02642 / 997613
info@acon-ev.de, www.acon-ev.de

**Petra Del Monego**
Mag.phil. (Univ. Innsbruck),
psychologische Psychotherapeutin
**Praxis für Psychotherapie**
Schulstr. 2, 84518 Garching a.d. Alz
www.del-monego.de, info@del-monego.de

**Supervision, Fortbildung und Kinesiologie**
**Hendrik Kirsten**
Supervisor DGSv, Kinesiologe DGAK
Klusenbitze 27, 53783 Eitorf
Tel.: 02243 / 923528
info@supervision-kinesiologie.de
www.supervision-kinesiologie.de

**Rubimed AG**
Grossmatt 3, CH 6052 Hergiswil / Schweiz
Tel.: 0041 / 41 / 6300888
info@rubimed.com,www.rubimed.com

**Regina Zipfl**
Reiki-Meister/Lehrer und Präsidentin
Reiki-Verband-Deutschland e. V. (RVD)
Geschäftsstelle
Forellenweg 17, 24576 Hitzhusen
Tel.: 04192 / 889776
regina-zipfl@reiki-verband-deutschland.de
www.reiki-verband-deutschland.de

**Reiki Alliance Deutschland e. V.**
Angela Zellner
1. Vorsitzende Reiki Alliance
Deutschland e. V.
Tel.: 08862 / 8147
www.reiki-alliance-deutschland.de

**European Rolfing Association**
Saarstr. 5, 80797 München
Tel.: 089 / 54370940
Fax.: 089 / 54370942
info@rolfing.org, www.rolfing.org

**Praxis für Naturheilkunde und**
**psychologische Beratung**
Angelika Gräfin Wolffskeel von Reichenberg
Eichenweg 4, 97950 Gerchsheim
Tel.: 09344 / 928880, Fax: 09344 / 928881
praxis@graefin-wolffskeel.de
www.graefin-wolffskeel.de

GSD Gesellschaft für Shiatsu in Deutschland

**Gesellschaft für Shiatsu in Deutschland e. V.**
Eimsbütteler Str. 53-55, 22769 Hamburg
Tel.: 040 / 85506736, Fax: 040 / 85506737
info@shiatsu-gsd.de, www.shiatsu-gsd.de

AGTCM
www.agtcm.de

**Arbeitsgemeinschaft für klassische Akupunktur und Traditionelle Chinesische Medizin e.V**
Sekretariat
Wisbacherstr. 1, 83435 Bad Reichenhall
Fon: 08651 / 690 919 Fax.: 08651 / 710694
agtcm@t-online.de; www.agtcm.de

**Praxis für Psychosomatische Resonanztherapie PSRT©**
**Bert Heuper**
Katharinenstr. 3, 83043 Bad Aibling
Tel. 08061 / 93 80 94
bert.heuper@praxis-psrt.de
www.praxis-psrt.de

Ralf Giesen

**Ralf Giesen**
Belziger Str. 7, 10823 Berlin
Tel.: 030 / 609889743, Fax: 030 / 31508229
info@ralfgiesen.de, www.ralfgiesen.de

Holimed

**Holimed Privatinstitut für holistische Medizinsysteme GmbH**
Schenkendorfstr. 12, 90455 Nürnberg
Tel.: 09129 / 26855, Fax: 09129 / 278282
info@holimed.de, www.holimed.de

**GwG Gesellschaft für wissenschaftliche Gesprächspsychotherapie e. V. Köln**
Fachverband für Psychotherapie und Beratung
Melatengürtel 125a, 50825 Köln
Tel.: 0221 / 925908-53 oder 0221 / 686010
Fax: 0221 / 251276
gwg@gwg-ev.org, www.gwg-ev.org

ZUR FÖRDERUNG DER USLARER KREIS AUGENDIAGNOSE E.V.

**Uslarer Kreis zur Förderung der Augendiagnose e. V.**
Colonia Allee 15, 51067 Köln
Tel.: 0221 / 8998-616
info@uslarer-kreis.de, www.uslarer-kreis.de

THE JOURNEY

**The Journey Team Deutschland**
(Journey Seminars Group UK)
Bettina Hallifax
Tel.: 02171 / 3620555
germany@thejourney.com
www.thejourney.com

**Ulrich M. Weil**
Eigenbluttherapie
Karlsbaderstr. 10, 35519 Rockenberg
Tel.: 06033 / 8906014

**Dr. phil. Reinhard Müller**
Berliner Allee 134, 13088 Berlin
Mobil: 0177 / 2222103
Reinhard_Mueller_HP@web.de

# Bestellung

Fax: 06146 / 9074-44

EDITION CO'MED

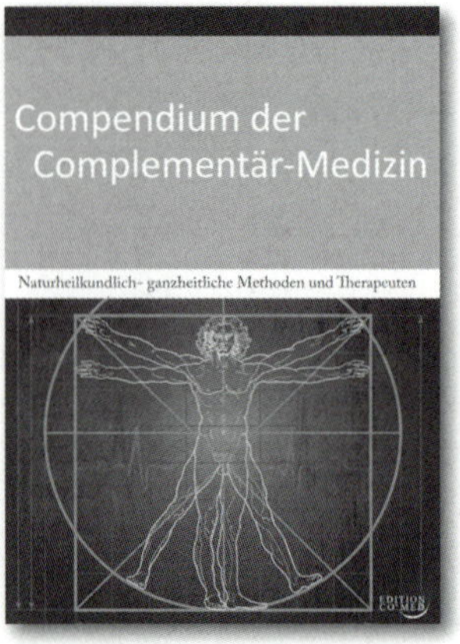


ISBN 978-3-934672-48-2

**EUR 16,80**

Hiermit bestelle ich ☐ Exemplar/e
des Compendiums der Complementär-Medizin
**Ausgabe 2012 / 2013**

Name ..............................

Straße ..............................

PLZ ............ Ort ..............................

Telefon .............................. Fax ..............................

E-Mail ..............................

Ort, Datum .............................. Unterschrift ..............................

Portofreie Lieferung

Therapeut ja ☐ nein ☐ (Bitte ankreuzen)

Fachrichtung: ..............................

**Bitte senden Sie uns Ihre schriftliche Bestellung an:**


**CO'MED Verlagsgesellschaft mbH • Rüdesheimer Str. 40 • 65239 Hochheim**
**Tel.: 06146 / 9074-0 • Fax: 06146 / 9074-44 • verlag@comedverlag.de • www.comedverlag.de**